飛騨市の地図

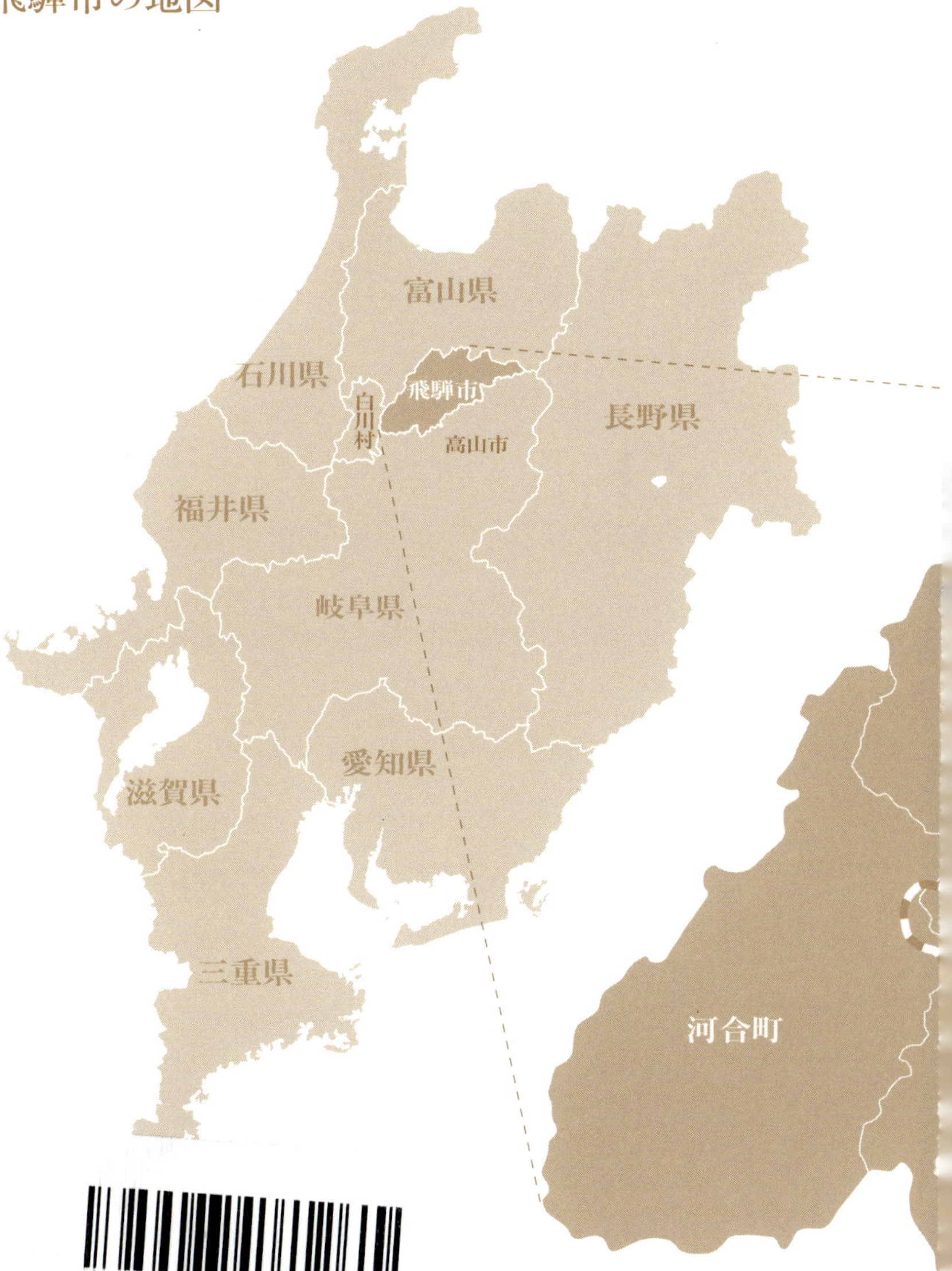

JN194032

岐阜県飛騨市が取り組む薬草事業について

薬草による「健康村構想」を提唱した薬学博士の故村上光太郎氏（1945-2017年、元崇城大学教授）から指導を受け、飛騨市では長年にわたって薬草の普及活動に取り組んできた。村上氏は自ら薬草ツアーを率いて安全な薬草の選び方や食べられる部位を教え、薬草の調理方法も指導するなど率先して住民に薬草の知見を広め、〝薬草博士〟として親しまれた。その際、限度を超えて同じ薬草を体に取り込むと、効き目が強すぎて副作用が出ることもあるため、適量の範囲内で利用するよう求めた。とくに食べ物にアレルギーのある人はごく少量から利用を始め、様子をみながら適量まで増やしていくよう注意換気し、治療を受けている人や薬を服用している人、妊娠中の人には医師や薬剤師の指示を仰ぐよう指導した。さらに飛騨市では、「医薬品医療機器等法」（薬機法）を順守し、薬草を加工して商品にする場合、薬草の効能をうたうと医薬品と誤認されて薬機法に触れる可能性もあるため、法令の勉強会などを開催し、正しい知識の普及啓発に力を入れてきた。現在、富山大学と連携して薬に関する知見を住民に広めるとともに、岐阜県の研究機関や地元の製薬会社とタイアップして薬草の成分分析に取り組み、安全・安心な薬草の普及に努めている。

究極のまちをつくる2

薬草を食べる人びと

北アルプスが生んだ薬箱のまち

飛騨

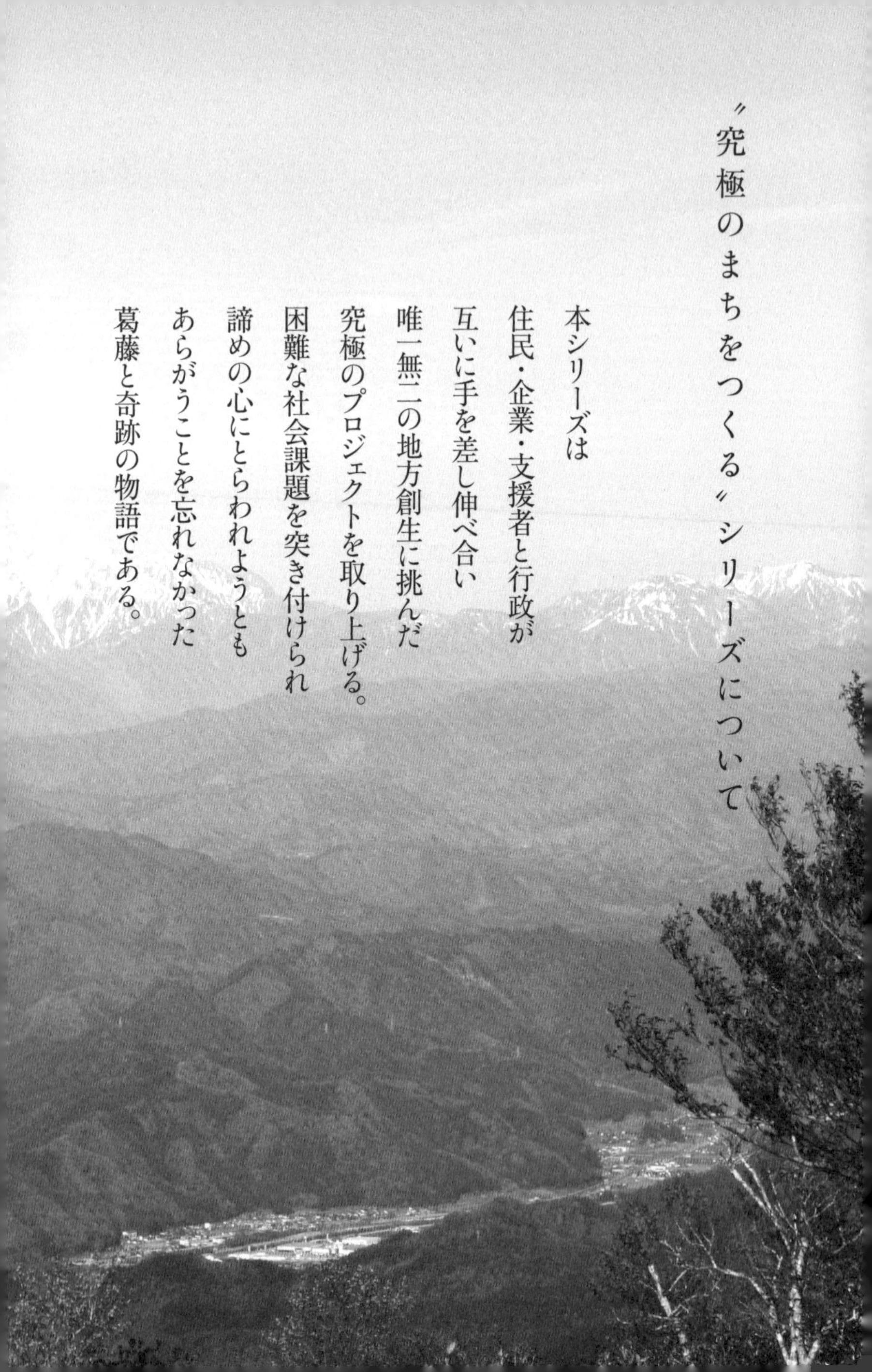

〝究極のまちをつくる〟シリーズについて

本シリーズは
住民・企業・支援者と行政が
互いに手を差し伸べ合い
唯一無二の地方創生に挑んだ
究極のプロジェクトを取り上げる。
困難な社会課題を突き付けられ
諦めの心にとらわれようとも
あらがうことを忘れなかった
葛藤と奇跡の物語である。

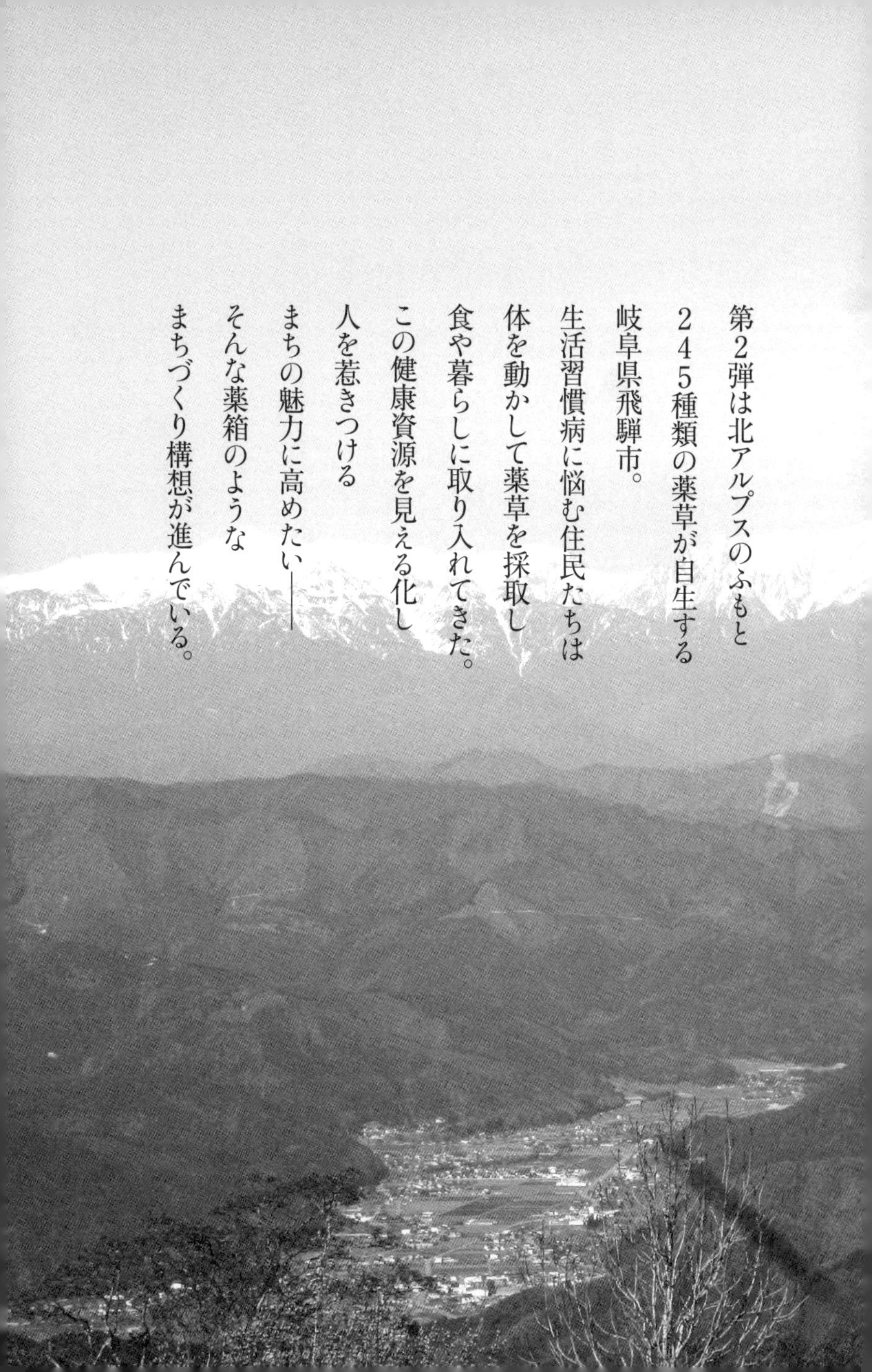

第２弾は北アルプスのふもと
２４５種類の薬草が自生する
岐阜県飛騨市。
生活習慣病に悩む住民たちは
体を動かして薬草を採取し
食や暮らしに取り入れてきた。
この健康資源を見える化し
人を惹きつける
まちの魅力に高めたい――
そんな薬箱のような
まちづくり構想が進んでいる。

目次

プロローグ

標高3千メートル級の山々が連なる北アルプスのふもと・岐阜県飛騨市。

ここには天然の広葉樹が広がり、アニメーション映画『君の名は。』のファンから〝聖地〟と呼ばれる大いなる自然がある。

広葉樹は葉を落として豊かな土壌をつくり、市内各所にミネラルをたっぷり含んだ薬草の群生地が生まれた。確認された薬草は245種類。国内屈指の薬草のまちなのだ。

長い冬が明けて薬草が芽吹き始めると、飛騨の女性たちは落ち着かなくなり、道端や川沿いの土手に繰り出して散策を始める。

すがすがしい香りを放つのは、ヨモギ。深く切れ込んだ葉形が目印だ。生の葉をもんだ搾り汁は虫刺されや切り傷に効き、葉裏の綿毛はお灸のもぐさになる。豊富なミネラルには体内調整の働きがあり、健康維持に欠かせないが、体内では作れないため食物から摂るしかない。髪の毛に白いものが混じるようになると、新芽を生のままほおばってミネラルの恵みを期待する女性たちもいる。自宅に持ち帰り、天ぷらにしたり、草餅にしたり。ごまを搾っただけの太白ごま油で熱して作るヨモギオイルは肌荒れに効く。風呂に入れると冷え性の体も芯まで温まる。女性にとって万能の薬草なのだ。

道端を彩るのは、黄色い花を付けるタンポポと白い花を咲かせるユキノシタ。タンポポの葉は胃を元気に、ユキノシタは炎症にいい。赤ちゃんの手のひらのように愛らしいカキドオシの葉は、顔を近づけるとハーブのような爽やかな香りに癒される。お茶にして飲むと、赤ちゃんのかんの虫が治まるといわれ、育児に生かせると注目の薬草だ。

真夏のひととき、飛騨市を訪れると、興味深い光景に遭遇するかもしれない。首にタオルを巻いた汗っかきな男性らの一群が、可憐なクズ（葛）の花の摘み取りに精を出すからだ。

葛根湯で知られるクズ。そのつるは、まちのいたるところに、はうように成長する。根は生薬《しょうやく》の原料。花は食べられる薬草で、乾燥させて粉末にして飲むと、酒を飲んでも二日酔いしないといわれている。クズの花が開花するのは、真夏のほんの数週間しかない。淡い紫に色づいた花を探し求め、われ先にと野山に男性らが押し寄せるのだ。

酒をこよなく愛する飛騨市の都竹淳也《つづく》市長もその一人。先ごろ秘密の群生地を見つけ、大量に摘み取った。「粉末にしてカプセルに詰めたら1年分になりました。愛用しています」と都竹市長。深酒しても、翌朝の目覚めは快適という体験談の持ち主だ。

クズの花に負けないくらい健康維持に期待できる薬草があるという。市を挙げて栽培に取り組んでいるメナモミだ。緑色の葉はシソの葉の形に似ていて、1メートルほどの高さに育つ。この葉は血管の老化防止によいといわれ、生活習慣病が気になる住民は自宅の庭や鉢に苗を植えて育て、食卓に欠かせない薬草になりつつある。

こうして薬草が芽吹く季節を迎えると、まるで薬箱のようなまちになる。


飛騨市の人びとに薬草が好まれるのは、高齢化社会がもたらす深刻な事情が背景にある。市の高齢化率は2023年時点で40％に達し、健康維持は喫緊の課題となっている。しかも、雪深い土地柄のため、塩辛い食べ物を口に運びがち。市保健当局者が話す。

「冬は寒くて白菜漬けが凍ってしまう。それを七輪で焼いて、卵をかけて食べたのが、漬物ステーキです。野菜が不足する時期の知恵。でも、おのずと塩分過多になる」

寒暖差の激しい気候が、血管に大きな負担を与え、脳血管疾患や心疾患を患う恐れもある。実際、飛騨市は長らく脳血管疾患が死因の上位を占め、高血圧の健診結果が県内ワースト1位になったこともあり、頭を悩ませてきた。

ただ、雪深い季節になれば医師の往来もかなわない時代を経験してきたこのまちには、薬草を注意深く使った民間療法を代々受け継いできた歴史があった。

この伝統ある薬草文化を現代の食生活によみがえらせ、厳しい雪国の日々を生き抜く糧にしたい――そんな願いから、飛騨市は薬草を健康資源として暮らしのなかに生かす活動を展開してきた。

加えて、周囲を見渡すと、ユネスコ世界文化遺産に登録された「合掌造り」の白川村と、豪華な祭屋台や古風な街並みで知られる高山市という二つの国際的な観光地がある。飛騨市の持てる観光資源は、両者に比して知名度は決して高くない。

そこであらためて注目したのが、薬草だった。野山で薬草を摘み、生でかじり、煎じて飲み、料理に生かして食べる。この当たり前の暮らしが健康に役立つことを確かめてエビデンスを示し、そのうえで実際に体験してもらえたら、新たな観光資源になる。そんな健康と観光につながるまちづくりをしてみようじゃないか――と立ち上がった人たちがいる。

（以下、敬称略）

飛騨市役所の薬草チーム

市長の都竹淳也と薬草担当のまちづくり観光課の職員たち。さらに部署横断の有志職員を集めた「飛騨市薬草ビレッジ構想推進プロジェクト」のメンバーがいる。官民を挙げた薬草事業の司令塔だ。

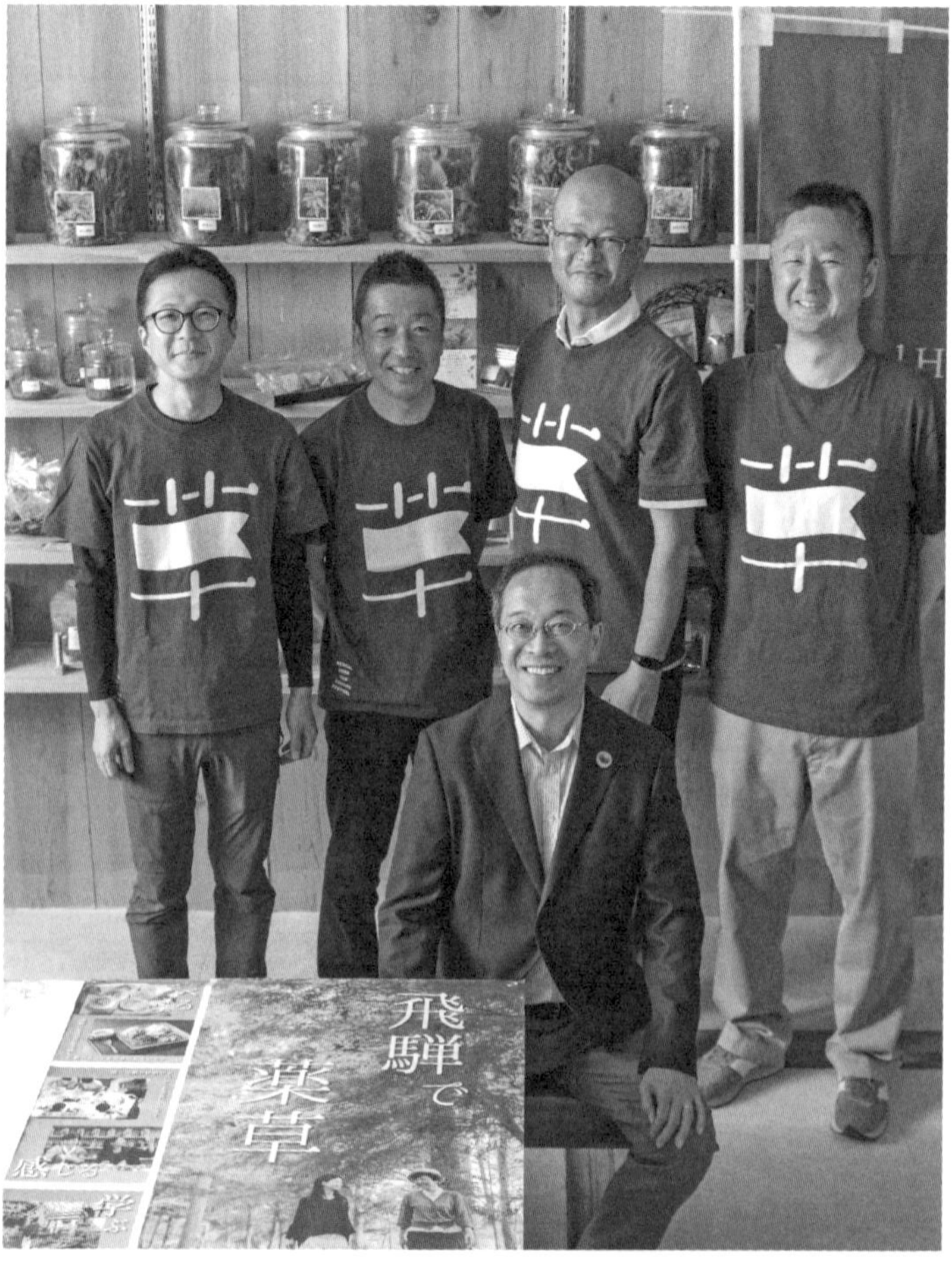

薬草愛好団体「山水女《さんすいめ》」

農業を営む飛騨市の女性グループと神奈川県鎌倉市から移住した女性が合流し、薬草の食文化を生み出そうと結成。専門家や行政と勉強会を開き、薬草の苗の配布や料理教室を開催。薬草普及に限りない情熱を注いでいる。

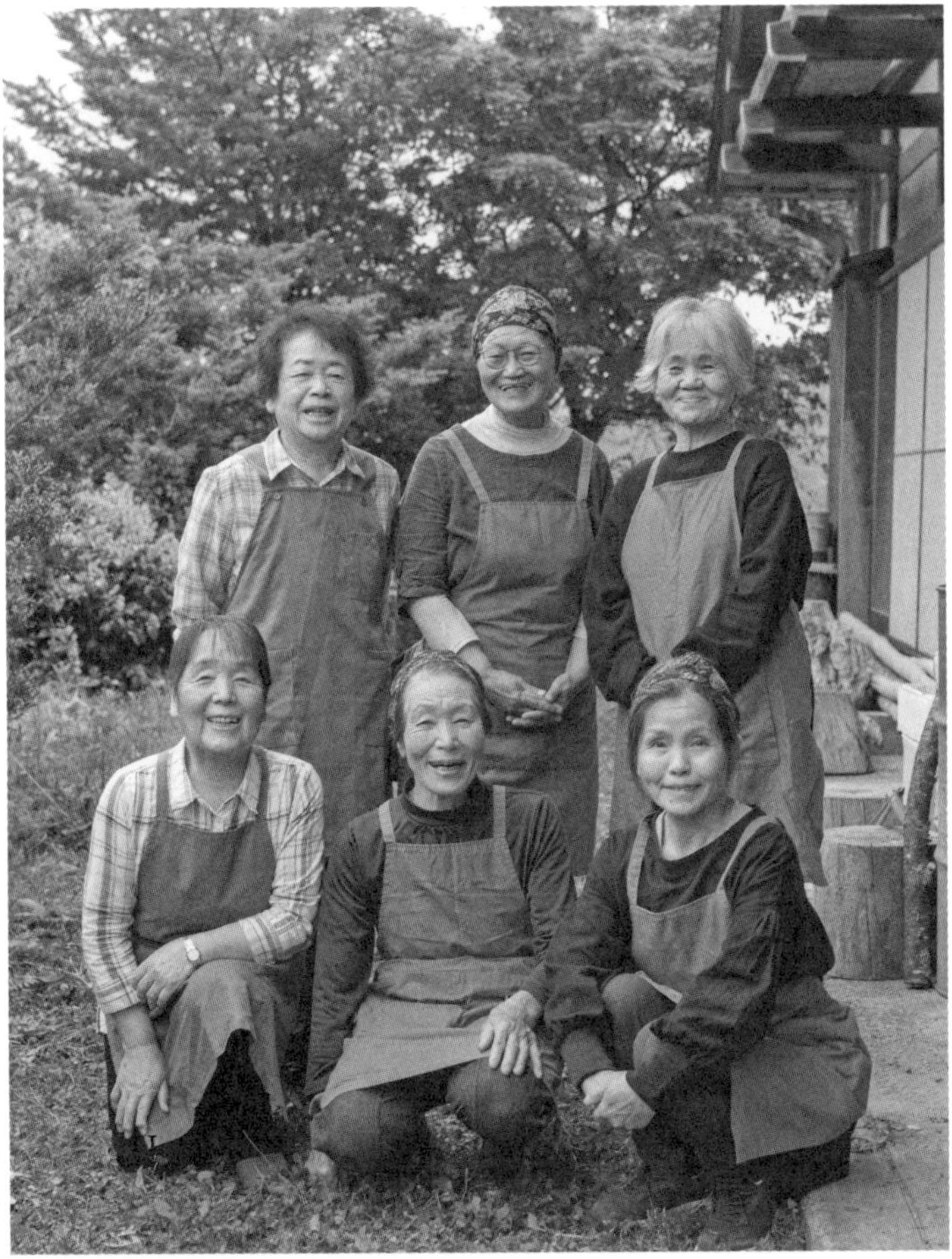

薬草会席旅館「蕪水亭《ぶすい》」

明治時代から150年以上続く料理旅館。主人の北平嗣二は食前酒からデザートまで、すべてに薬草を使う薬草会席を考案した。薬草のミネラルあふれるだしは逸品。薬草普及団体を運営し、薬草料理を広める人材を育成する「コンシェルジュ制度」を設け、普及活動に余念がない。

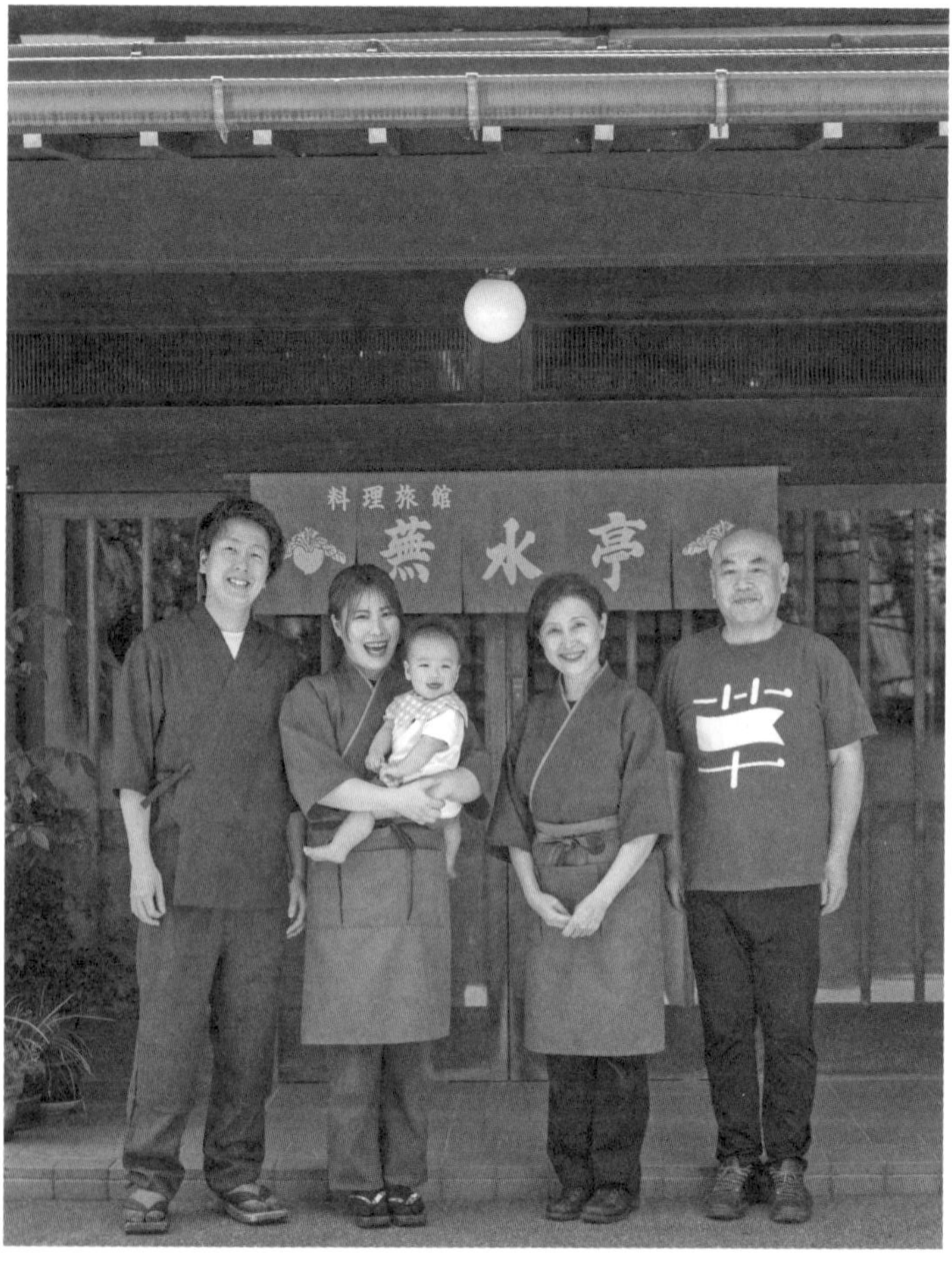

かわい野草茶研究グループ

無農薬栽培や自生する薬草を使い、主婦4人が役場の支援を受けながら薬草ブレンド茶を開発。薬草臭のない、すっきりした味わいを実現した。全国から注文が入り、リピーター多数。グラノーラや、メーカーとのコラボ商品も手掛ける〝飛騨の葉っぱビジネス〟の先駆者だ。

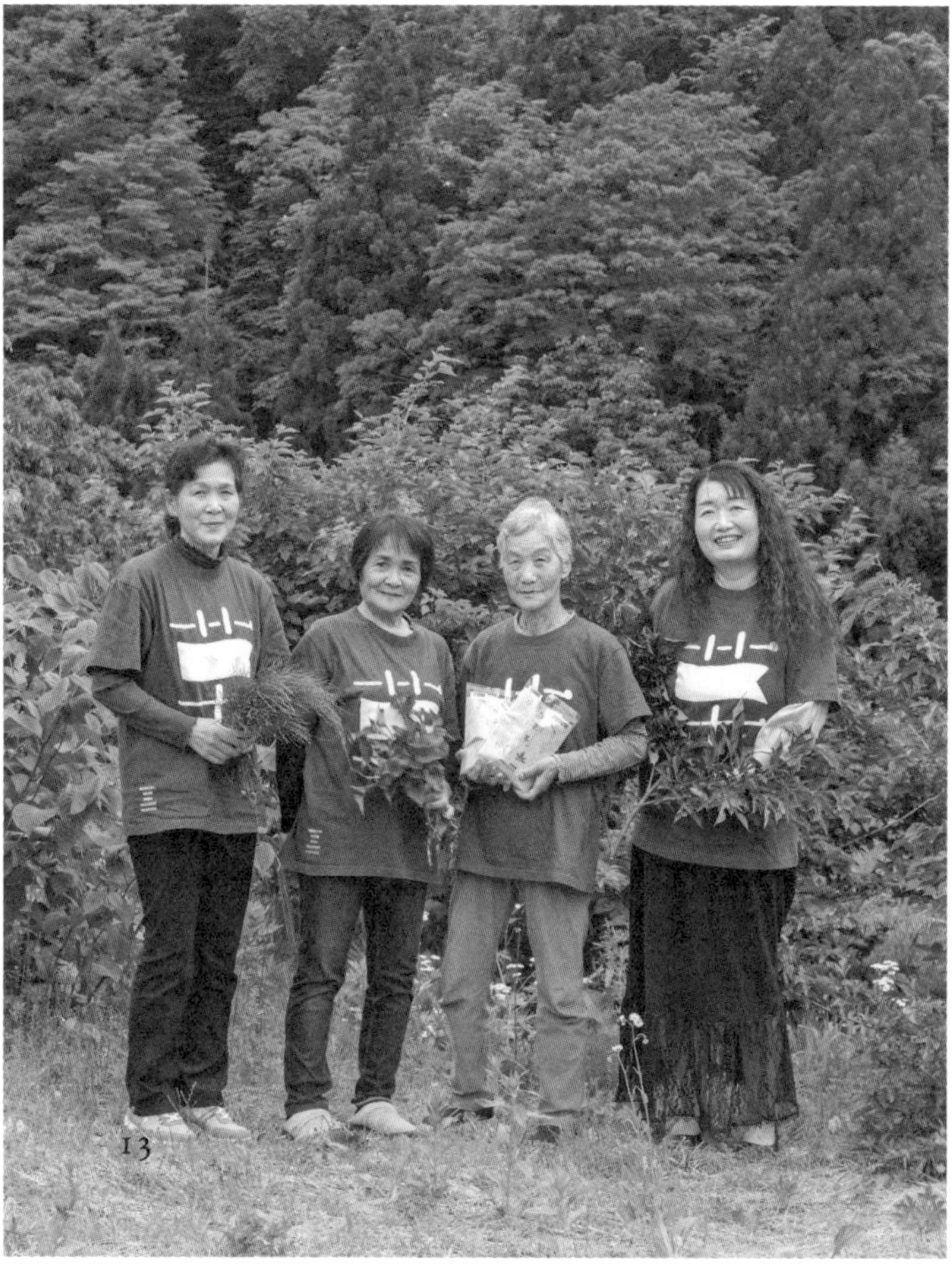

絵手紙ボランティア フレンズ

薬草を広めるため、薬草かるたを制作した。やさしいタッチの薬草の絵に食べ方と効能を添えた薬草入門書。一人暮らしの高齢者に絵手紙の「元気確認ポストカード」を送る市の事業にも携わり、住民主体の高齢者ケアに貢献している。

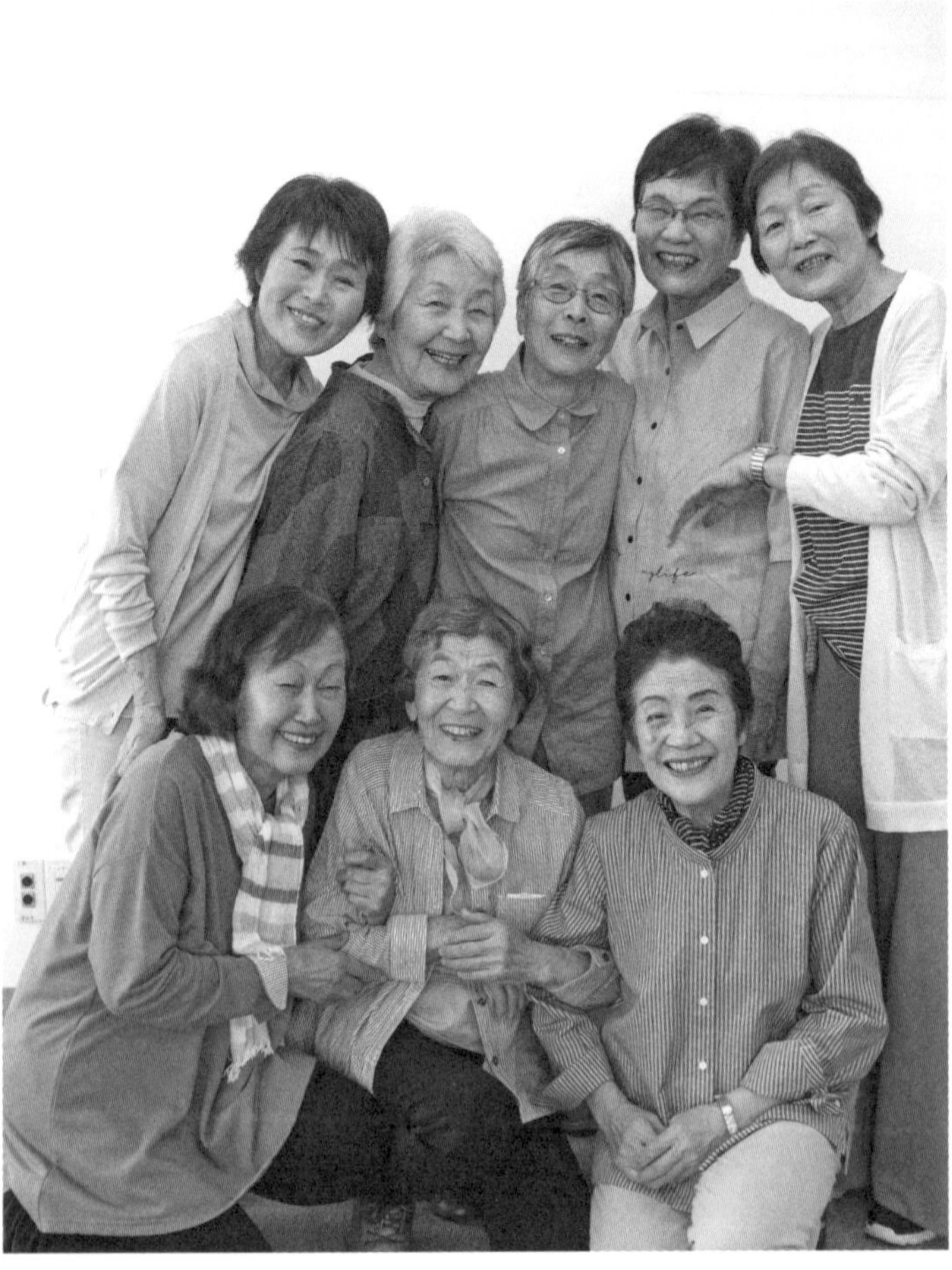

第1章

薬草が息づくまち

まちづくりの集大成「全国薬草シンポジウム」

飛騨市は、突き抜けるような青空に包まれていた。

2023年9月2日。健康づくりと薬草について語り合う「全国薬草シンポジウム」と、薬草めぐりや薬草料理を学ぶ「飛騨市薬草フェスティバル」が同時開催され、2日間にわたって全国から60以上の民間団体や自治体が参加する空前のにぎわいを見せた。

シンポジウムのテーマは「健康生活」。あいさつに立った市長の都竹淳也は「自分で薬草を採るようになって、地域資源のよさに気付きました。自然の恵みを生かして楽しく健康的なまちづくりにつなげましょう」と呼びかけた。

採取した薬草を健康的な生活に生かすため、このまちが取り組んでいるテーマがある。それは、安心・安全な薬草を日常の食生活に取り入れることができるよう、薬草をおいしく「食べる」ことだ。

両イベントの開催中、「Medical Herb Hida　飛騨の薬草」と染め抜かれた草色・黄色・青色の3色カラーののぼりが、市内のあちらこちらにある薬草の取扱店前にはためき、まちを訪れた人びとは引き寄せられるように入っていった。市内では薬草商品の開発が盛んで、取り扱う店舗も増えている。

白壁の土蔵が続く古風な街並みには、古民家を改築した薬草の店舗も目立つ。メナモミの葉の粉末を練り込んだハンバーグランチが食べられる「蕪水亭OHAKO」、メナモミワッフルを焼く「カノコヤ」、手製のヨモギとろろ蕎麦を出す「福全寺蕎麦」、薬草も入ったグラノーラとチョコレートをアレンジした味噌煎餅の「井之廣製菓舗」、爽快な香りが女性に人気のクロモジコーヒーが味わえる「FabCafe Hida」……。

街並みの一角では、障がい者自立支援施設「憩いの家」が栽培しているヨモギのドリンクを提供したり、20キロほど離れた飛騨市神岡町の「自家焙煎珈琲あすなろ」がメナモミを練り込んでもちもちの食感に仕上げた花酵母パンの販売があったり。料理旅館「蕪水亭」では本格的な薬草会席を提供し、参加者は舌鼓を打っていた。

目移りしそうな薬草商品と店舗の多彩さは「薬草まちめぐりマップ」を見ると一目瞭然だ。飛騨市にとって全国薬草シンポジウムの開催は3度目。初回は2014年だから、わずか10年の間に幾度も全国イベントを開き、そのたびにまちは進化を遂げてきた。3度目の今回は、薬草のまちづくりのいわば集大成だった。

薬草のまちづくりは中心市街地だけの取り組みではない。市の中心部から離れた山あいにある畦畑《うねはた》地区。大きな古民家の一角では、メナモミの粉を練り込んだ生地に、周囲から採取したヨモギの葉や利尿作用でむくみを取るというイノコヅチの葉などをふんだんにのせたピザ作りのワークショップが開かれていた。農家の女性らでつくる薬草愛好団体「山水女」の主催だ。

「トウキって、甘い……」

皿に盛り付けたみずみずしい薬草を手に取り、口に運んだ参加者の女性が驚いたようにつぶやいた。

「ピザに合うんですよ。体を温める薬草なんです」

山水女の塚本東亜子がそう説明を加えると、参加者たちはうなずき、もう薬草から目が離せなくなっていく。

この日、愛知県犬山市で活動している和ハーブの女性インストラクターが助っ人に加わり、ワークショップの参加者を古民家の周囲に案内しながら、自生する薬草のガイド役を買って出た。

飛騨市によると、市外から訪れる関係者がイベントの担い手として参加する例が近年多くみられるようになり、「関係人口」づくりが進んでいるという。

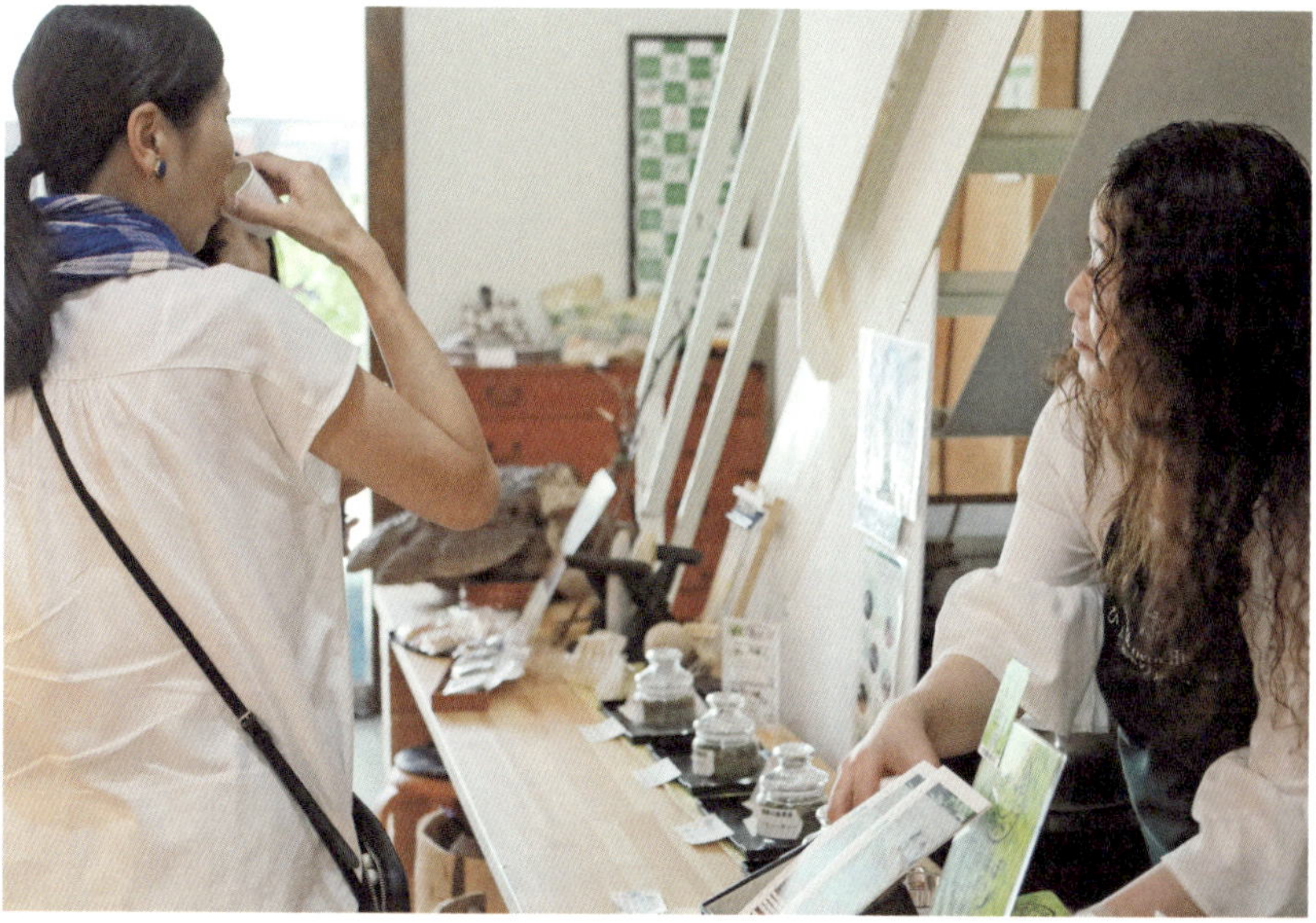

飛騨市のまちなかは薬草ファンであふれ、
薬草に興味津々の女性たちが店から店へと足を運んだ。

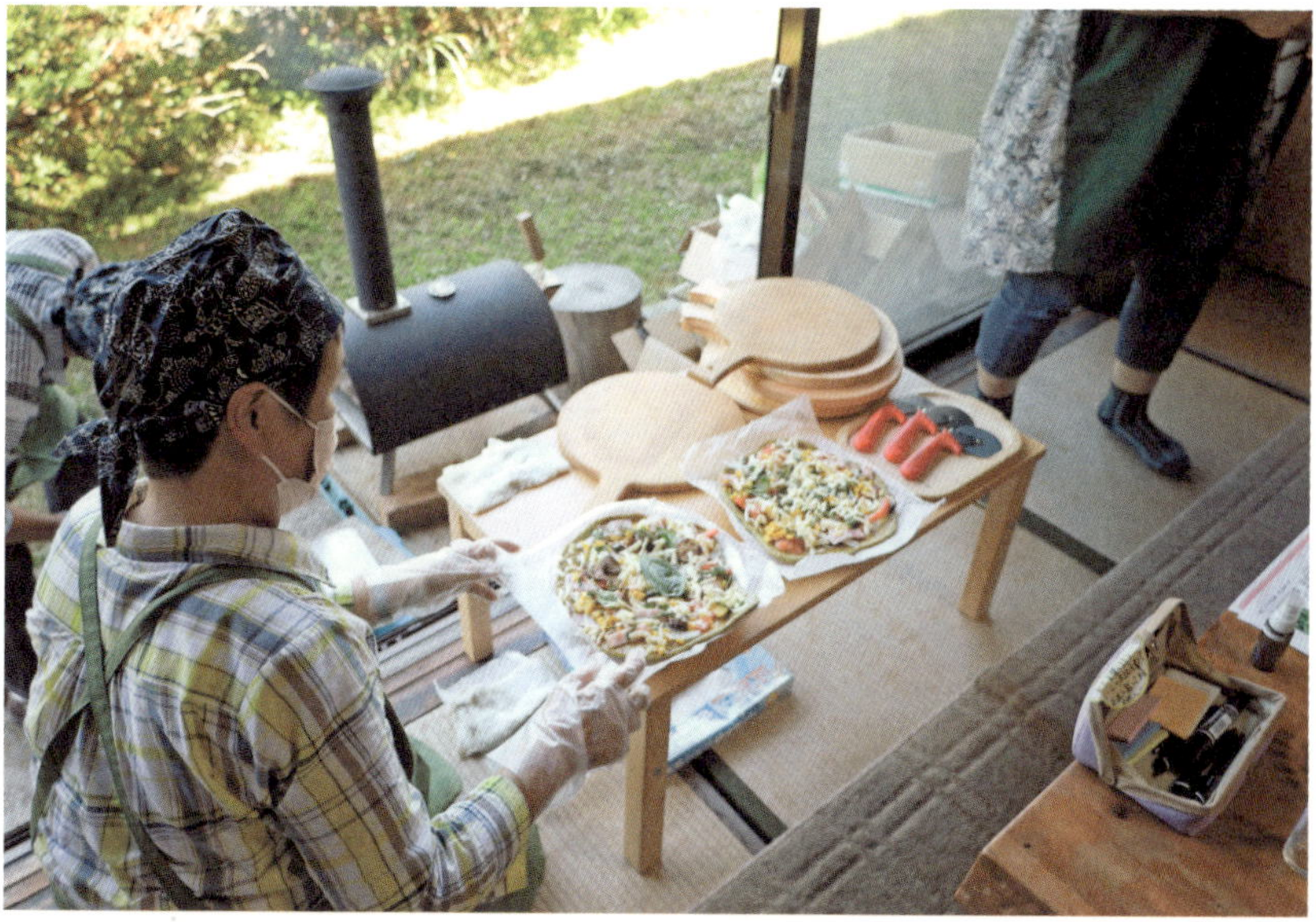

メナモミのピザ生地に、参加者が思い思いに具や薬草をトッピング。焼きたてを味わった。

薬草の拠点「ひだ森のめぐみ」

風情ある白壁土蔵の街並みの中心地に、公設民営の薬草体験施設「ひだ森のめぐみ」がある。なかに入ると、ずらりと並んだ薬草の標本瓶と、薬草商品の陳列棚が目に飛び込んでくる。まるで江戸時代の薬屋さんに迷い込んだ気分になる。

イベントの参加者が多く訪れたのが、この拠点施設。標本瓶をじっと見つめている女性客に、スタッフが語りかける。

「トウキは、古くから日本で使われてきた冷え性に効く薬草です。クロモジは爽やかなよい香りでリラックスできますよ」

ここは、飛騨市が2度目の全国薬草シンポジウムを誘致した2019年の開催に合わせてオープンした。まちのガイド役と、薬草の基礎知識を学べる各種ワークショップの実施会場になっている。通りの並びにある明治期創業の井之廣製菓舗店長・井之丸勝美は「この施設ができてから確実にお客さんは増えましたね」と言う。この拠点施設の訪問客が街並みをめぐって各店舗をのぞくようになり、まちに回遊性が生まれたのだ。

ひだ森のめぐみでは、気軽に薬草茶を自作できるワークショップ「ティーセレモニー」が人気。12種類の中から4種類を選び、スプーン1杯ずつガラス製のカップに入れ、ブレンドする。クズの花、ヨモギ、クロモジ、メナモミのほか、冷え性に効くトウキ、疲労回復にいいクワの葉、利尿作用があるスギナ、婦人病によいといわれるイノコヅチなど、参加者は数々の薬草に目移りがして、選ぶのが大変そうだ。

飛騨産のトウガラシやサンショウなどの粉末を混ぜて作る薬草七味のワークショップも好評。このほかにも、薬草の入浴剤や薬草のコケ玉づくりなどメニューは豊富だ。

何よりも、市民にとってありがたいのは、薬草を持ち込んで乾燥や粉末加工をしてもらえるサービス（有料）があることだ。薬草を摘んで持ち込んだら翌日には受け取ることができるよう、人の背丈ほどの大型乾燥機を設置したところ、50～70代を中心に利用者が増えたという。普段から薬草茶をたしなみ、クズの花の丸薬づくりに忙しい市民が続出しているそうだ。

お店の中庭には、胃を健やかにするフェンネル、ユキノシタにカキドオシなどが植えてあり、まちなかに居ながらにして薬草の数々に出会うこともできる。

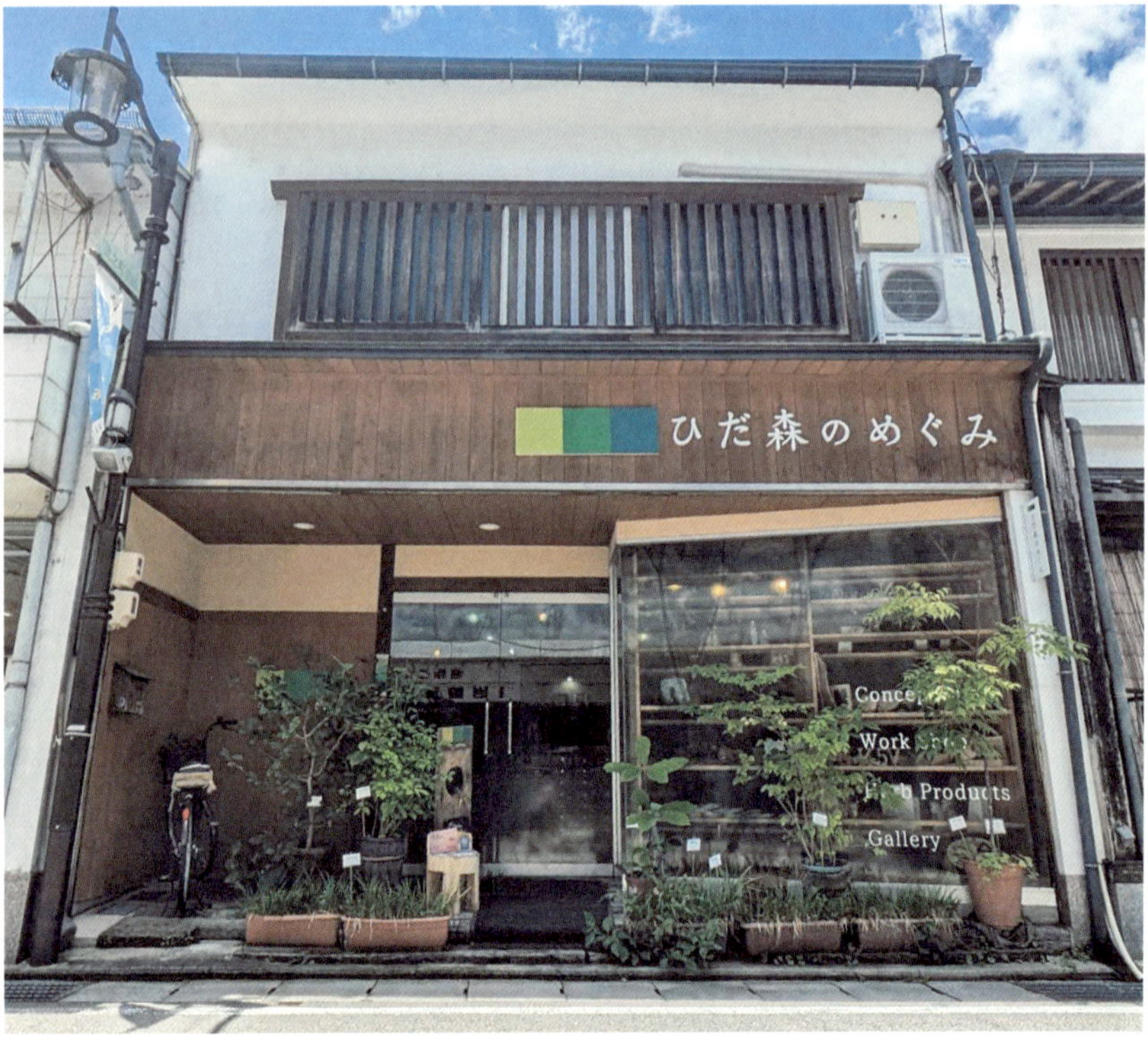

JR飛騨古川駅から徒歩7分ほどの商店街の一角にある
「ひだ森のめぐみ」。薬草体験ができる拠点だ。

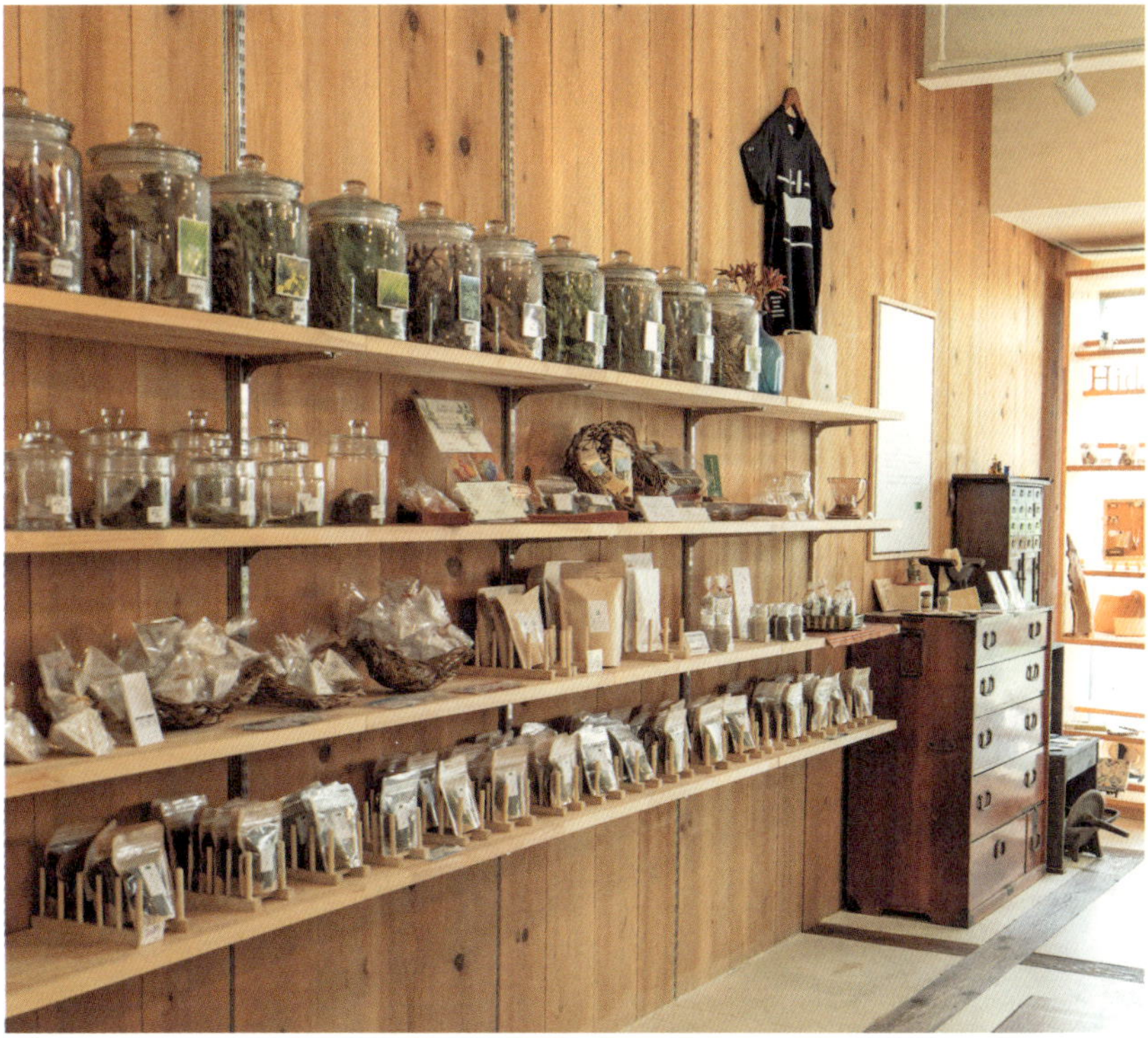

飛騨で採れた薬草を使ったお茶や飴などの商品がずらりと並ぶ。

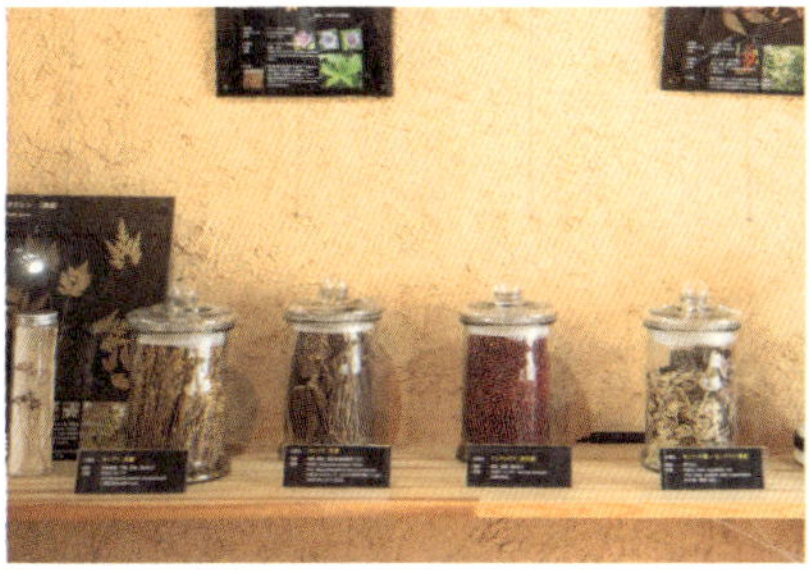

2階では、地元のアルプス薬品工業から提供された
生薬の原料を見ることができる。

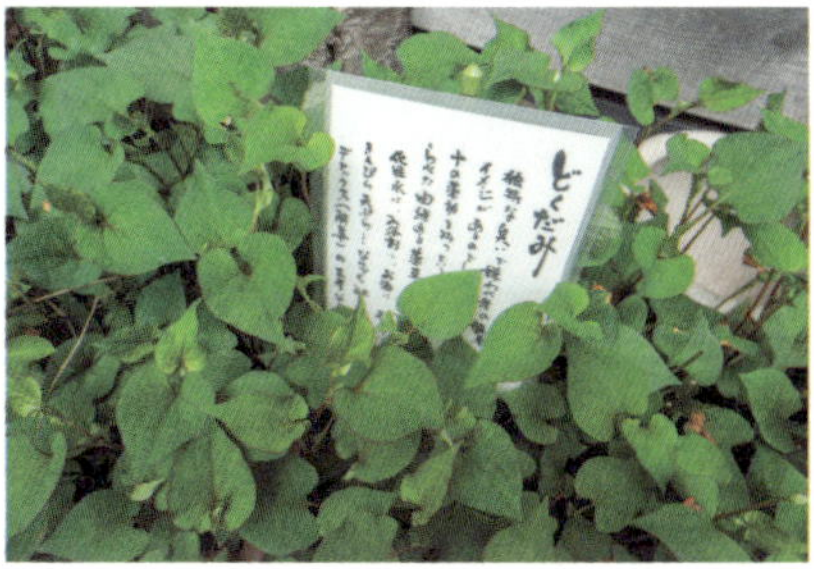

1階の奥には、薬草を
じかに見ることができる小さな庭も。

薬草を育む里山「朝霧の森」

全国薬草シンポジウムの2日目。JR飛騨古川駅から車で15分ほど走ると「朝霧の森」にたどり着く。ここでは薬草めぐりとハイキングによる健康づくりのイベントが開催されていた。

秋晴れのこの日、カツラの葉に含まれるマルトールという香気成分が含有量を増し、森全体がキャラメルのような甘い香りに包まれていた。

市会計事務局の仲島孝子が紹介する。

「カツラの葉はハート形で秋に黄葉して金色に輝きます。小川が流れる音や虫の鳴き声が聞こえ、ウバユリの種子が風でサラサラと飛んでいく風景がいいのです」

霧が立ち込める早朝や木漏れ日が差し込む日中、遊歩道を歩くと、幻想的な雰囲気に包まれる。道沿いには、自生する飛騨の薬草を集めた薬草壇が整備され、森林浴をしながら薬草を学ぶことができる。

薬草壇の大がかりな補修を担当した市まちづくり観光課の今村彰伸によると、飛騨市のボランティア支援プログラム「ヒダスケ！」に携わる市内外の多くの参加者が助っ人に駆けつけ、人を惹きつける森の魅力を再認識したという。

朝霧の森はもともと、水害に遭った現場復興のために環境デザイナーと話し合い、環境保全と地域の歴史や文化を守る拠点として造られており、熱い思いが込められている。

ここで見られる四季折々の風景は、実に美しい。

春のサクラは花の美しさもさることながら、樹皮は咳止めに効く。葉は塩漬けにするとクマリンという芳香成分を発する。桜餅のあの甘い香りだ。夏はササユリ。茎がスッと伸び、ピンク色の花を咲かせる。根は食用の「ユリ根」になる。

秋には青、赤、緑、白のカラフルなブドウ似の実「ノブドウ」に出会う。実を焼酎に漬けて利用する人たちもいる。冬はコブシ。銀色の毛に包まれたつぼみを付け、越冬する。冬の時期に摘み取ると、頭痛などを鎮める生薬「辛夷《しんい》」になる。コブシはやがて「田植え桜」と呼ばれる真っ白な花を咲かせ、春の訪れを告げる――。

朝霧の森のように、折々の季節を知らせてくれる薬草の群生地は、市内のいたるところにある。人びとはあふれるように芽吹く薬草を当たり前のように摘み、体に取り入れているのだ。

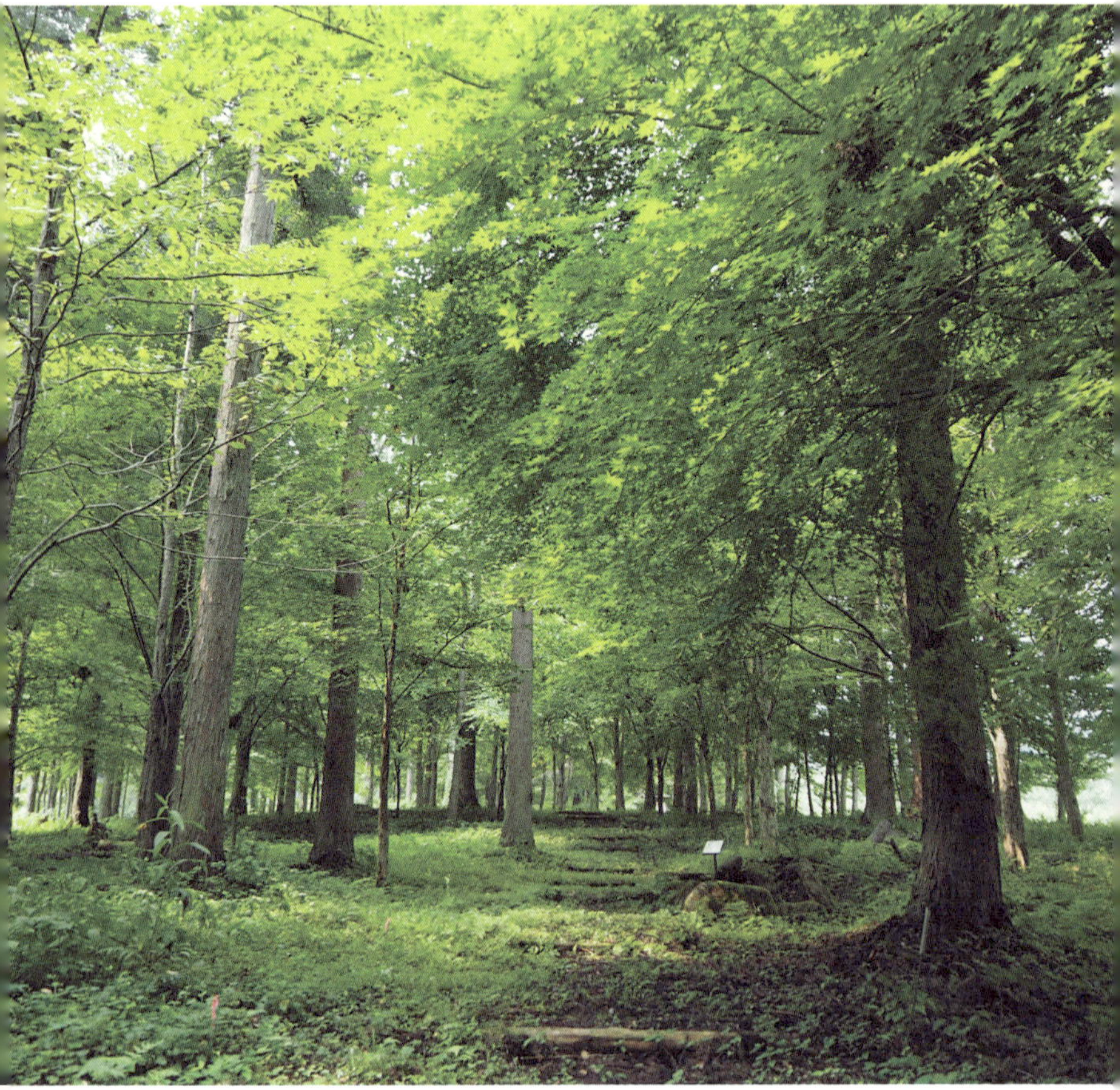

もともとの植生を生かして整備した「朝霧の森」は、
広葉樹や薬草など、飛騨の自然が詰まった場所。

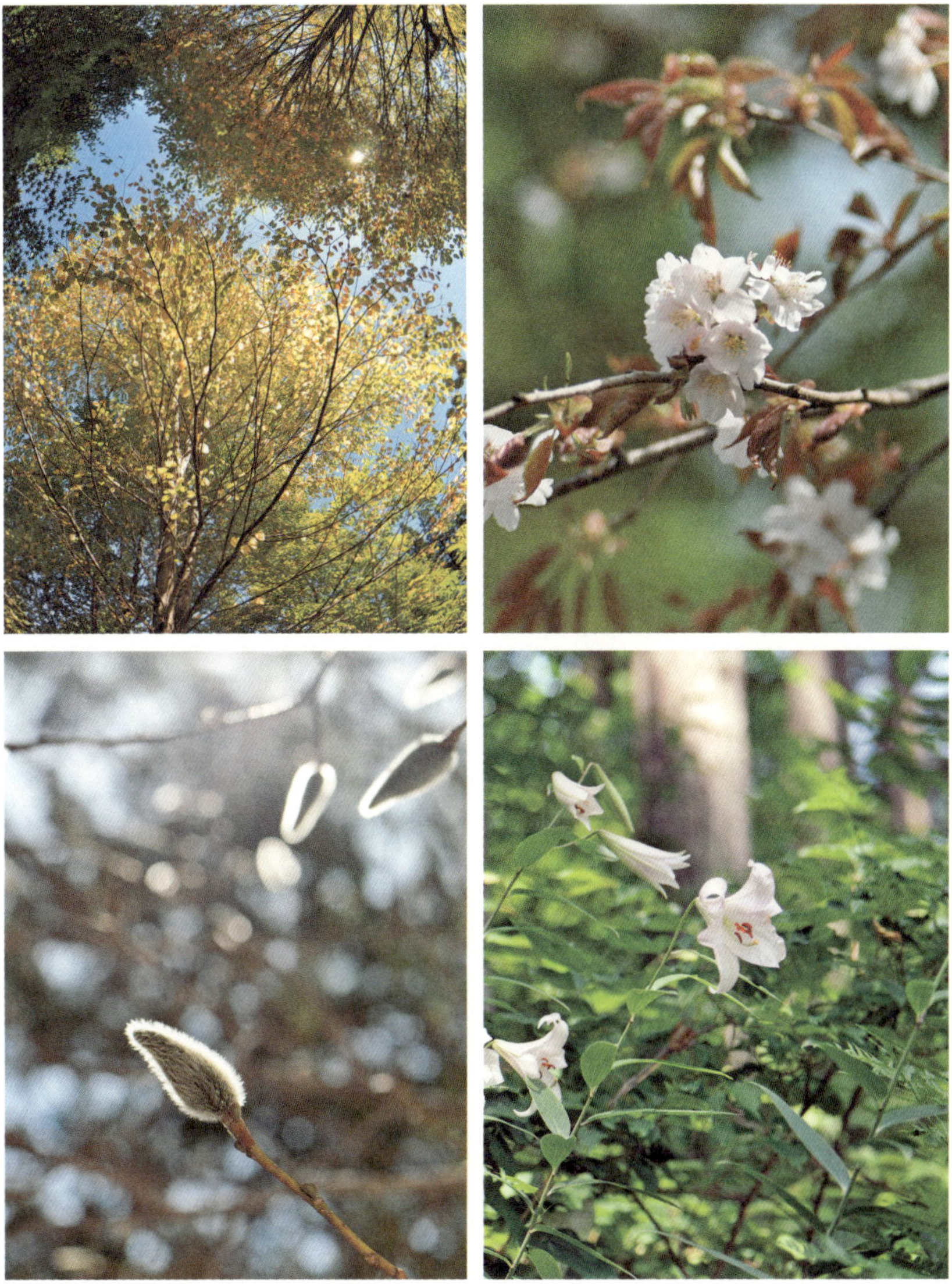

雪が解け、春の訪れを告げるサクラ(右上)、夏はササユリ(右下)、秋が深まると
カツラ(左上)が黄色く色づき、冬にはコブシ(左下)など、四季折々の木々や薬草が朝霧の森を彩る。

市民たちの薬草体験

メナモミ

聞きなれない名前だが、飛騨市が普及に力を入れているキク科の薬草だ。肥沃な土地でよく育ち、土中のミネラル分をぐんぐん吸い上げ、大人の腰の高さぐらいに成長する。食べられるのは葉。シソの葉の形に似て、大きいものは手のひらサイズになる。

古くから優れた効能で知られており、鎌倉時代の随筆「徒然草」には、マムシにかまれたとき、もんで擦り込むとたちまち治るという速効の薬草としてメナモミが登場する。生活習慣病の予防につながると期待され、寒暖差の激しい飛騨市では、高齢者を中心に注目の薬草になっている。

メナモミは比較的栽培しやすい。春に種をまき、苗が育ったら畑や大きめの鉢に植え替える。初夏から10月中旬にかけて大きく育った葉を収穫するが、採っても採っても繰り返し出てくるから、量もたくさん採れる。10月を過ぎたら小さな黄色の花が咲き、種ができる。市は、住民に種や苗を配って自宅での栽培をすすめている。

メナモミの葉を食べてみると、強烈な苦みと青臭さが口いっぱいに広がり、正直、食べにくい。ところが、油や乳製品、ハチミツと合わせると苦みやえぐみが抑えられ、食べやすくなる。フレッシュな葉が手に入る季節は、搾り汁をカレーのかくし味にしたり、ハチミツを混ぜて炭酸などで割ってジュースにしたりする人もいる。

乾燥させてほかの薬草とブレンド茶にすると、ぐんと飲みやすくなる。使い勝手がよく、保存性が高いのは粉末だ。カプセルに詰めたり、ハチミツと練って丸薬にしたりして個人用として飲むのが一番シンプルな摂り方のようだ。

市の地域おこし協力隊出身で、千葉県浦安市から移住した岡本文も粉末の愛用者だ。

「粉末とハチミツを混ぜ、ヨーグルトなどに入れて食べています。しもやけ体質にもかかわらず寒い地に移住し、初めの冬は裂けるほどひどい症状でした。でもメナモミを摂り始めてから年々治りが早くなり、驚くほど変化を感じています」

「絵手紙ボランティア フレンズ」代表の山鼻倭文子《しずこ》は、絵手紙に描いたメナモミにこんな一句を添えている。

「この苦み　癖になったら　君の勝ち」

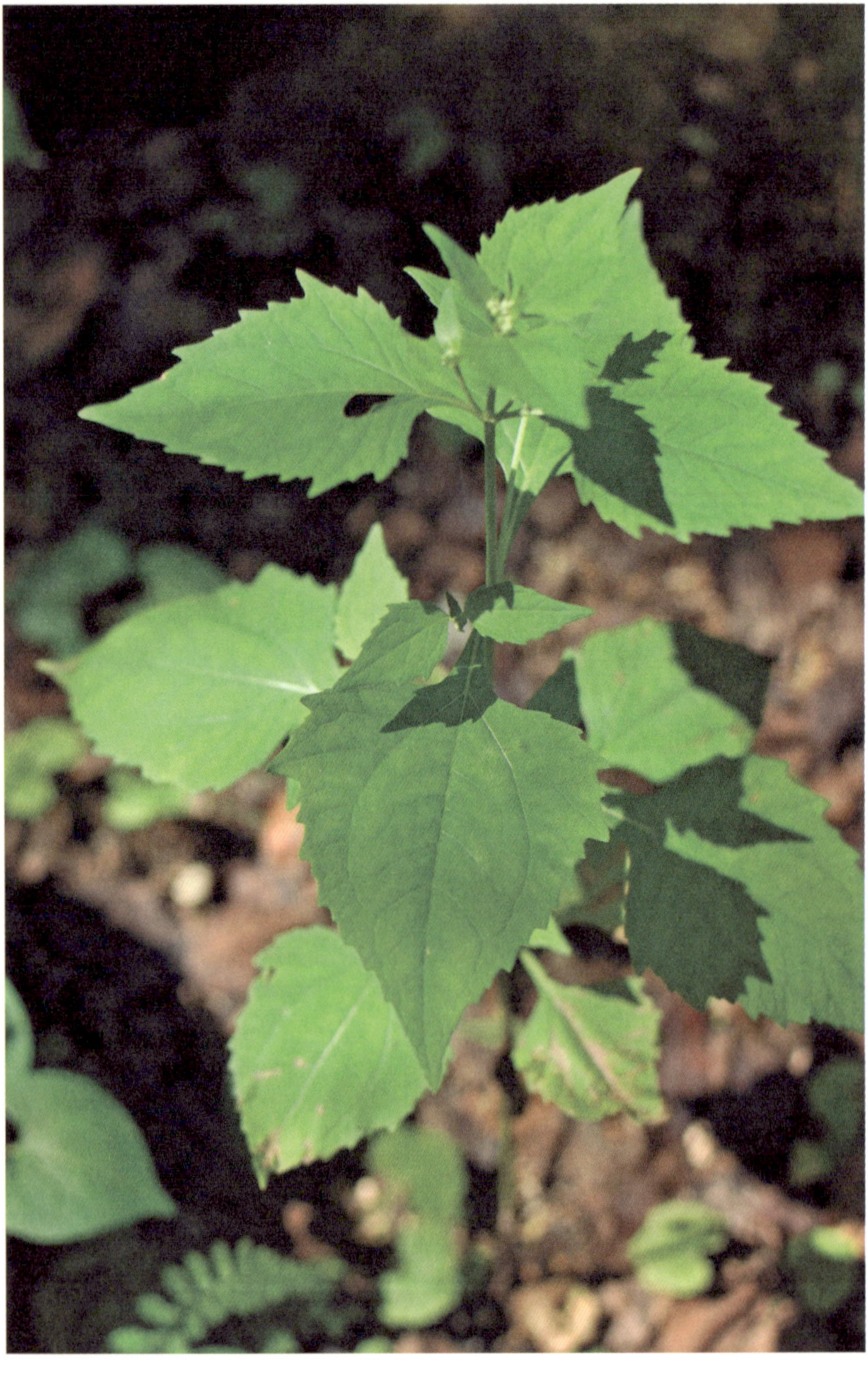

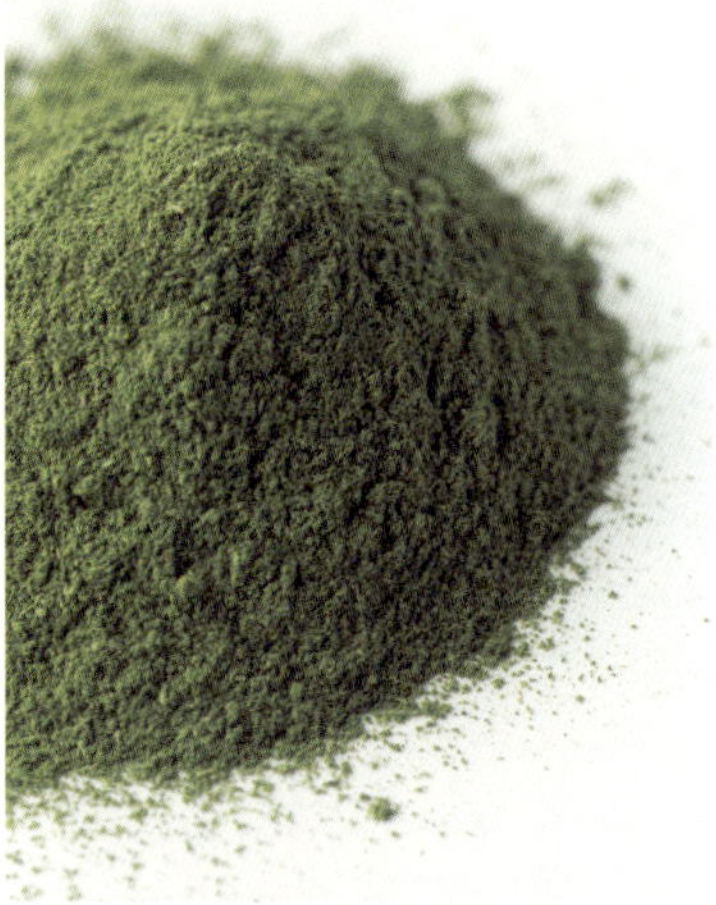

乾燥させて粉末にすると、手軽に
飲み物やお菓子に使うことができる。

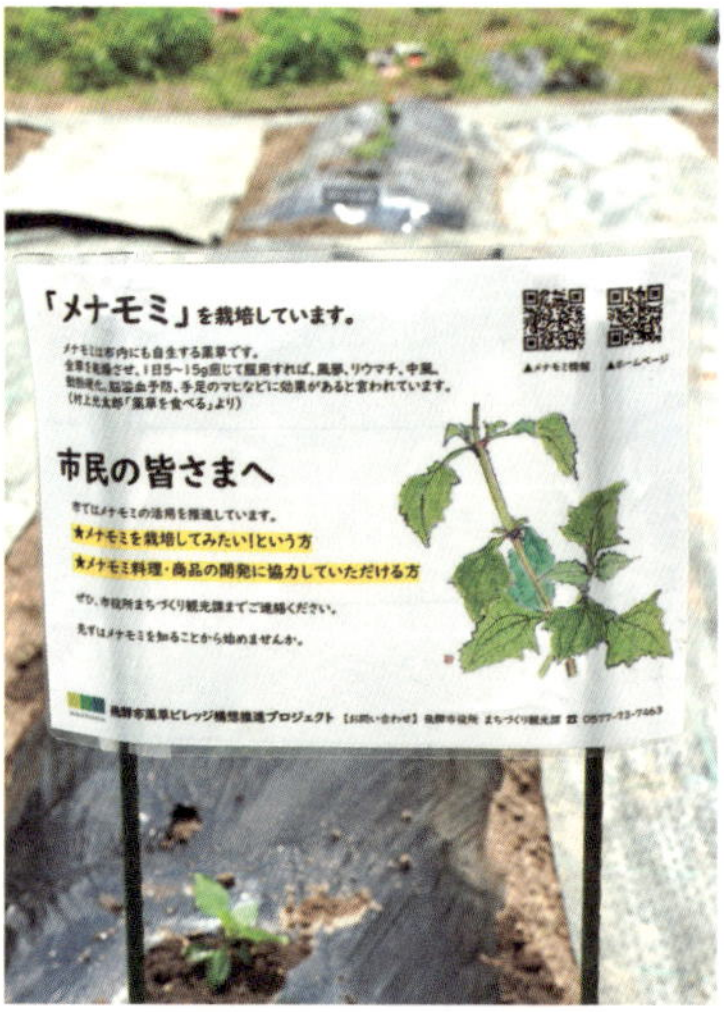
「メナモミ」を栽培しています。
市民の皆さまへ
★メナモミを栽培してみたい！という方
★メナモミ料理・商品の開発に協力していただける方
ぜひ、市役所まちづくり観光課までご連絡ください。
先ずはメナモミを知ることから始めませんか。

飛騨市では市民にメナモミの種や苗を
配布し、栽培を促している。

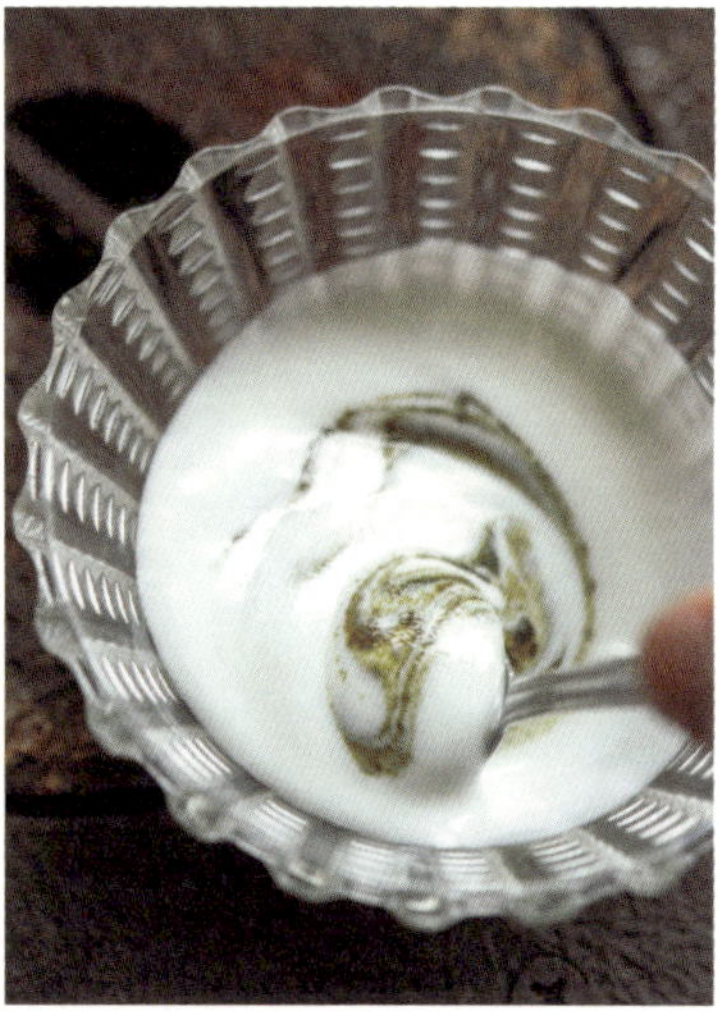

「山水女」の塚本東亜子は、生の葉とハチミツ
のペーストをヨーグルトに混ぜて食べる。

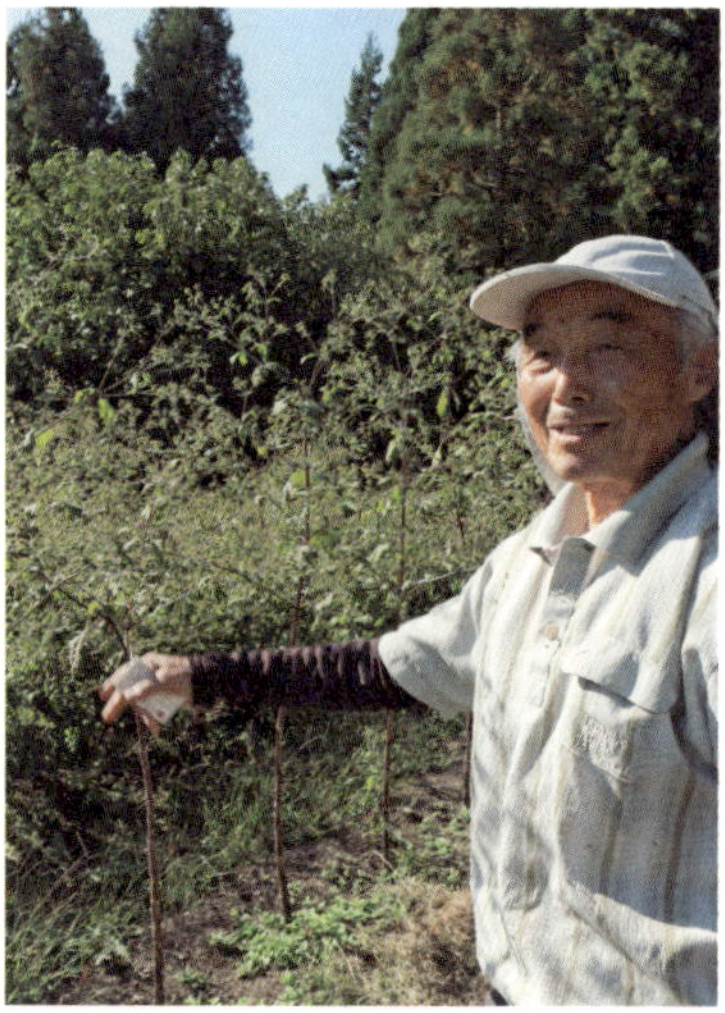

農家の田中良昭の畑では、ほかよりも大きく
人の背丈ほどに成長、種を落としていた。

ヨモギ

全国的に知られる薬草の代表格で、ここ飛騨市でも昔から住民に親しまれている。日当たりのよい場所に生える多年草で、道端や堤防、山際などに広く自生する。春の新葉は、えも言われぬ上品な爽やかさがあるため春の植物と思われがちだが、その根元を探すと一年中いつでも新芽を見つけることができるという。

市基盤整備部のある職員は事情通だ。

「食用には春先の柔らかいものが適しています。車の通行が少なく、犬の散歩コースにもなっていないであろう場所を探して採取しています」

飛騨の伝統菓子「あねかえし」にもヨモギが使われる。よく練り込むという意味の方言「あねかえす」に由来する色鮮やかな三日月型の草餅だ。ヨモギは食べると胃の調子などの改善が期待されるという。ただし、作る時にヨモギをゆですぎてアクを抜きすぎると効果がなくなるので注意が必要。ゆでたヨモギの汁は捨てず、お風呂に加え、残らず使うのがおすすめだ。ヨモギ自体も乾燥させて入浴剤にしたりお灸に使ったりする。

ヨモギ風呂は、香りに癒されるだけでなく体がよく温まり、あせも、冷え性、腰痛、神経痛などに効果があるという体験談もある。

「散歩のついでにヨモギの新芽をつまんで取り、1日5個くらい食べている」と語る中高年の住民も少なくない。豊富なミネラルが含まれているからだそうだ。

ヨモギは止血作用が強いことでも知られる。傷口から出血したら、ヨモギをもんで汁を傷口に付ける方法は、飛騨で当たり前のように行われてきた。

山水女の塚本東亜子は、自家製のヨモギオイルをつけると肌がしっとりするという。体につけるものだから、オイルはごまを搾っただけの太白ごま油を使う。

「ヨモギオイルにはさまざまな作り方があるけど、私の作り方は、油を鍋に入れて96度になるまで加熱したら火を止めて、60度になったらヨモギを浸して蓋をして3時間おいてこすだけ。火にかけないから濁らず、沈殿もしないの」

飛騨市では、ヨモギ栽培の重要な担い手が先ごろ登場した。市内の障がい者支援施設「憩いの家」の利用者たちだ。

ヨモギの栽培法を学び、畑を増やして増産中。利用者の収入も期待できるという。薬草と福祉が結びついた注目の取り組みになっており、飛騨市ではこれを「草《くさ》福《ふく》連携」と呼んでいる。

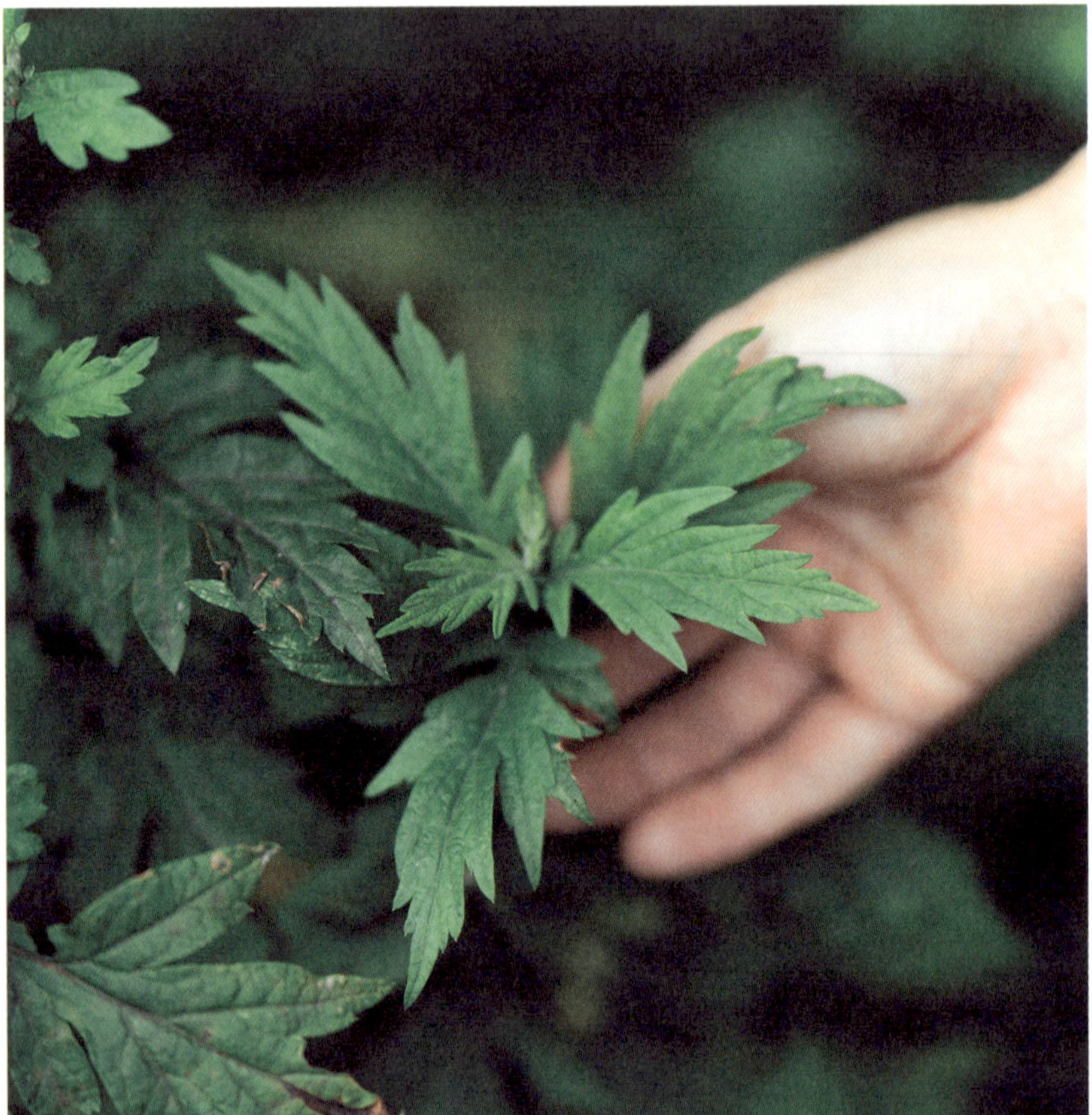

野山のいたるところに自生するヨモギは、古くから市民に身近な薬草。

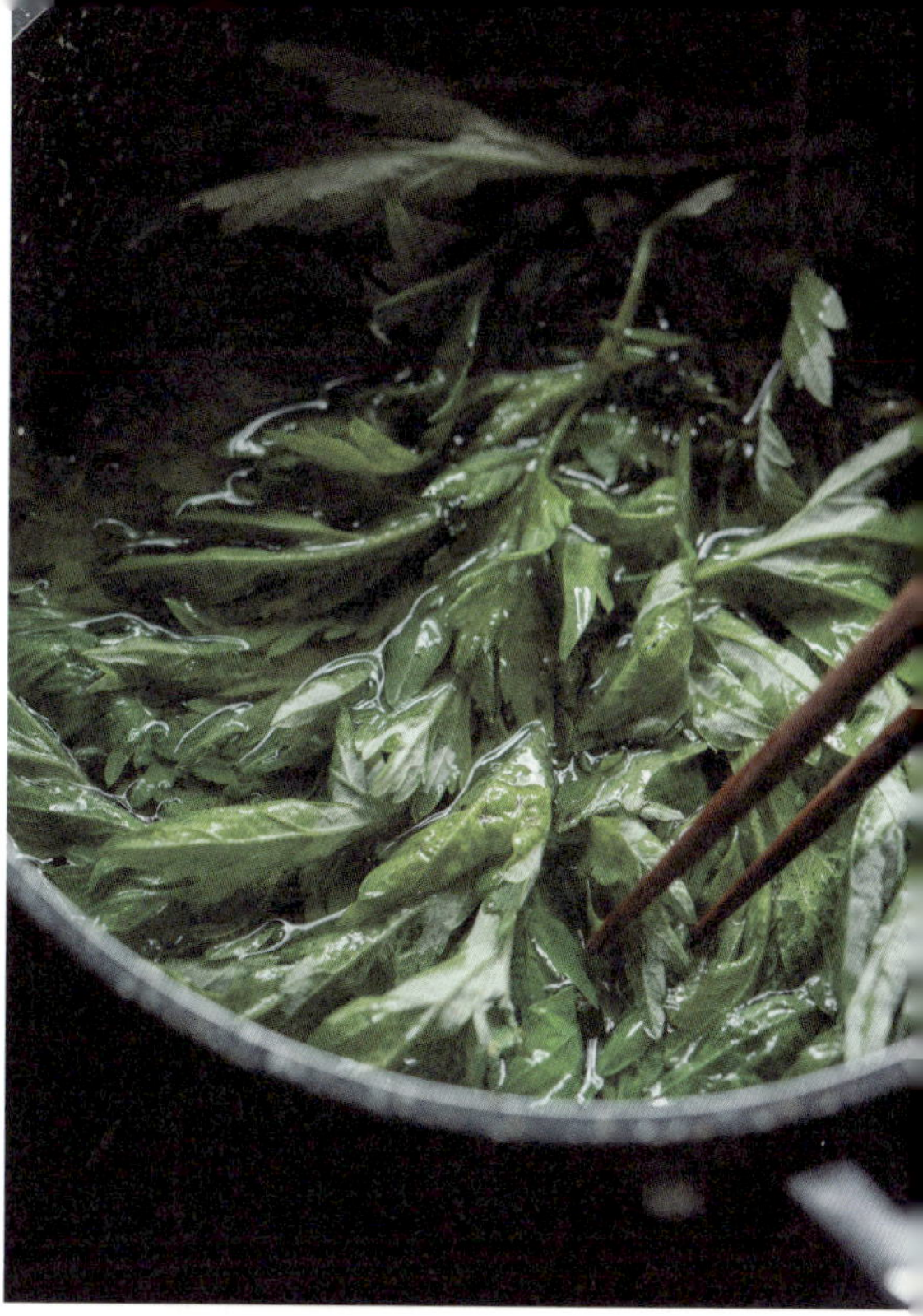

フレッシュなヨモギは、肌をしっとりさせるオイルにもなる。
乾燥させたヨモギでも作ることができるが
香りの高さは、フレッシュがいちばん！

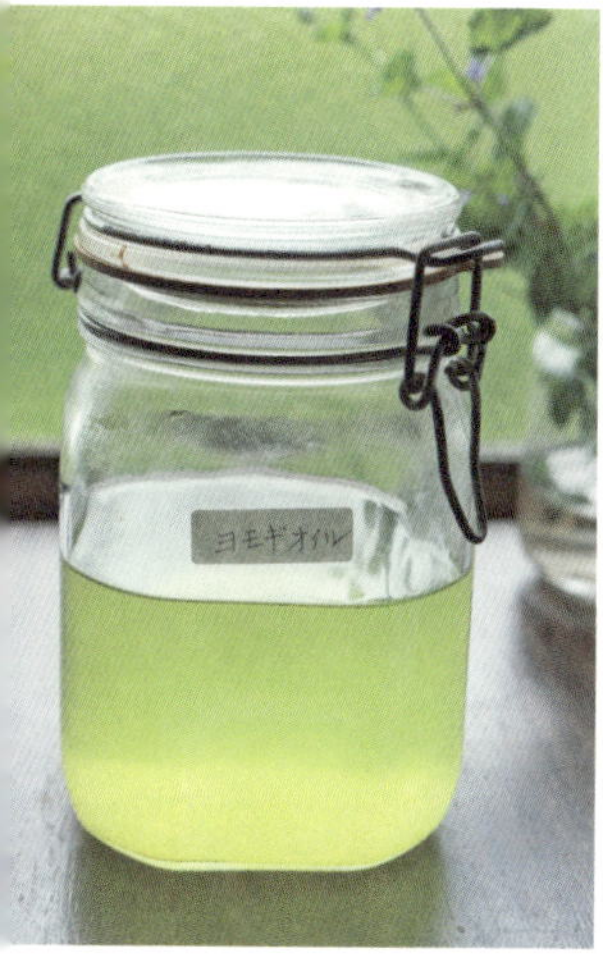

薬草暮らしをする塚本東亜子は
ヨモギをグツグツ加熱しない。
オイルがいつまでも透明なままキープできるという。

クズの花

クズ（葛）は、つる性の多年草で繁殖力が強く、伸びたつるが木や人工物にからみつき、道にはい出して人の往来の邪魔になる。厄介者だと嫌われがちな植物だ。ところが、根は生薬でおなじみの葛根湯や、料理にとろみをつける葛粉の原料になる。つるは丈夫だから編んで籠になり、葉は天ぷらやおひたしにしたり青汁にして飲んだりする。根から先端まで捨てるところがない。

なかでもクズの花は乾燥して粉にして飲むと二日酔いになりにくいという体験談が多く、酒豪ぞろいの飛騨の人びとには欠かせない必需品になっている。この効果は、江戸時代の〝黄門様〟こと水戸藩第二代藩主・徳川光圀《みつくに》が藩医に命じてつくった民間療法の本『救民妙薬』に記載があり、知る人ぞ知る薬草なのだ。

使い方は、採取した花びらを乾燥させ、粉末に加工する。ハチミツと混ぜて丸薬にしたり、カプセルに詰めたりして飲むのが定番のようだ。

市総務課の田中義也が話す。

「一度、クズの花を採りに行きました。自家製の粉末をカプセルに詰めて、お酒を飲んだ後に摂取すると、二日酔い知らずで効果を感じます。ただ、クズの花を採りにいく時間がなく、作るのはやめてしまいました」

確かに、クズの花は摘み取りが大変だ。花が咲くのは、真夏の7月下旬から8月下旬のわずかな期間だから、一気に摘み取るために、野山や川沿いの土手に群生する絶好の場所を見つけないといけない。

花の摘み取りにはコツがある。房状にたくさんのつぼみを付け、房の下のほうから順番に花が咲くため、房全体ではなく、咲いた花びらだけをむしるように採る。すると、同じ房から何度も収穫することができる。

花びらは、秋の七草にも数えられる淡く鮮やかな赤紫色で、ブドウにも似たフルーティーな香りがする。だが、花の蜜に惹かれて虫がよく集まってくるため、群生地に入るときは、長袖と手袋は欠かせない。夏場だから、熱中症にも用心したい。

飛騨市では、生の花を砂糖水に漬けて、クズの花酵母液を作る人もいる。数日たてばクズの花ジュース。半年もすれば、クズの花の酵母菌が働いて特製の酢になるという。

ちなみにクズの花は最近、ダイエット効果があるとサプリメントが発売されるほど、注目の薬草になっている。

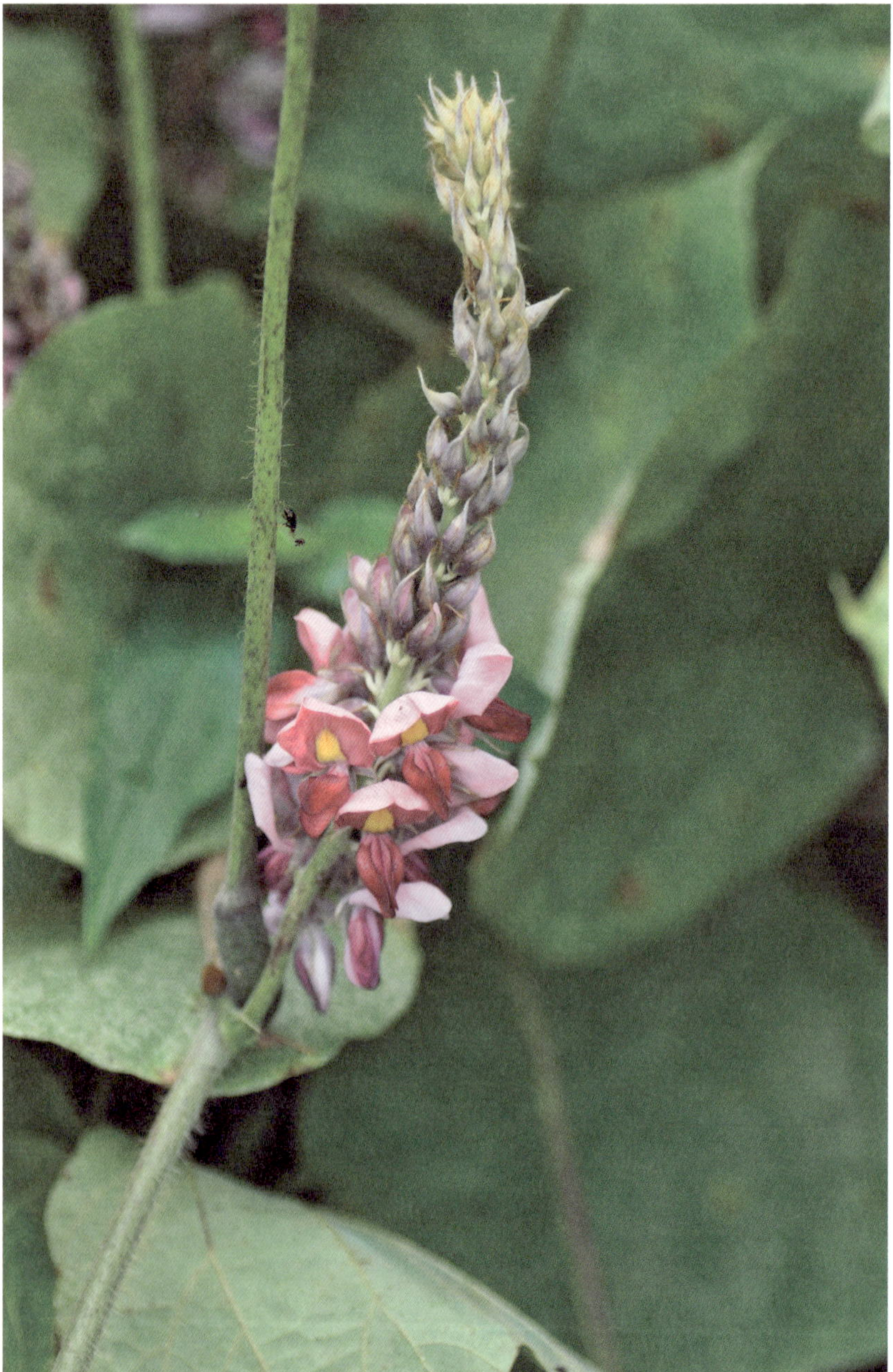

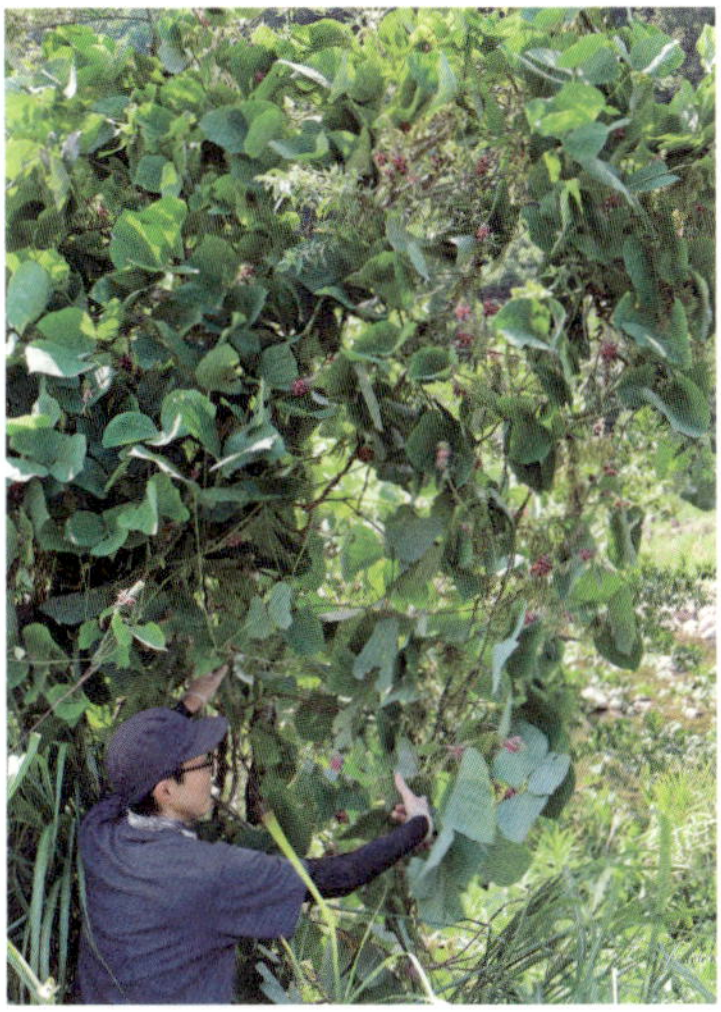

つるがぐんぐん伸びて、
数メートルになるものも。
力いっぱい引っ張って花びらを摘む。

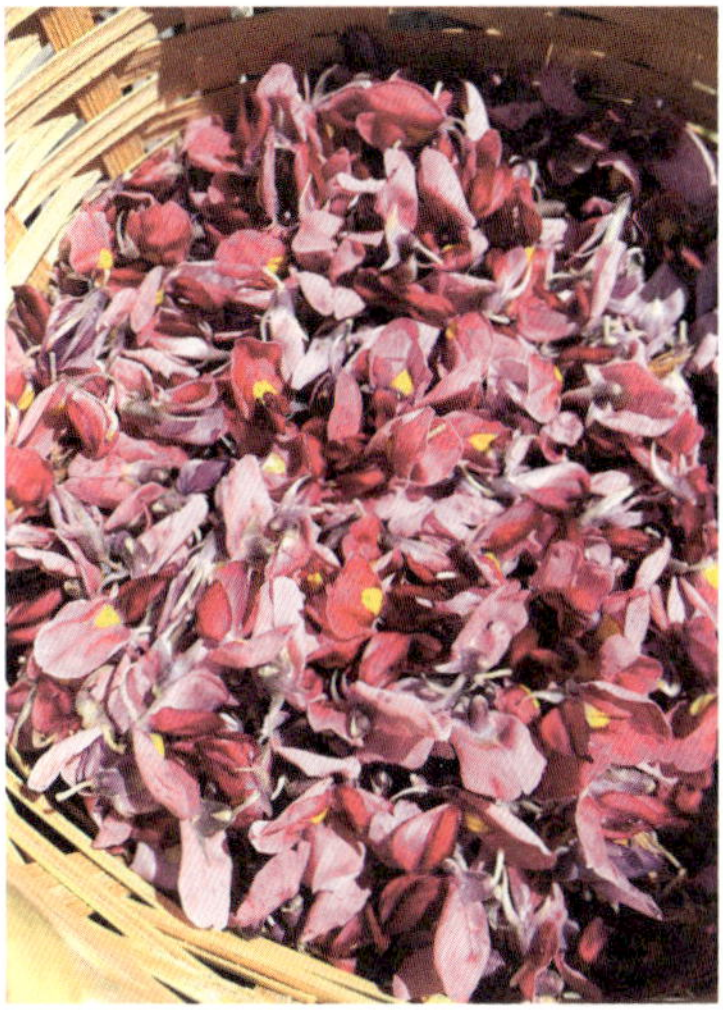

摘みたてのクズの花は美しい赤紫色。
市民はかごいっぱいに摘んで、
生で食べたり乾燥したりする。

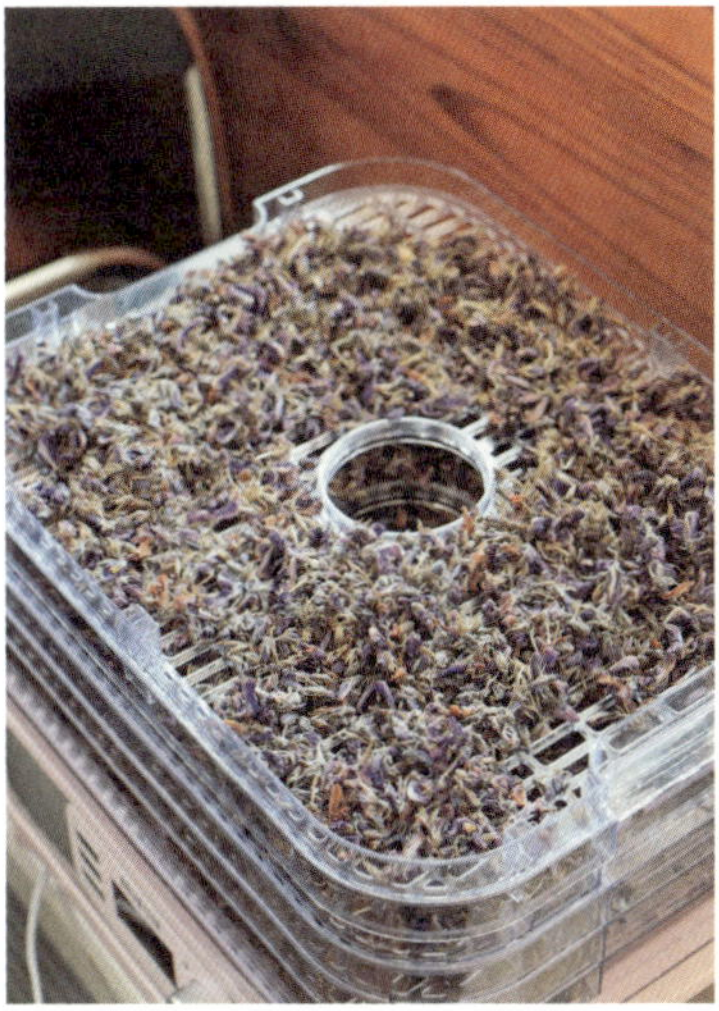

「かわい野草茶 葛入り」用の乾燥花びら。
自分たちで採取し、ていねいに乾燥する。

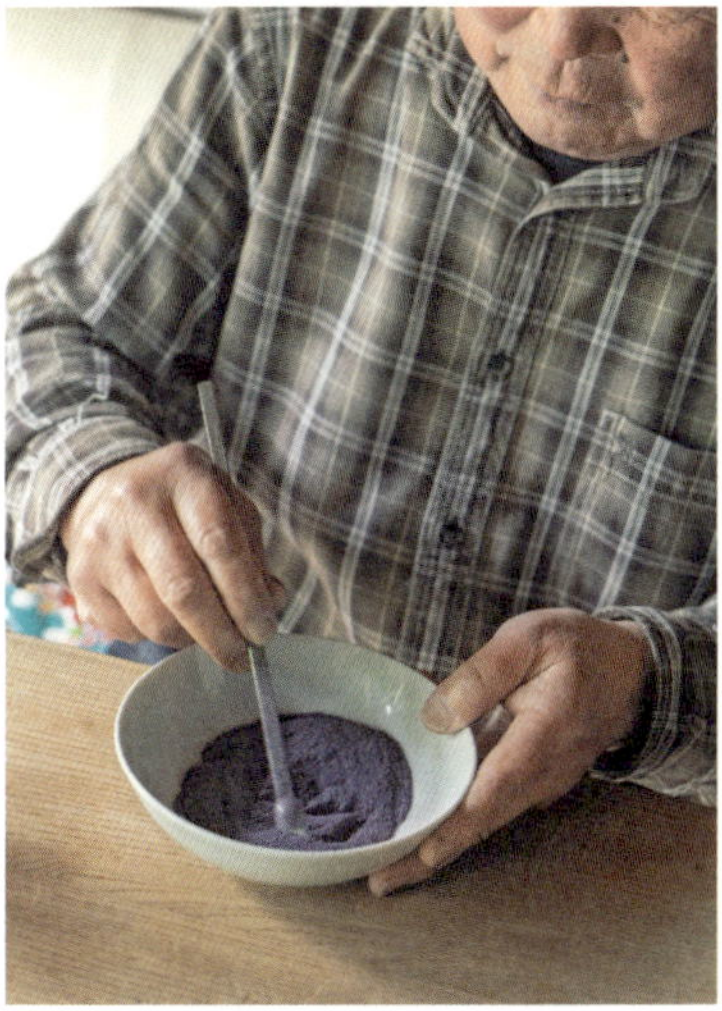

塚本浩輝は、自家製のクズの花の
粉末をハチミツで練って、
日々の健康のために丸薬を作る。

ノブドウ

秋の季節、飛騨市内を歩いていると、カラフルなブドウ似の実を付けたつる性の落葉低木に出会うことがある。淡紫、赤紫、青、ピンク、緑、白……。ブドウのように房になるのではなく、つるの上にポツンポツンと実を付ける。飛騨市おなじみの薬草の一つ、ノブドウだ。

別名ウマブドウとも呼ばれ、実が食べられるヤマブドウとは別の植物。ノブドウの実は熟すと緑色から白色に変わり、やがて多くがカラフルに変色して不規則なこぶ状の形になる。これは、虫が寄生することでできる「虫こぶ」と呼ばれるもので、そのまま食用とはならない。

ところが、この実は古くから焼酎漬けにして民間薬として利用されてきた。体の痛みを和らげる体験をした人も実際にいる。「山水女」代表の佐藤たか子もノブドウの恩恵を受けた一人。

「慢性的な腹膜炎を患っていて、通っていた病院では『抗生物質を飲まないと痛みがとれない』とお医者さんに言われました。そんなとき、ノブドウの焼酎漬けがいいと聞いて、試しに3日間飲んだらお腹の痛みがなくなったんです。これはいいものを見つけたと思って、それからはノブドウを飲む習慣をつけています」

市まちづくり観光課の中村篤志も、夏になると焼酎漬けの液を身体に塗っている。

「汗かきなので、夏はあせもがひどいのですが、ノブドウの焼酎漬けを顔に塗るとあせもがみるみる消えていきます。あせもは顔に出て困っていたので重宝しています」

使うのは実だけではないそうだ。乾燥させた葉やつるをお茶の代わりにして飲む人もいるという。

飛騨市では、耕作放棄地を活用してノブドウの栽培も始まっている。

2023年には、収穫したノブドウの実を大阪市のアパレルメーカー「ダブルニット」が買い上げ、飛騨市の酒造会社「蒲《かば》酒造場」に加工を委託して、ノブドウのリキュール酒「百寿のしずく」を発売した。砂糖や添加物を使わず、醸造用アルコールに1年ほど漬け込んだ。ややクセのある味わいで、アルコール度数が33度と高めのため、1日小さじ2杯を目安にハチミツを混ぜたり、炭酸水やお湯で割ったりして飲むのがおすすめだそうだ。

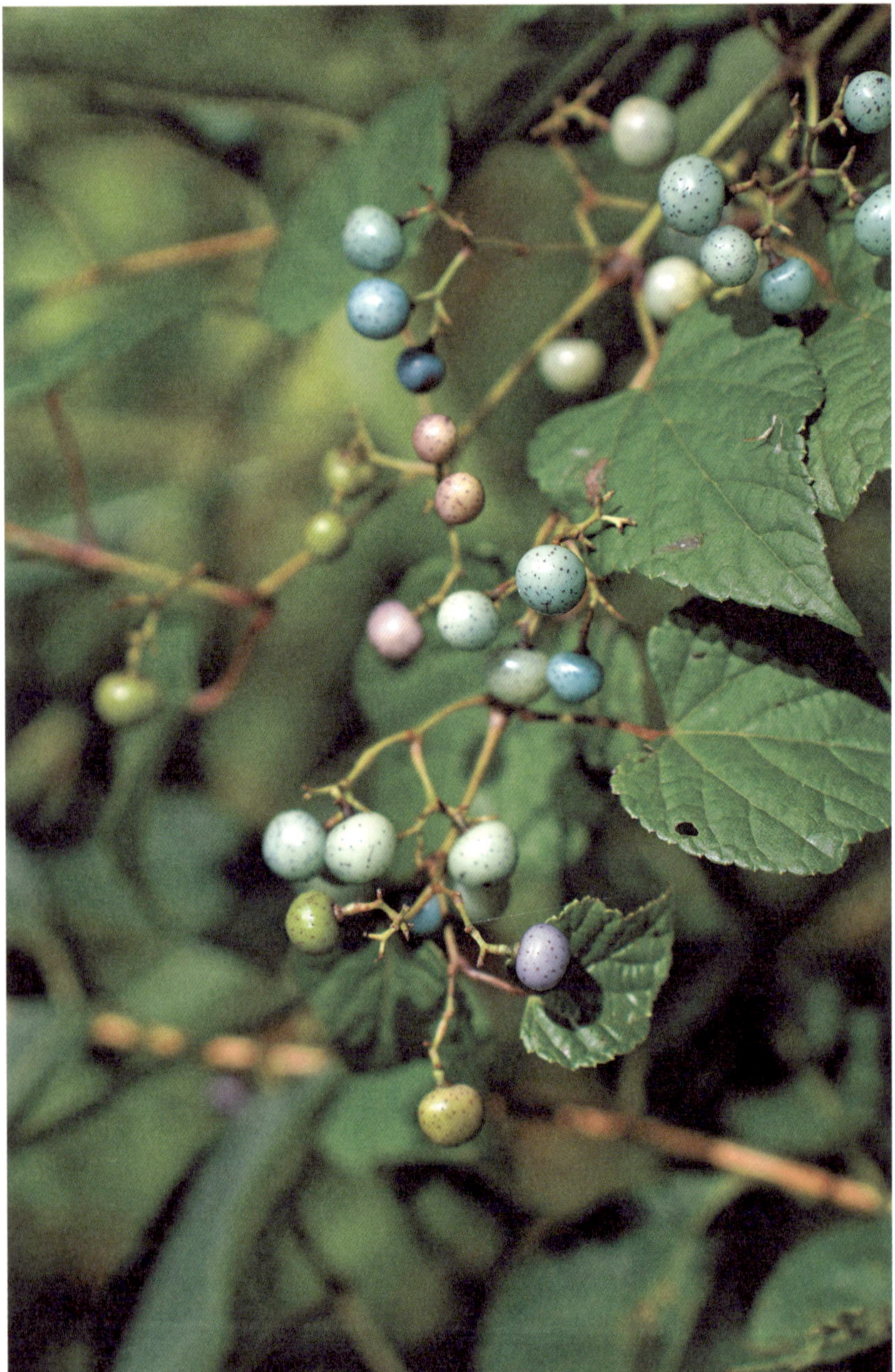

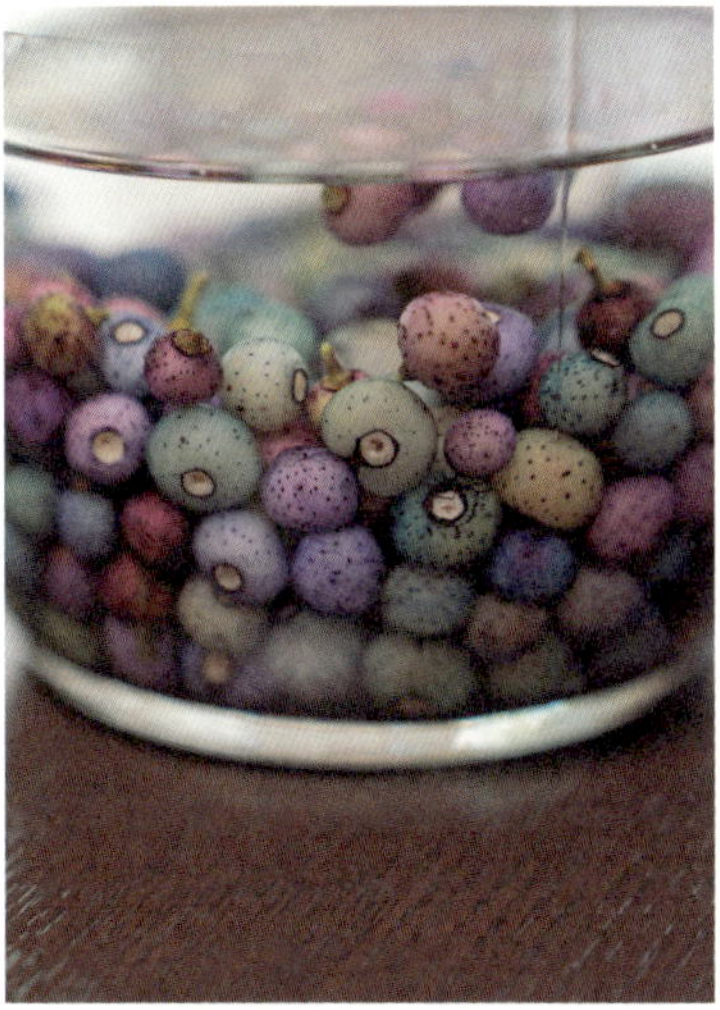

実は、虫が寄生して紫や青など
色とりどりになる。
焼酎に漬けて使う市民が多い。

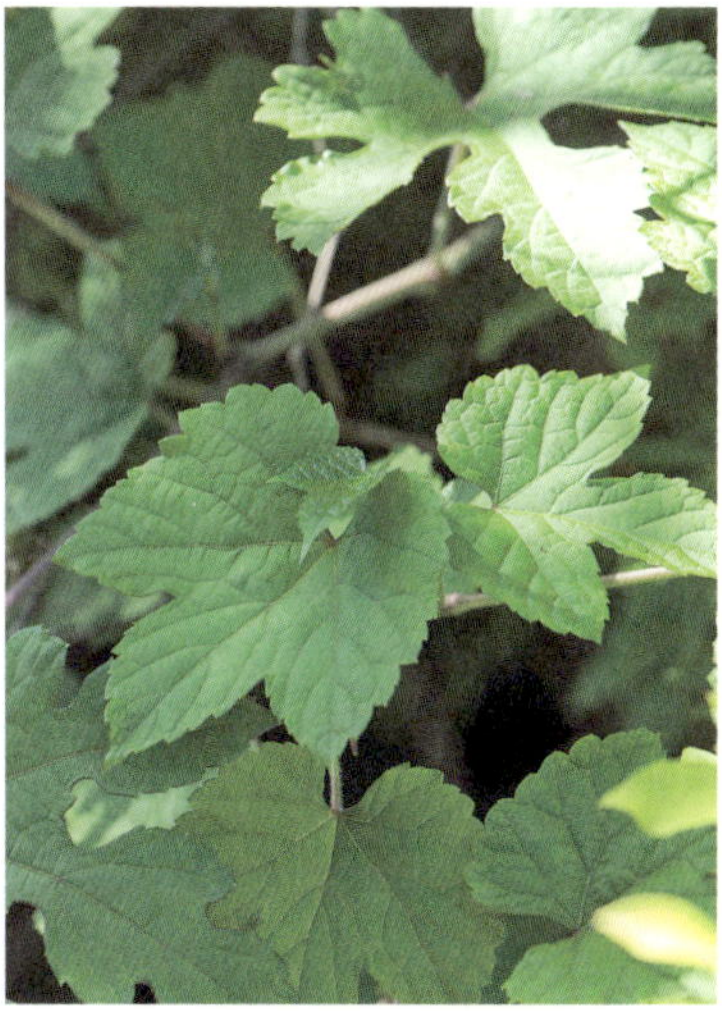

ノブドウの葉っぱはブドウの葉と
そっくりだが、種類が異なり、
実は食用にはしない。

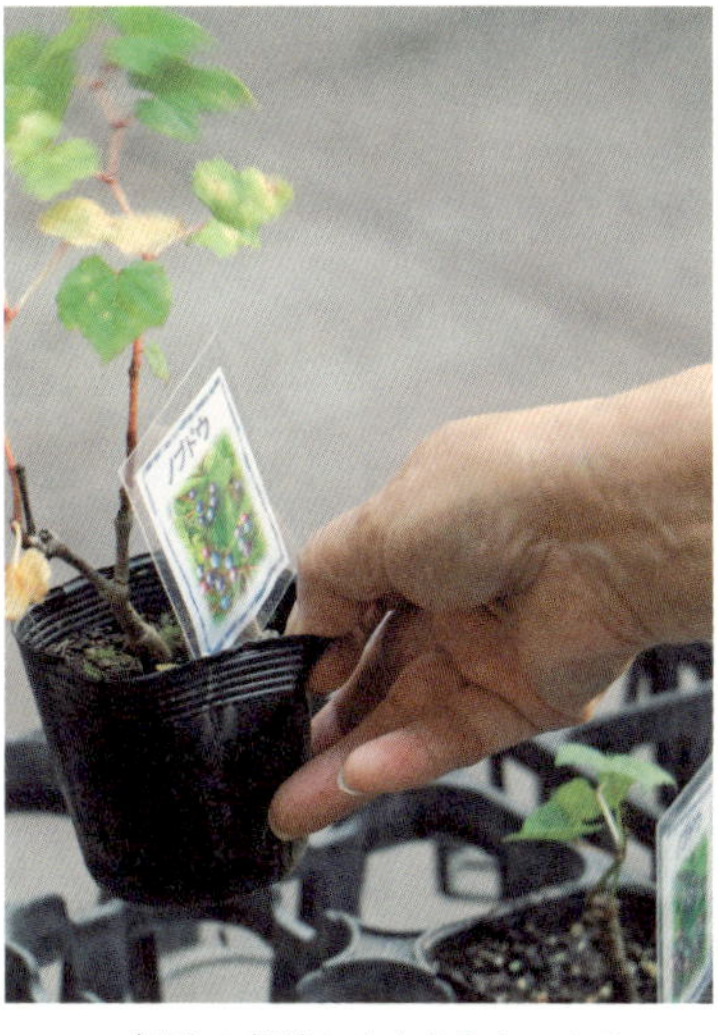

ノブドウの栽培にも力を入れており、
市民に苗を配布することも。

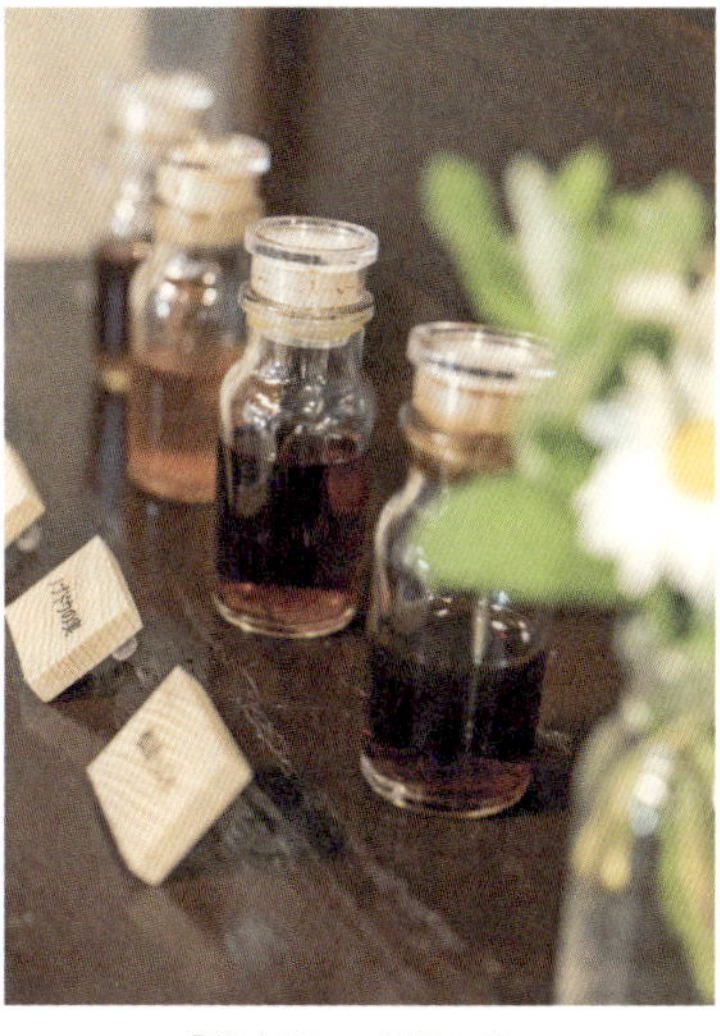

「蕪水亭」の玄関には、
ノブドウをはじめとする
さまざまな薬草リキュールが並ぶ。

ドクダミ

湿った日陰に群生する多年草で、独特の強い臭いが苦手な人も多い。しかし、日本各地で民間薬として活用されてきた屈指の有用植物がこのドクダミだ。薬効の多さから「十薬」と呼ばれ、解毒、利尿、高血圧や動脈硬化の予防にもよいといわれている。生の葉をそのまま使うと、抗菌作用や膿を出す働きがあるといい、飛騨市でも住民の間で重宝されてきた。

「肩にできものができて化膿したとき、抗生物質を処方されても痛みが引きませんでした。でもドクダミの葉を貼ったら翌日、皮膚のところに穴が開くくらい膿がごっそりと出て、後日、病院で診てもらったところ、医師も驚いていました」

絵手紙ボランティア フレンズのメンバー・植田町子の衝撃的な体験だ。

市観光協会の齋藤由宏にはこんな記憶がある。

「子どものころ、風邪をひいて鼻水が止まらないと、ばあちゃんがドクダミの葉を鼻に突っ込んできた。涙が出ましたが、鼻がスースーして気持ちよかったです」

生ではツンとする臭いが独特だが、乾燥させると臭みはぐんと弱くなる。葉や茎を洗い乾燥させ、細かくしてお茶にするのが定番だ。

岡本文はひだ森のめぐみの低速圧縮ジューサーを使い、ひと工夫する。

「搾り出したドクダミの汁に、5分の1のハチミツを入れて混ぜ、キッチンペーパーで蓋をして冷蔵庫に入れます。上澄みが透明になったらその液を瓶に移し、お猪口一杯ほどを飲むか、炭酸水で割って飲んでいます。リンゴジュースのような風味で、夏バテ知らずで過ごすことができます」

化粧水に使う人もいる。市まちづくり観光課の今村彰伸の例。

「ホワイトリカーにドクダミの葉や花を半年漬けて原液を作り、スプレーに少量入れ、保湿剤代わりに柚子の種を漬けた蒸留酒を同量加え、5~10倍の精製水で薄めて顔などに噴霧します。使い心地もよく、2年以上続けています」

クロモジ

枝をポキッと折ると、爽やかな香りを放ち、気分が癒される。淡い緑色の樹皮の表面に黒い斑点が現れ、それが文字のように見えるから「クロモジ」という。近年、香りのよさと胃の調子を改善するといわれる特徴を生かしたお茶、酒、アロマオイルといった商品が各地で続々と登場している。明るい森の林床でよく育ち、春は鮮やかな新緑、秋には美しい黄葉を見せるクロモジは、広葉樹のまち・飛騨市にも多く育ち、数多い薬草

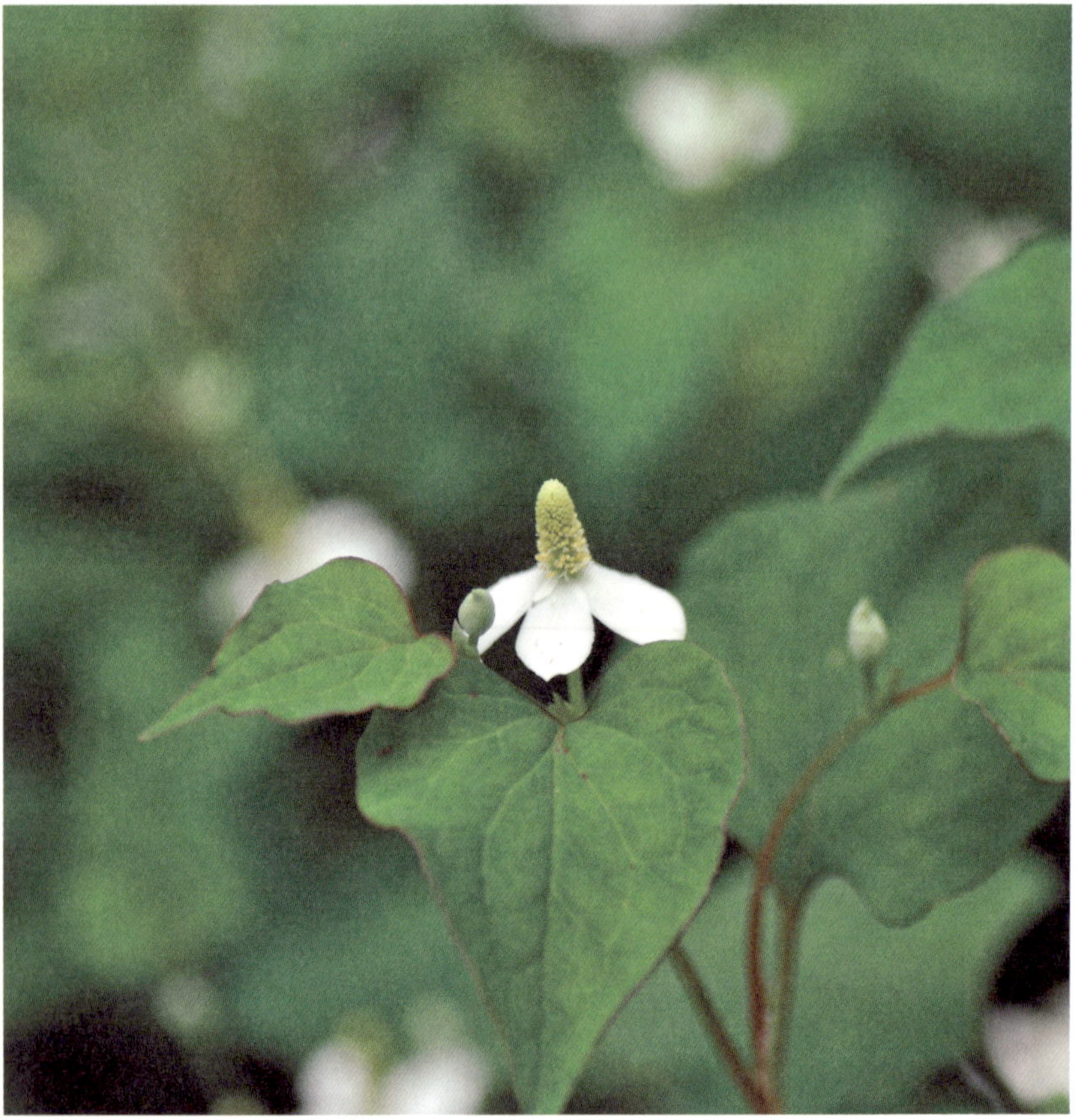

ドクダミは、葉も花もホワイトリカーに漬けて化粧水のベースに。
ナチュラル志向の方にとくに人気。

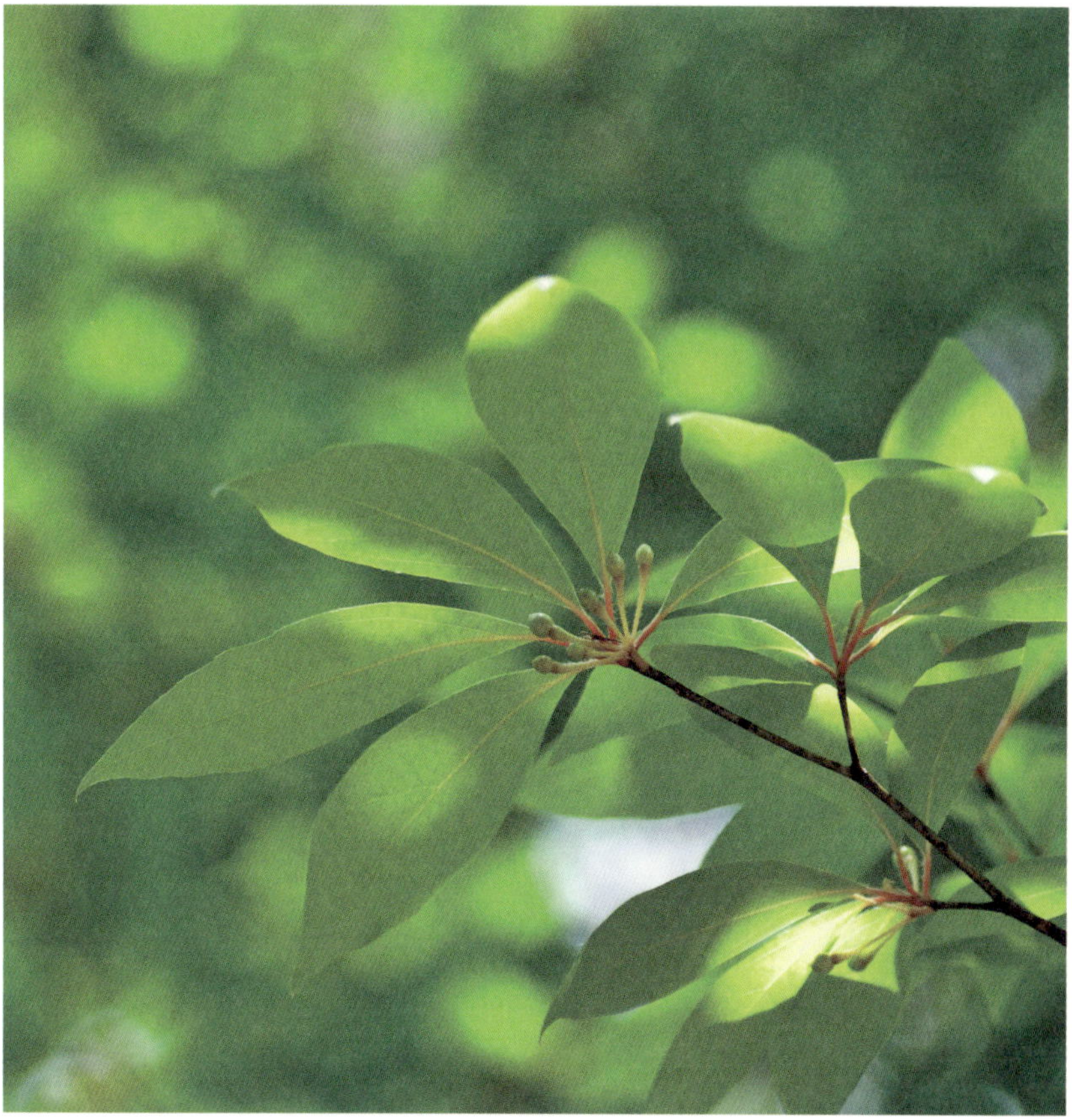

全国的に人気急上昇のクロモジ。清涼感のあるアロマがリラックス効果をもたらし、
ドリンクや入浴剤に使われる。

のなかでもエース級として注目されている。

使うのは枝葉と樹皮で、すがすがしく爽やかな香りがリラックス効果をもたらしてくれる。市教育委員会の西倉幸子もクロモジのファンだ。

「香りがとにかく好きで、乾燥クロモジを煮出して作るミルクティーにはまりました」

市秘書室の横山理恵にとって、薬草のイメージを変えたのがクロモジだったそうだ。

「市の事業で薬草に携わり、クロモジの存在を知りました。シトラス系の香りがとてもよくリラックス効果もあり、薬草の〝苦そうでまずい〟というイメージを払拭させてくれたきっかけの薬草です」

樹皮を使う場合は成分が出にくいので、いったん煮出すと効果的。お茶や料理のほか、入浴剤にも使える。焼酎漬けにして薬酒にするほか、挽いたコーヒー豆に細かく刻んだクロモジを混ぜ、お湯を注いでドリップし、爽やかで軽やかなコーヒーにしていただく。FabCafe Hidaが提供するクロモジコーヒーは人気で、訪れる外国人にも好評だ。

第2章

薬草のまちづくりに挑む

245種類の薬草を発見

薬草博士の現地調査

飛騨市は2004年、古川町・神岡町・河合村・宮川村の四つが合併して誕生した。その合併前、古川町時代のこと。当時の町長が、農林課に対して「まちおこしに薬草を活用できないか」とミッションを出した。後に飛騨市で本格化する薬草のまちづくりの原点だ。

担当職員は、徳島大学薬学部助手（当時）の薬草博士・村上光太郎（1945〜2017年）を紹介され、薬草の実態調査を依頼したところ、快く応じてくれた。

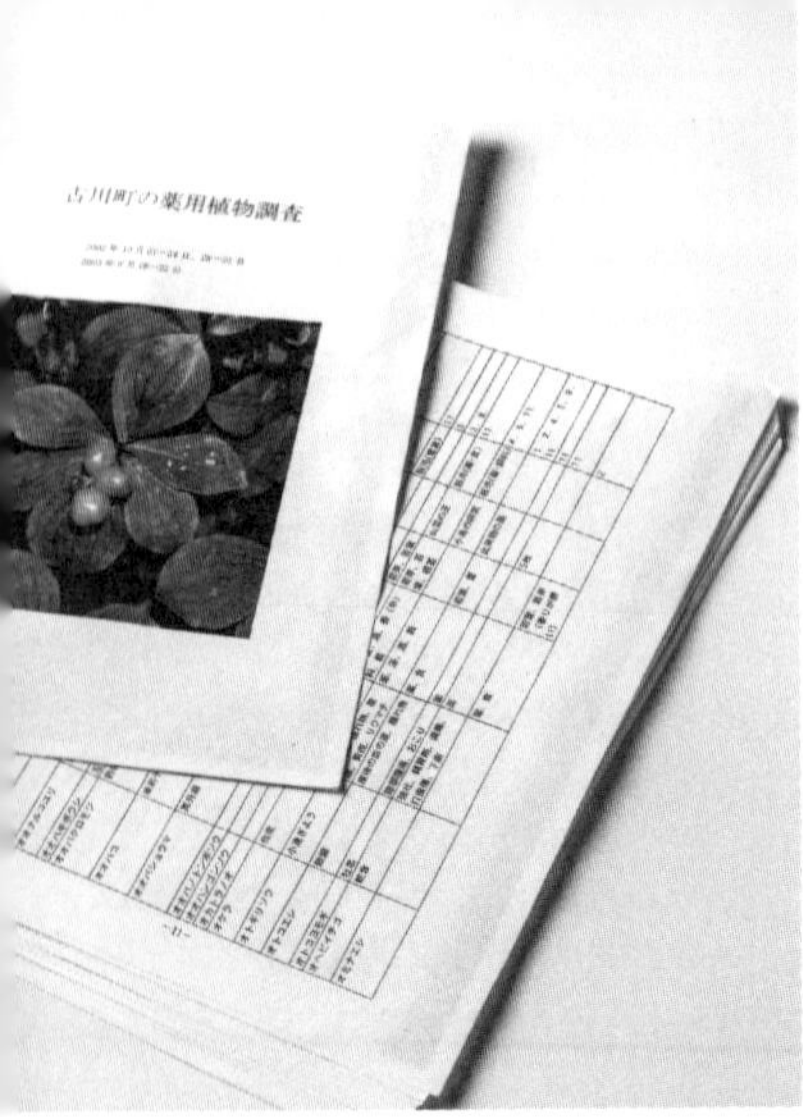

村上光太郎が245種類の薬草が自生しているとレポートした「古川町の薬用植物調査」。

村上は、フィールドワークにめっぽう強かった。若いころから野山を駆けめぐり、自生している薬草をそのまま食べては効能を確かめていたという。進路を決めるとき、「人の役に立てるのは薬学」と考え、大学は薬学部に進む。じっと机に向かって論文を書くよりも、現場で薬草を見て、実地研究を好むタイプの学者だったようだ。

村上は、01年に古川町を初訪問。その後、繰り返し現地入りしては薬草調査に当たり、03年に報告書をまとめた。それを読んで町は驚いた。245種類もの薬草が見つかったのだ。

報告書によると、確認できた植物は290種で、薬草と呼べる有用植物は245種を数えた。このうち薬用植物として利用できるのは滋養強壮のイカリソウや食欲不振に効くセンブリなど191種。食用にできるのはクロモジやメナモミなど145種。入浴剤になるのはヨモギなど56種。酒に加工して利用できるのはドクダミやノブドウなど63種。お茶に使えるのはカキドオシやクズなど39種だった。

この調査結果に基づき、村上はこう呼びかけた。

「長寿社会の現代、健康であるためにはこれら有用な植物の利用は欠かせない。特に食用に利用できる多くの植物を栽培、採取して自らの健康に役立ててほしい」

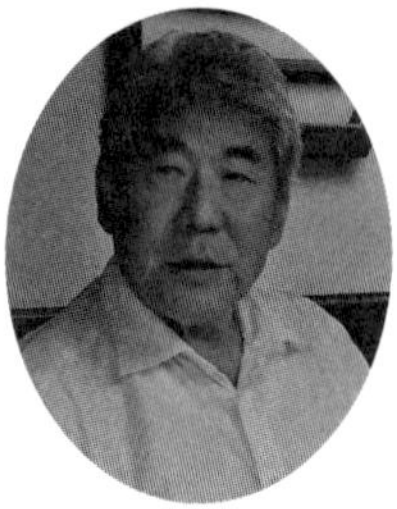

薬用植物調査をした
村上光太郎。

代々受け継がれてきた薬草文化

飛騨地方では、交通の便が悪く医者に通えなかった時代、民間療法として薬草の利用法が代々語り継がれてきた。飛騨市に残る記録によると、昭和の時代まで続いたようだ。切り傷には「ヨモギの葉を石の上などでたたいて汁を出し、これをつける」。虫に刺されたら「ユキノシタの葉を温めて貼る」。腫れものにはドクダミの汁を和紙にのばして貼り、鼻づまりにはオオバコの葉を煎じて飲む――などと用例が残っている。

また、戦後まもない1947年に地元で創業した製薬会社「アルプス薬品工業」は生薬の原料を集めるため、地域住民の摘み取ってきた下痢止めになるゲンノショウコや便秘解消に効果があるとされるオオバコなどを買い取る仕組みをしばらく続けていた。現在、70代以上の住民には、子どものころにお小遣い稼ぎで薬草採取をした経験がある。

アルプス薬品工業の取締役だった太田慶隆には忘れられない体験がある。入社してほどない1976年、母校の名古屋市立大学の学生でつくる生物研究部の「民間薬グループ」が河合村（現飛騨市河合町）に調査に入った際に大学OBとして支援し、住民を戸別訪問して薬草の利用実態を調べた。

その結果、イタドリ、ウド、ウメ、エゴマ、オオバコ、カキドオシ、キハダ、クワ、ゲンノショウコ、ドクダミ、ナンテン、ノブドウ、ヨモギなど本書にたびたび登場する薬草を中心に100種類以上が民間療法に利用されていることが分かり、このグループが詳細なレポートにまとめている。この地域に根付く薬草文化の豊かさを知る太田は後年、薬草のまちづくりの担い手の一人となっていく。村上の調査を待つまでもなく、ここは、日常生活のなかに薬草が息づくまちだったのだ。

古川に帰ってきた男性

古川町時代、町長から誘いを受け、農林水産省から故郷の古川町役場にUターンした男性がいる。野村久徳だ。

入庁後、町特有の朝霧が発生しているのは優れた水の循環環境が地域に保全されているからだと気付き、九州大学薬学部教授だった正山征洋（現九州大学・長崎国際大学名誉教授）らと住民・企業・行政が組んで「飛騨古川朝霧プロジェクト」をスタート。同グループから薬草を活用したまちづくりの提案があり、薬草の実態調査をするなら村上が適任だと紹介された。野村は村上の調査チームのメンバーとして野山に入り、つぶさに薬草調査に関わった。

野村の手元には、一緒に現地調査したときのメモがびっしりと書き込まれた3冊のノートが残っている。野村は、村上から聞き取った薬草の豊富な知見に圧倒されていた。

「もともとこの地方には薬草を用いる文化が残っている。さらに実態調査から得られた知見を生かすことができたら、すばらしい薬草のまちになるんじゃないか」

野村はそう確信し、実態調査や村上から吸収した薬草の知識を活用して、語り人として住民にたびたび説話の場を設けた。

その柔らかな話術に魅了された人びとが少なからずいる。絵手紙ボランティア フレンズの山鼻倭文子もその一人。

「1998年に夫の実家である古川町に移り住みました。町内の集会で野村さんの薬草の話を聞いたのが最初。薬草といえば『苦い』『臭い』の思いが強くて、実際、ヨモギを食べても苦い以外の何物でもなかった。そうしたら『食べて苦いと思う人は、体がミネラル不足かもしれません』と野村さんから聞き、『そうか！』とストンと心に落ちて、それから薬草生活まっしぐら。薬草を探して野山を歩き回るのも楽しくなりました」

「これは雑草じゃないよ、薬草なんだよ」

野村は、薬草の調査に訪れた村上の滞在中の宿を、塚本浩輝・東亜子夫妻に託した。JR飛騨古川駅から車で15分ほどの山あいにある畦畑地区。ここを拠点に、農家の女性たちでつくるグループ「山水女」が活動していた。塚本夫妻は鎌倉市から1990年ごろ、大きな古民家を改装して移り住み、ハーブを植え、草花を栽培して暮らしていた。

塚本夫妻の家に世話になった村上は、家の周囲に二人を連れ出し、草花を次々と指さす。それは、名もないありふれた雑草だと思われていた。

「塚本さん、家の周囲にあるのは雑草じゃないんだ。薬草なんだよ」

調査のたびに塚本家に滞在するようになった村上から、夫妻は多くのことを学んだ。関節の痛みを取るイノコヅチ、傷薬代わりになるオトギリソウ、メナモミにヨモギ、クズの花……。畦畑の里山は、さまざまな魅力を持った薬草の宝庫だったのだ。

村上は、熊本市の崇城大学薬学部教授に転じた後も、調査のたびに、車で着の身着のまま遠路はるばるやって来た。そして、宿泊の夕げになると、薬草の話が止まらなかった。

「体の痛みを和らげるマタタビの虫こぶの実とノブドウの実を焼酎漬けにして、梅酒を混ぜるとおいしいよ」

焼酎漬けの「薬草酒」は単体よりも組み合わせると飲みやすくなるといい、下戸の村上は、2杯も飲めばステテコ姿のままゴロッと横になり、そのまま寝てしまった。

塚本夫妻と山水女のメンバーは、寝食をともにしながら村上から薬草の生きた知識を実地に教わり、薬草のまちづくりにとって重要な役割を担うことになる。

先進自治体に学ぶ

飛騨市役所に誕生した薬草チーム

四つの町村が合併して2004年に誕生した飛騨市では、旧町村時代の事業見直しが行われ、古川町役場が進めていた薬草の活用事業はしばらく沙汰止みとなった。市役所の新たな幹部の一人は、薬草の取り組みに容赦なかった。

「薬草事業なんて生涯学習みたいなものだろう。産業にできんなら、やめてしまえ」

市が思うように動けないなか、畦畑地区では村上を講師に招いた薬草交流会を続行。民間主導の取り組みと村上の飛騨市通いは続いた。この地道な取り組みがなければ、薬草のまちづくりはこの時点でついえていたのかもしれない。

合併の混乱期から雌伏の時を経た10年、ついにチャンスはめぐってきた。飛騨市企画課に配属された竹田慎二（現まちづくり観光課長）の発案で、縦割り行政では解決できない行政課題に柔軟に取り組もうと、部署横断の有志チームを創出する「事業連携推進会議」を庁内に設置することが決まったのだ。

会議に参加したのは、竹田をはじめ、いずれも血気盛んな中堅・若手の職員たち。行政の既存の殻を打ち破りたいという思いが募っていた。発足メンバーの一人、中村篤志（現まちづくり観光課）が言う。

「テーマを話し合ったら、『飛騨には薬草があるじゃないか』『葛根湯で知られるクズの花の部分がすごく面白いんだよ』と話が盛り上がったんです」

話し合いの末、①薬草チーム、②経費削減チーム、③軽トラバザールチームの三つが立ち上がった。

なかでも薬草チームは、薬草を「役立草《やくだちそう》」と呼んだことにちなみ、「やくだち隊」と命名。市民の健康を第一の任務とし、何よりも薬草の存在を周知することが先決と考えた。チームのメンバーは薬草を勉強し、野山に入って採取して、さまざまな加工法にチャレンジした。

「苦い」というイメージのある薬草を市民に食べてもらうには、使い勝手よく、保管しやすい乾燥粉末が向いていると考えた。そこで、摘んできた薬草を片っ端から乾燥して粉末にし、地元でレストランを経営する女性たちと一緒にレシピ開発を試みた。

だが、いざ麺や天ぷらの衣に混ぜてみると、おいしくない。粉は緑色なのに、加熱すると茶色に変色し、食欲を誘わなかった。クズの芽をそのまま料理に使おうと提案したところ、「昆虫の足みたいで、気味が悪いわ」と断られた。もう、さんざんだった。

ただ、光は見えた。岐阜薬科大学から薬草に詳しい講師に来てもらい、市民向けに講演してもらうと、会場の古川町公民館には、健康に不安のある高齢者を中心に２００人以上が集まり、市民の関心の高さがうかがえたのだ。

「薬草の取り組みはいけるかもしれない」

薬草チームは手ごたえを感じつつあった。

熊本・玉名市へ——第1回全国薬草シンポジウム

２０１２年2月、第1回全国薬草シンポジウムが熊本県玉名市で開催された。村上が基調講演、野村がパネリストとして登壇することになり、飛騨市の薬草チームも会場入りすることにした。

熊本県玉名市までは公共交通機関を利用すると経費がかさみ、予算も限られていたため、薬草チームは公用車の運転を交代しながら、片道1千キロの道のりを13時間かけて移動した。

だが、現地にやって来たかいはあった。シンポジウムは来場者600人を数え、その盛況ぶりに薬草チームは目を見張った。玉名温泉に会場を設け、村上が「地球はおおきな薬箱～薬草で村おこし、健康おこし～」と題して基調講演を行った。それは、薬草のまちづくりがここ玉名市でのろしを上げる瞬間でもあった。

来場者にとって何よりのお目当ては、地元の薬草グループ「小岱山《しょうだいさん》薬草の会」が準備した薬草料理交流会。代表の宮永マス子は07年に同会を結成。村上は顧問に迎えられ、薬草料理の指導に当たっていた。宮永は11年、開業したばかりの九州新幹線・新玉名駅に「薬草ダイニングＴａｎｐｏｐｏ」をオープンし、薬草料理の普及に尽力。15年度、地域が持つ魅力を発掘している優良事例として、農林水産省から「ディスカバー農山漁村《むら》の宝」に選ばれた。薬草のまちづくりではトップランナーだった。

シンポジウムの交流会に並んだ薬草料理の数々に薬草チームはすっかり魅了された。このとき、飛騨市も地元の名物「みたらしだんご」から発想を得て、薬草の苦みを感じさせない「薬草だんご」を作り、現地で焼いて提供した。ただ、宮永たちのラインアップには圧倒されるばかりだったという。「とくに薬草カレーは衝撃的な旨さで、苦くてまずい薬草のイメージを覆されました」と薬草チームの一人は振り返る。

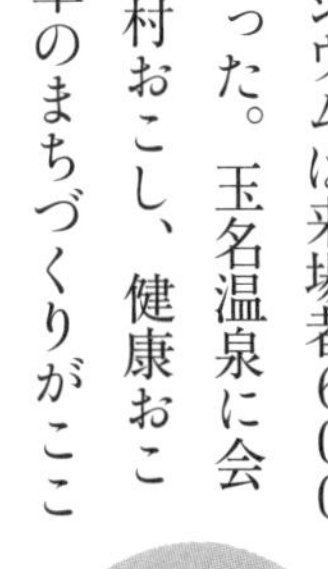
玉名市に薬草料理を広めた宮永マス子。

この薬草チームの出張は実を結び、玉名市とつながりを持つことができた。実際、村上の車に宮永が同乗し、熊本からはるばる1千キロの道のりを飛騨市までやって来てくれた。飛騨市の住民のためにワークショップを開き、見事な薬草料理をお披露目してくれた。それは薬草チームの情熱のたまものであり、その思いを受け止めた村上と宮永が薬草普及に尽力を惜しまない傑出した伝道者だったことも見逃してはならない。

先進自治体の教え

翌年、徳島県上勝町で開かれた第2回全国薬草シンポジウムにも、飛騨市の薬草チームは参加している。基調報告に立った村上の題目は「里山の山野草が特産品に変わる」。

ここ上勝町は、高齢者の農家たちが始めた「葉っぱビジネス」で一躍有名になったまちだ。料理に添える「つまもの」を商品化。ピーク時には200軒の農家が参加し、モミジやナンテンなど300種の葉を出荷し、年収1千万円に達する高齢者も誕生。地域資源をビジネスに変えた取り組みは全国に衝撃を与えた。

会場となった温泉旅館の料理長は、本格的な薬草料理を提供して会場を沸かせた。すでに村上から5年ほどアドバイスを受けていた料理長は、ミネラルが不足する現在の食事を改善するため「薬膳料理・伝統郷土料理」教室をスタート。イタドリジュースに始まり、クコとフキの花唐揚げ、アズキと南京のいとこ煮、クコ入り茶碗蒸し、アズキ粥といった薬草の料理を組み込んだ「健康づくりプログラム」にも加わり、観光客誘致も支援していた。

薬草チームは、会場で出された薬草料理のラインアップに目を白黒させた。と同時に、葉っぱビジネスと同じく、薬草の力でまちにお金が落ちる仕組みを生み出すまちのパワーを実感したという。

野村によると、玉名市や上勝町、あるいは長崎県島原市のような薬草の先進地域は、飛騨市と交流するようになると、自ら蓄積してきた薬草に関する膨大なデータやレシピの共有をいとわず、飛騨市に提供してくれたという。

村上が構想する「薬草のまちづくり」に共鳴する仲間を増やしたいからにほかならなかった。上勝町の料理長の作成したレシピ集は、許可を得て、飛騨市側に提供された。飛騨市の薬草チームはついに腹を決めた。

「次のシンポジウムは飛騨でやる」と。

全国イベントをまちおこしのバネに

〝将来の市長〟に相談

薬草の豊かなまちなのだから、「薬草の飛騨市、ここにあり」と発信できる全国イベントを開催したい――薬草チームの心は高鳴っていた。

ただ、薬草の取り組み実績が乏しいのに全国薬草シンポジウムを誘致することが本当にできるのだろうか……。そんな不安を募らせた薬草チームは、幅広い分野に精通していると話題を呼んでいた岐阜県職員に相談しようと県庁へ押しかけた。

「ご飯でも食べながら話そうか」と県庁の食堂のテーブルに誘われると、薬草チームのメンバーはシンポジウムの誘致話を打ち明けた。

「それは素晴らしい取り組みだ。大いにやってみなさいよ」と励まされた。のちに飛騨市長になり、大きく薬草の取り組みを推進していくことになる同郷の都竹淳也だった。

薬草チームの中村篤志が振り返る。

「それまで、薬草の取り組みはなかなか市役所内で認知されなかったんです。『お前ら、好きでやっているんだろ』と言われ、打ち合わせは決まって勤務時間の終了後。市外のイベントがあるときは年休を取って参加するありさまでした。ですから、都竹さんに相談に乗ってもらい、シンポジウムに取り組む勇気が湧きました」

都竹はこのとき、薬草シンポジウムはインパクトがあるから実現すべき事業だと助言。あわせて、「市の幹部にちょっと言っておくよ」と後方支援を約束してくれた。

誘致した全国薬草シンポジウム

2014年5月31日。まちじゅうに薬草が芽吹き始めた飛騨市では、初の市主催となる「第3回全国薬草シンポジウム2014.in HIDA」が開かれ、市文化交流センターに約700人の薬草ファンたちが詰めかけた。

基調講演は「薬草でまちおこし健康おこし~薬草健康村構想~」と題して村上光太郎が演台に立ち、「大地の薬箱を利用しましょ。大地にはミネラルがいっぱいだよ。その大地で育った野草はミネラルを吸収して育つ。ミネラルいっぱいの薬草は驚くほど大きな力を秘めているんだよ」と語りかけた。

会場には、パネルディスカッションの登壇者として、玉名市の宮永マス子、上勝町の料理長、長崎県島原市の島原薬草会のメンバーらが集まっていた。さながら、先進地域の重鎮たちが、飛騨市の取り組みを目を細めて見守るような様子だった。

だが、機は熟していた。飛騨市内のさまざまな企業・団体が協力を惜しまず、過去に例のない多彩なシンポジウムになったのだ。

地元のアルプス薬品工業は生薬標本を貸し出し、市内の農家は薬草の栽培と薬草苗の無償提供。絵手紙の愛好団体は薬草を味わいのある絵に描き、絵手紙の全国ネットワークを通じて飛騨の薬草の魅力を広く発信しようと名乗り出てくれた。

なかでも、1998年に独自の薬草ブレンド茶を商品開発した飛騨市河合町の「かわい野草茶研究グループ」は〝飛騨の葉っぱビジネス〟の注目株だった。村上のアドバイスを受け、クズの花と芽を加えた新商品をこのシンポジウム前に開発。飲みやすさが売りとなってヒット商品となっており、シンポジウムの目玉として出品された。

そして、勝負の時は来た。シンポジウムの夜に決まって開かれるご当地の夕食交流会。「食べる薬草」の実践メニューのお披露目だ。

夕食会に並んだ100種の薬草メニュー

まず、村上の薫陶を長らく受けてきた山水女が出品した一つが「薬草揚げ餃子と黒酢だれ」だ。餃子の具材にトウキのほか薬草2種を加え、ウルイ、タンポポを添えた。薬草の味はかなり感じるが苦にならない。油で揚げると、薬草臭さがおさまるから旨くなるのだ。

山水女の姉妹グループ「えごまレディース」は、伝統作物の薬草・エゴマのおはぎ。河合町からやって来た団体は、イタドリの「いったんだらけのサラダ」やクズの花の酢と味噌を和えた「くずちゃん 酢みそ」などを披露した。

そして、料理旅館「蕪水亭」の北平嗣二はクワ卵豆腐やウドきんぴらなど50種類以上の薬草料理を作り上げ、会場を沸かせた。

加えて、ナツメをはじめ、クロモジ、クズ、カキドオシ、ノブドウなど20種類の色とりどりの薬草酒をそろえ、会場に彩りを添えた。

こうして、九つの個人・団体が食べ物、デザート、薬草酒と100近い飲食メニューを提供した。全国から集まった参加者がメイン会場に収まらず、同規模のサブ会場まで用意するといううれしいハプニングも起きた。

そんなときだった。村上は、北平の料理を一口味わうと、北平に向かってこう言った。

「この薬草料理は、まだまだ幼稚園のレベルだな」

北平は心臓が止まるくらい驚いたという。いつもにこやかに、市民に語りかける村上からは想像のできないほど辛辣なセリフだった。

「先生は、わたしを奮起させようとあえてキツイことを言ったんだと思う。実際、わたしの心に火が付いたんです。必ず、薬草料理を極めてやるって」

その後、村上が飛騨市に足を運ぶと、北平は宿を提供し、村上と向き合った。蕪水亭の奥にある蔵を開放し、住民向けに村上主催の勉強会を開いては同席し、知見を吸収した。

後日談がある。あるとき、北平は村上から文書を差し出された。タイトルは「健康村構想」。47ページにわたって村上がまとめた文書で、未完成だった。

後に、北平はこの構想に魂を入れ、薬草のまちづくりを担う団体の立ち上げを決意することになる。

薬草博士の遺産

飛騨市に通い詰める

熊本に住む村上光太郎は、古川町時代からずっと飛騨市通いを続けていた。

村上の講演会は、700人を収容できる市文化交流センターを満員にした。笑い声が絶えない講演だった。しかも、少しだけ、客席をいじるのだという。

「病気に〝なる〟のじゃないよ。病気に〝なることができる〟んだよ」

きょとんとする参加者。

村上が続ける。

「自然と病気になるわけじゃないのよ。わざと病気になるものを食べて、肥満や高脂血症みたいな生活習慣病になれちゃうの。だったら、健康にいいものを食べる。薬草をどんどん食べる。すると、病気も治ってくるんです」

こんな講話もあった。飛騨市に伝わる伝統食に、ヒメタケ（タケノコ）を煮た料理がある。「ヒメタケをアク抜きをして、汁を捨ててしまうとミネラルが抜ける。みんなは、カスを食べてるの。ヨモギも同じ。煮汁に栄養があるのに、煮すぎて栄養が抜けて、カスだけ食べてるの」

いつも食べているごちそうが「カス」と言われ、場内から失笑が漏れる。村上の講話は、客席をいじるが、屈託がない。一級の漫談を聞いている気分になる。

市民と向き合う

村上は、シンポジウムの講演と並行して、住民の健康相談にも乗った。

当時、30代だった土田憲司（現宮川振興事務所）は、重い病にかかった幼いわが子を救いたいとわらをもつかむ思いに駆られ、講演会のステージに立つ前の廊下で村上を捕まえて、悩みを打ち明けた。村上は目をそらさず、土田の相談事と向き合った。

子どもは西洋医学に基づく治療を受けていたが、村上から三種類の薬草を紹介されると、これを煎じて飲ませることにした。子どもは、150キロ離れた岐阜市内の病院に、妻の付き添いで入院中だった。土田は平日の勤務を終え、週末になると車で通い、煎じた薬草のエキスを与えた。

やがて、子どもの病は完治する。西洋医学の治療に加え、薬草の持つ体質改善の力も寄与したと土田は思い、さらに薬草を与え続けたという。中学生になった子どもは今、元気で過ごしている。

突然の相談にもかかわらず、一緒に子どもの体を心配してくれた村上。その思いが土田には心底、身に染みた。

後述するように、山水女の塚本東亜子も村上からアドバイスを受けた一人。歩けないほど股関節炎に苦しんでいたとき、痛みに効くという「烏梅《うばい》」を作ってみてはどうか、と村上にすすめられた。そして、妻の苦しむ姿に居ても立ってもいられなかった夫・浩輝に、村上は懇切丁寧に作り方を教えた。でき上がった烏梅を煎じて飲んだ東亜子。痛みがスーッと引き、歩けるレベルまで改善したという。村上の助言が、夫婦を救った。

住民の病とも向き合い、薬草普及にまい進した村上の情熱は、こうして市民の間にじわじわと伝わり、薬草のまちづくりマインドは確実に広まっていった。

博士の突然の死

飛騨市で市独自の薬草イベントを計画していた2017年だった。村上が入院したという一報が入った。

エネルギッシュな村上が入院したと聞き、飛騨市に動揺が走った。薬草のまちの拠点づくりが動き出し、村上の唱えた「健康村構想」が次第に形を見せ始めたその矢先、村上は急逝した。72歳だった。

全国各地で薬草のまちづくりを展開しつつあった自治体は、求心力を失い、途方に暮れた。実際、村上なしでは機運が高まらず、活動が下火になっていく地域も現れるようになった。

飛騨市の薬草チームも喪失感にさいなまれたが、ここまで高まりを見せたまちづくりの機運を止めたら、それこそ村上の期待に背くことになる。ならば、飛騨市こそ、村上の遺志を継いで薬草のまちづくりを推し進めようじゃないか――。

薬草チームは悲壮な決意を固めつつあった。全国薬草シンポジウムを再び飛騨市に誘致しようと思い始めていたのだ。

まちづくりに新展開——定例イベントと拠点づくり

新市長の方針

転機は2016年に訪れた。2月の市長選で、都竹淳也が無投票で初当選した。県職員時代、飛騨市の薬草チームの背中を押した当人が市長になったのだ。

都竹は市長就任後、「薬草事業は市の取り組む業務の一つ」と役場内で宣言。市職員から有志を募り、部署横断の「飛騨市薬草ビレッジ構想推進プロジェクトメンバー」としてそれぞれに委嘱状を渡した。

「もうボランティア活動じゃないんだ」

薬草チームのメンバーたちは、ようやく報いられるときがきた、と心が震えた。

すでに14年の全国薬草シンポジウムの成功で機運は高まっており、薬草のまちづくりは新たな展開をみせ始めていた。

薬草イベントを定例開催

飛騨市ではまず、2015年11月に市独自の薬草イベントを2日間にわたって開催した。

存命中だった村上の人気講演会はもちろんのこと、薬草料理のコンテストと交流会、絵手紙ボランティア フレンズが制作した「絵手紙 薬草かるた」の競技会、そして定番になっている薬草を学ぶ市内散策――。これは、全国薬草シンポジウムの飛騨市オリジナル版だった。

薬草チームは、シンポジウムにまちづくりの機運を高める優れた効果はあるものの、各地持ち回りのため、地元開催が不定期なのがネックになると考えていた。そこで、これに代わる飛騨市独自の「薬草フェスティバル」を定例化し、市内の取り組みを普段から可視化しようと大型企画を打ち出したのだ。

その開催の様子を年ごとに追っていくと、深化の過程が見て取れる。

例えば、17年のフェスティバル。土蔵の街並みにある喫茶「壱之町珈琲店」が薬草のハンドソープを作るワークショップ会場になったのをはじめ、「蕪水亭OHAKO」は体にやさしい薬草ランチを提供することにした。市内各所でイベントや薬草料理の提供を行う仕掛けをつくり、まちに回遊性を持たせる試みだった。併せて、市民や観光客がまちを散策できるよう薬草チームはアクセスマップを用意した。

マップはその後、薬草商品の取扱店舗やワークショップ会場の増加に伴って更新され、21年に「薬草まちめぐりマップ」に結実。その後、リニューアルを3度行い、常に最新の情報を掲載している。

マップを見ているだけで、薬草のテーマパークに迷い込んだような、うきうきした気分になる。これは、定例のフェスティバルを通じてまちのニーズやイベント参加者の嗜好性を丹念にウオッチしてきた成果だった。薬草の普及活動がまちづくりに生かされていく飛騨市独特の手法といえるだろう。

千葉から移住した助っ人

飛騨市をこよなく愛した薬草博士・村上光太郎が急逝した翌年の2018年。新たな助っ人が現れた。薬草担当の地域おこし協力隊員として移住してきた岡本文だ。

岡本は、フランスや米国でフラワーアレンジメントに従事。帰国後、東京都内の花屋に勤めていた。ただ、頑丈な陶器の植木鉢や袋詰めの重

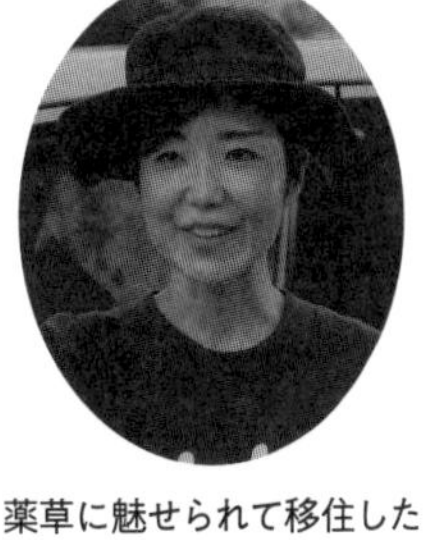
薬草に魅せられて移住した岡本文。

い培養士を運ぶ仕事のせいで、重度の腰痛持ちに。底冷えのする土間の立ち仕事で冷え性に悩み、しもやけになりやすい体質もあって、花屋の水仕事は体にこたえていた。

ちょうど、植物療法に興味を持ち始めていたころだった。ふと手にした薬草の本を見て、誘われるままに飛騨市を訪問したのは18年8月。蕪水亭で味わった薬草会席のやさしい味わいに心身ともに癒され、翌朝の目覚めのよさにも驚く。フルコースを食べたのに、体は軽やか。これなら、薬草の力で元気な体を取り戻せるかもしれない――。

岡本は協力隊の募集があることを知り、市の担当者に話を聞いた。ただ、冷え性の自分に寒い飛騨の暮らしは大丈夫だろうか……。東京にいったん戻ると、迷いが生じた。そんな折に、一本の電話が入る。市長の都竹淳也だった。

「9月の薬草フェスティバルにいらしてください。そのとき、面接を受けてみませんか」

その電話で迷いは吹き飛んだ。再訪時の面接で採用が決まり、10月1日付で着任。この間、わずか2カ月もたっていなかった。

岡本は、薬草のまちづくり担当の協力隊員として市に採用され、薬草の拠点施設「ひだ森のめぐみ」の立ち上げから運営まで携わり、薬草商品の開発登録制度の創設にも関わった。薬草博士亡き後のいわば、薬草のまちづくりの「第2ステージ」において重要な役割を果たした人物だ。

3年の隊員期間後、市の地域プロジェクトマネージャーとしてさらに2年5カ月、薬草の普及PR役に。どっぷりと薬草の世界に身を置くなかで、思わぬ薬草体験に遭遇し、実体験を市内外の薬草ファンに伝える語り部となっていく。

18年10月に着任した岡本は、さっそく北アルプスがもたらす厳しい寒さの洗礼を受けた。水洗いをしていると、両手がふくらみ、指が切れた。しもやけだった。山水女に相談すると、「ノブドウの焼酎漬けを肌に付けなさい。それと、メナモミを飲んで」と教えられた。効果はてきめんだった。この二つが今も手放せなくなっている。事実、しもやけになっても、治りが年々早くなっているのが分かる。

岡本は〝ストレートネック〟にも悩まされた。首に負荷がかかりやすく、時にぎっくり腰のように首の後ろ側に激痛が走る。

「これが効くわよ」。塚本東亜子から手渡されたのは、ビワの葉だった。これを水に浸けてタワシで裏の毛を取り、電子レンジで温めたタオルで首筋に巻いて湿布にする。2〜3日続けると、スーッと痛みが引いた。

都会育ちの岡本が遭遇した不思議な薬草体験は、数知れなかった。虫に刺されて赤く腫れると、道端のヨモギを取ってギュッと搾って汁を塗る。すぐにかゆみが止まり、赤みも引いた。夏の朝にドクダミジュースを飲むと、疲れ知らずで夏バテしなくなった。有機栽培で作った大根の葉を煮出し、エキスを入浴剤代わりに風呂に入れると、体の芯から温まり、心地よかった。

移住から3年たったころ、体温の変化に気付いた。冷え性に悩んだ東京のころに比べ、基礎体温は1度ほど高くなり、免疫力が上がったように感じた。新型コロナウイルスにも感染せず、体調を崩すこともめっきり少なくなっていた。

住民に体験談を伝える岡本の語りには、村上とは一味違い、ごく普通の生活者目線から生まれた「隣のお姉さん」の親近感があった。おかげで、それまで射程圏内に入っていなかった若い世代にも薬草の魅力を伝えるきっかけが生まれてきた。

ちなみに、岡本は24年3月、約5年半続けた市の薬草業務を卒業。この地で出会った男性と結ばれ、飛騨市に根付いた活動を引き続き行うべく、現在、薬草に関わるビジネスに携わっている。

常設の拠点と全国イベント再誘致

2019年10月12日。飛騨市は2日間にわたる待望の全国薬草シンポジウムを再び迎えた。5年前のよちよち歩きだった初回とは様子はガラッと変わっていた。

カラフルな案内マップが用意され、「野草グラノーラ入り味噌煎餅」を開発した井之廣製菓舗、クズの花のリキュール「紫ずく」を売り出した蒲酒造場など薬草商品を扱う店舗が三つになり、5年前にはなかった薬草商品が次々と誕生していた。薬草料理を提供する飲食店は5カ所に増え、薬草のマルシェも開催。薬草のワークショップは、民間施設を中心に7カ所に拠点を広げていた。

そして、この全国イベントに合わせ、薬草のまちづくりの中核拠点として開設したのが公設民営の「ひだ森のめぐみ」だった。運営をNPO法人「薬草で飛騨を元気にする会」に委ね、住民主体の薬草普及を目指して立ちあがった。代表は北平嗣二だ。

シンポジウムに合わせてオープンしたひだ森のめぐみでは、さっそくティーセレモニーが開かれ、薬草の苗の無料配布や「絵手紙 薬草かるた」も紹介された。地元のアルプス薬品工業から提供された生薬標本がズラリと並び、「薬箱のようなまち」を来場者に印象付けた。

こうした取り組みを関係自治体も評価したようだ。シンポジウムに合わせた出店団体をみると、熊本県玉名市の小岱山薬草の会をはじめ、奈良県宇陀市、岡山県真庭市、島根県美郷町など県内外から10の薬草団体が会場に集結。飛騨市の薬草の取り組みが広く認知されたことをうかがわせたのである。

さらなるステージへ――エビデンスの収集

2019年の全国薬草シンポジウムが終わっても、飛騨市の「薬草のまちづくり」はその勢いを止めることはなかった。

20年、市は岐阜県中山《ちゅうさん》間《かん》農業研究所とアルプス薬品工業を交えて、何度も検討会を開いている。それまで村上の知見に頼っていたレベルから、独自に薬草を成分分析してエビデンスを確かめ、新たな商品開発と薬草の栽培事業へ踏み出そうと考えたのだ。

依頼を受けた農業研究所は、飛騨市になじみの薬草を調べた。このうち、メナモミには抗酸化作用があるといわれる「キレノール」や「ラムナジン」、クズの花にはイソフラボンの一種「テクトリジン」という成分が認められたという。しかし、いずれも試験的な調査のため、本格的な成分分析は今後の課題となった。

検討会では、薬草の効能をうたって商品を販売すると法律に触れる懸念から、機能性表示食品の取得プランも浮上。官民連携の薬草産業として新たな道を探ることにした。

翌21年、薬草ジャンルの新規開拓と市民の手による薬草栽培事業に予算が付き、新たに薬草担当職員として今村彰伸が配属された。

薬草栽培では、エビデンスを調べた薬草のうち、生活習慣病に有効なメナモミを中心に市を挙げて取り組むことにした。メナモミの栽培といえば、「山水女」代表の佐藤たか子たちがいち早く始めている。このほかにも、市内の農業・田中良昭も畑を広げ、無農薬のメナモミ栽培を手掛けている。

「メナモミは普通の作物の3倍も4倍も栄養分を吸い取るんです。年によって場所を替え、痩せていない土で育てます。牛糞の肥料をまくと収量が上がりました」

メナモミには飛騨の在来種と熊本県玉名市に由来する品種があり、田中は双方とも試し、特徴をつかみつつあった。農業研究所も「かわい野草茶」で知られる飛騨市河合町に群生する在来種のメナモミを分析しており、こうした成果から、市は飛騨産メナモミのイメージアップにつながると考えたようだ。

さらにこの年、薬草普及の一手に打って出た。市営の市民農園を一部開放し、栽培しておいたメナモミを収穫して利用してほしいと市民に呼びかけたのだ。翌22年には、市薬草ビレッジ構想推進プロジェクトのメンバーを中心に、市民農園にメナモミの苗50株を植えたのをはじめ、イノコヅチ、オオバコ、ウイキョウ、カキドオシ、トウキなど10種類まで薬草を増やした。栽培に詳しいアルプス薬品工業の白川靖之や農業研究所所長だった鍵谷俊樹が指導に当たり、畝づくりと農業用のシート張りなどを手分けして作業した。

今村たちが注目した薬草はまだある。

あるとき、職員の一人がヨモギの入浴パックを見つけて職場に持ち込み、「これ、飛騨市でも作れるんじゃないか」と盛り上がった。ヨモギの生産者を模索していたところ、障がい者自立支援施設「憩いの家」とつながった。栽培と商品化を持ちかけると、収益事業を探していた施設側と思惑が一致。話がとんとん拍子に進み、ヨモギ栽培の「草福《くさふく》連携」が実現した。

飛騨らしさを出すため、ヨモギだけではなく、高麗人参やクロモジを入れた入浴商品も試作。栽培方法は農業研究所の鍵谷に指導してもらい、商品化に向けて、ヨモギの入浴パックを手掛ける日本温浴研究所（岐阜県各務原市）のアドバイスも受けている。

今村にはもう一つ、こだわりの薬草がある。クロモジだ。爽快感のある香りが女性を中心に人気で、クロモジコーヒーは手堅い市場がある。市民からも「庭で育てたい」という要望が多く寄せられたことから、文献調査をしたり、先進地域だった長野県の製薬会社を訪ねてヒアリングを実施したりした。さらに栽培方法の研究も続けている。

メナモミやヨモギに次ぐ薬草栽培を目指して、今村たちに立ち止まる気配はない。

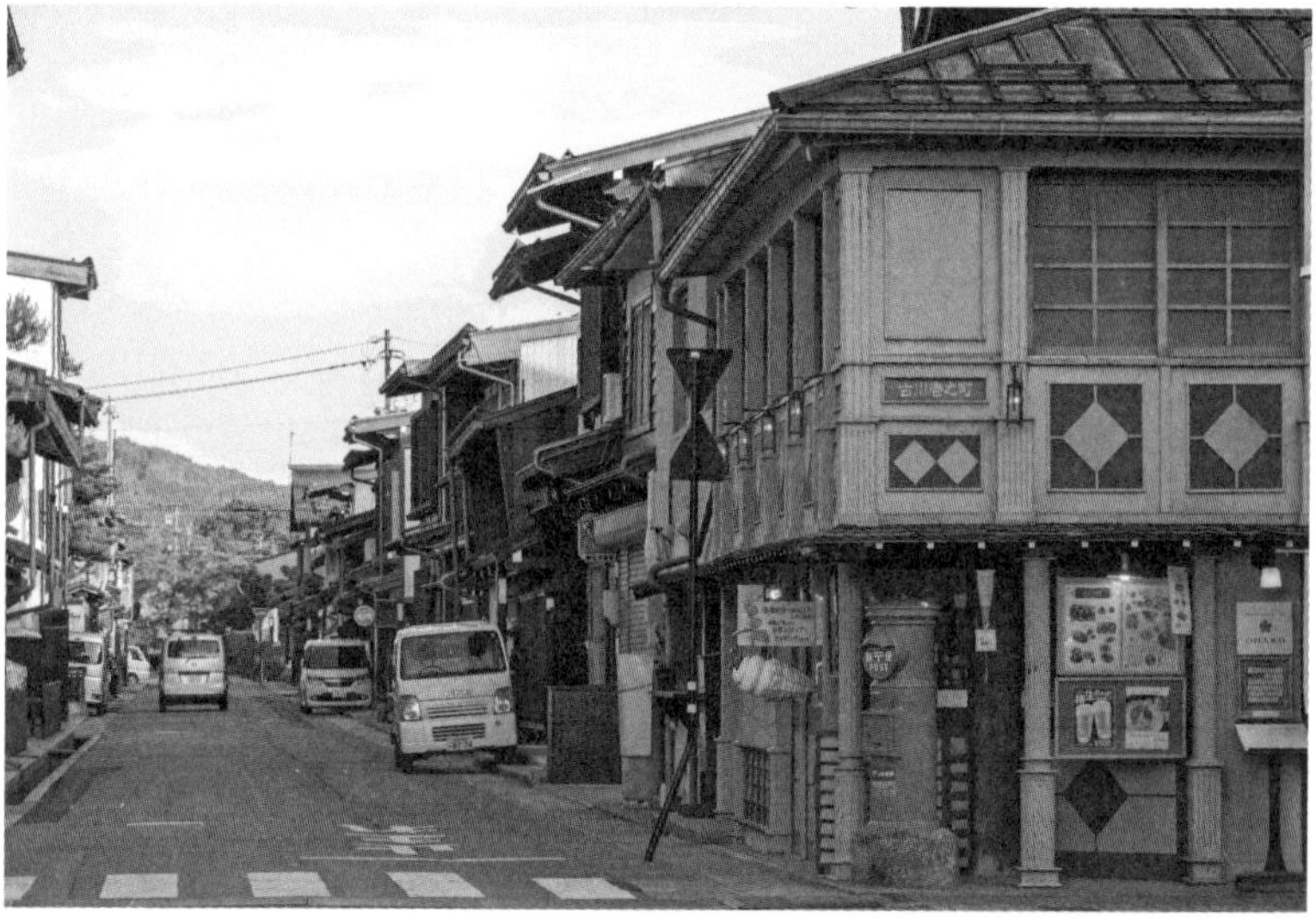

飛騨市街の中心にある壱之町には、古民家を生かした店もあり、風情ある街並み。

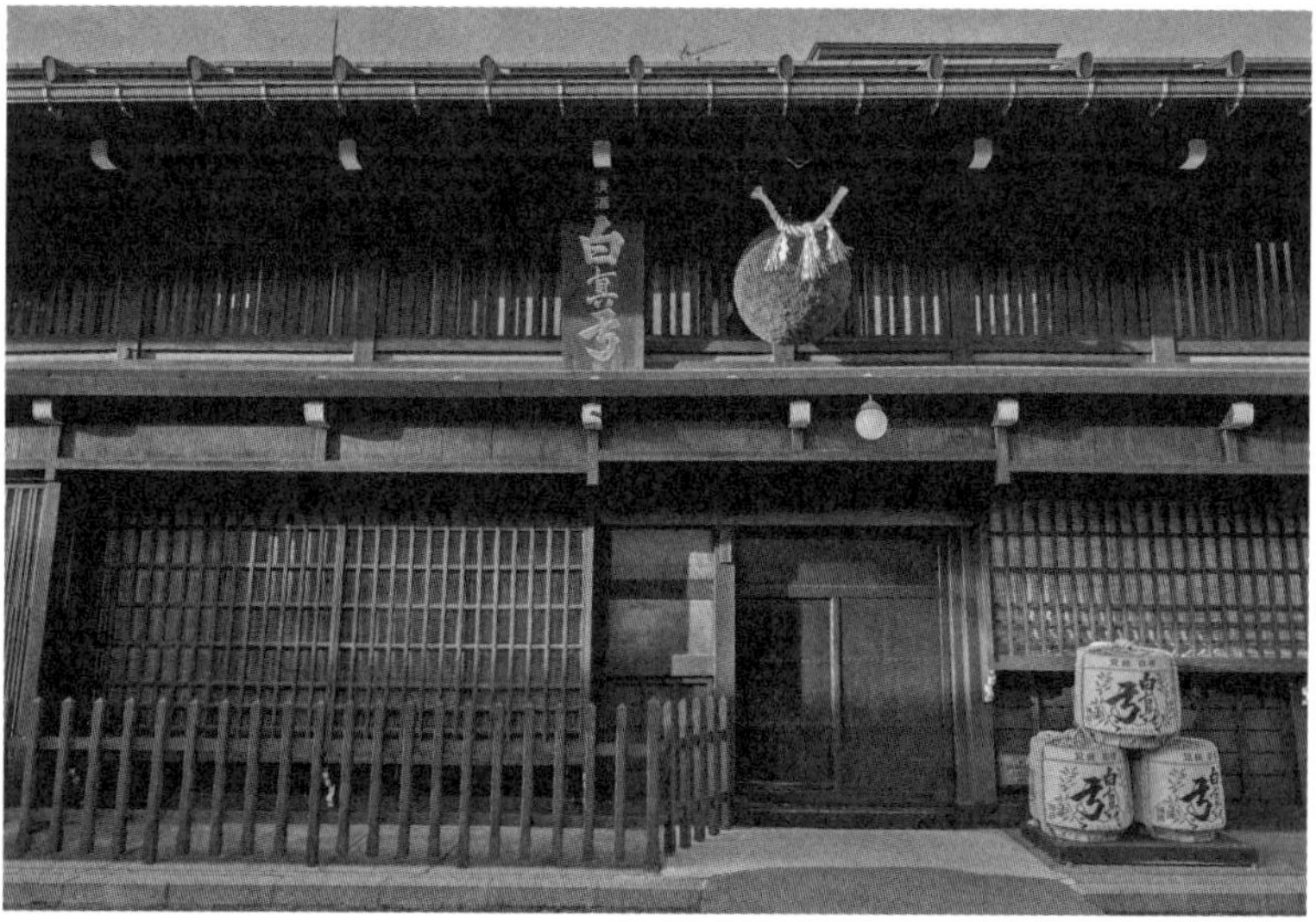

飛騨市の銘酒のひとつ、「白真弓」を醸す蒲酒造場は1704年創業。壱之町に蔵を構える。

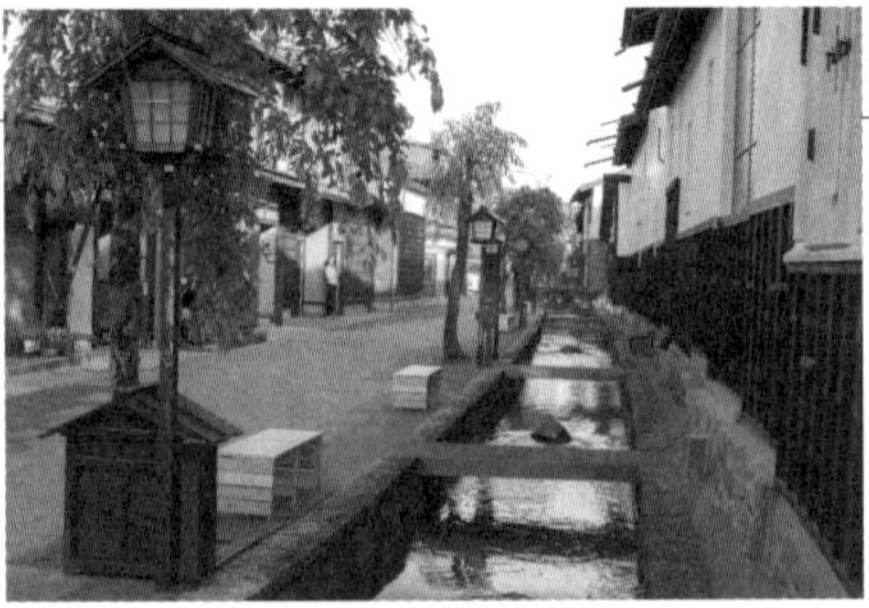

清らかな水に鯉が泳ぐ、情緒あふれる瀬戸川。

コラム●住民主体の街並みづくり

薬草を扱う店舗が軒を連ねるＪＲ飛騨古川駅近くの商店街。白壁土蔵の街並みや鯉が息づく用水のせせらぎが美しい。この景観を生んだのは住民パワーだ。

商店街の活気を取り戻そうと若者が集まり、１９７２年に青年会議所を設立。まちを訪れた女優・浜美枝から「古川にはふるさとがあるわよ」とアドバイスと支援をもらい、自主映画『ふるさとに愛と誇りを』を制作し、地域を動かす仲間づくりが始まった。

土蔵の街並み保全のため、観光協会は率先して「町並景観デザイン賞」を創設。在来工法で建てた民家１５４軒を表彰して住民参加を促し、２００２年のＮＨＫテレビ小説「さくら」の舞台にも。景観条例制定につながり、高層ホテル計画を断念させたこともあった。

観光協会に背中を押された行政は、市民と勉強会を開き、まつり広場や街中を流れる瀬戸川沿いの整備などに次々と着手し、官民連携のまちづくりが根付いていく。

青年会議所を立ち上げ、観光協会会長として街並みづくりに尽力したのが村坂有造だ。台湾・新港郷と飛騨市との友好都市提携の立役者にもなった、関係人口を生む名手だ。「住民の暮らしを大切にしながら観光との両立を果たすことができました。住民が主体的に取り組み、行政と対話を続けた成果だと思います」と話している。

第3章

飛騨の〝葉っぱビジネス〟

主婦4人が生んだ「かわい野草茶」

まちおこしの薬草ブレンド茶

飛騨市河合町は、険しい山のなかにある。冬になると2メートルもの積雪に見舞われ、隣接する合掌造りのまち・白川村と並ぶ豪雪地帯だ。

今から四半世紀以上前の河合村時代、役場から「村おこしになるような薬草関連商品を作ってくれんか」と頼まれ、主婦4人が立ち上がった。「かわい野草茶研究グループ」だ。

4人は手分けして、薬膳料理に使われるクコやオオバコの栽培を始めたが、一方で自生するドクダミやスギナなどを採取して、使い道を考えた。これだけ多様な薬草を生かすには、お茶しかないのじゃないか——。

そこで、役場の職員や薬草茶の専門家と一緒に「ドクダミの苦みがきつい」「スギナは青臭いぞ」と試飲を繰り返したという。

でき上がったのは、胃の働きを改善するクマザサやオオムギ、美肌にいいハトムギにドクダミ、クワ、オオバコ、スギナ、クコにほうじ茶を加えた9種類のブレンド茶。試行錯誤の末にブレンドの黄金比率を見つけ、1998年に商品化にこぎ着けた。

茶葉の入ったパック一つを2リットルの水から煮出すのがコツ。沸騰したら、中火にして5分。ハーブティーにも似た鼻に通るような香りが漂う。飲んでみると、薬草の臭みがほとんどしない。スーッとのど越しよく、何杯でも飲めてしまう。グループ代表の下出ひで子は言う。

「全国に発送しています。分厚い顧客台帳があるんです。何十回とリピートしてくださる方も多くて。イベントへの出店もしますし、飛騨市の特産品として、ふるさと納税の返礼品にもなっています」

下出はグループの2代目代表。メンバーに出入りはあるものの、おおむね主婦4人体制は変わらない。

2012年には、薬草博士の村上光太郎から指導を受け、新たにクズの花と芽を加えた商品を開発した。クズは河合町のいたるところに自生しており、野草茶に加えたことで味わいもまろやかになった。芽は一度熱湯をかけてから乾燥させるため、手間を余分にかけている。おかげでクズの花と芽入りの野草茶はヒット商品になり、年間3千袋以上を売り上げる主力商品に成長した。

「クズ入りを毎日2リットル飲んだら3キロやせました」「髪の毛にハリとコシが戻ってきて、抜け毛も減りました」などと驚くような反響が今も届く。

さらなる野草茶商品を目指す

かわい野草茶研究グループの商品化意欲はとどまるところを知らない。野草茶2種の開発に成功した後、粗びきの薬草に地元産のエゴマや有機栽培のオートミールを加えて焼き上げたグラノーラや、ローズティーなども開発。70代を中心にわずか女性4人のメンバーが手作業で葉っぱを商品化し、ビジネスにしてしまうのだ。

さらなる新商品も検討中。アンケートを取ったところ、「爽やかなクロモジの入ったお茶を飲みたい」などと声が寄せられたため、クロモジとクズの花、タンポポにそれぞれオオムギを加えて飲みやすくしたティーパック3種を試作中だ。

この活動を大事に育てたいと願う市長の都竹淳也は、このほど5人目のメンバーとなり、野草茶の原料を摘み取るため河合町の野山に入っている。葉っぱを「つまもの」として販売する徳島県上勝町の「葉っぱビジネス」は全国に知られているが、ここ河合にも「飛騨の葉っぱビジネス」は確かに息づいている。

野草茶ができるまで

かわいい野草茶の原料は、野山に自生するものを摘んだり、畑で栽培したものを使ったり。地元の製薬会社「アルプス薬品工業」に成分分析を依頼し、「無農薬」「無添加」は折り紙付きで、品質保証はほかに類を見ないほど高い。

集めた原料の薬草は作業所で、洗浄▽乾燥▽刻み▽焙煎▽パッケージの工程をたどる。特に乾燥には気を使う。自然乾燥させた後、長期保存にも耐えられるよう、乾燥機にかけてさらに乾かすひと手間を欠かさない。

刻みとは、薬草を粗びきする工程だが、こちらも手間が掛かる。用いる薬草のなかでもオオバコの根は石のように硬い。そのまま裁断用の特大ミキサーにかけるとカッターが負けそうになるから、硬い根をあらかじめハサミで切っておく。クマザサの場合、一枚一枚ハサミで葉を切り取り、シュレッダーで細長い短冊状にした上で、特大ミキサーにかけて粗びきにする。一言で刻みと言っても、薬草によって幾通りもあるのだ。

当初、葉を細かく粉砕していたが、村上から「粗びきのほうが薬草の効果が高いよ」と教えられてから、薬草に合った粗びきをするようになったという。

「かわい野草茶」ができるまで

毎日飲めるおだやかな味わいで人気の「かわい野草茶」は、
作る工程のほぼすべてが手作業だ。
それがこだわりであり、味わいを作る秘訣となっている。

1

原材料と下処理

「物干し竿が掛けられる」ほど山と山が近い河合町は、自然の恵み豊かな土地。基本の原料は、自生するクマザサ、ドクダミ、スギナ、クワの葉、ハトムギ、畑で栽培するオオバコとクコの葉、岐阜県産のオオムギと茶葉の9種類。ハトムギ、オオムギ、お茶の葉以外は、天然水で洗って天日乾燥、ハトムギと茶葉はフライパンで焙じる。

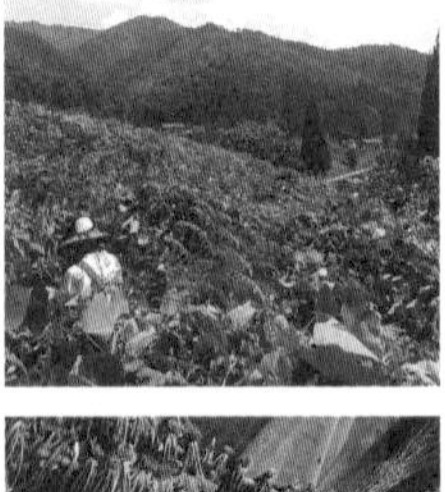

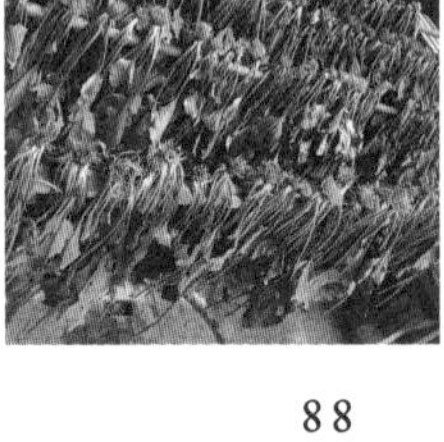

2

刻み作業

次に、乾燥させた野趣あふれる野草を、1種類ずつ機械やカッターで幅2㎝ほどに刻む。クマザサはとくに茎が硬いので1枚ずつハサミで切り、シュレッダーで細かく刻む。

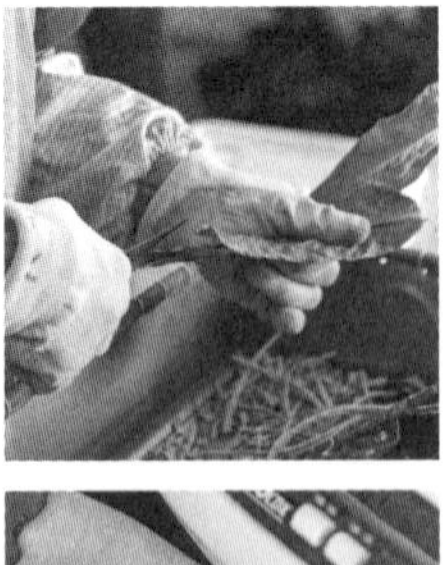

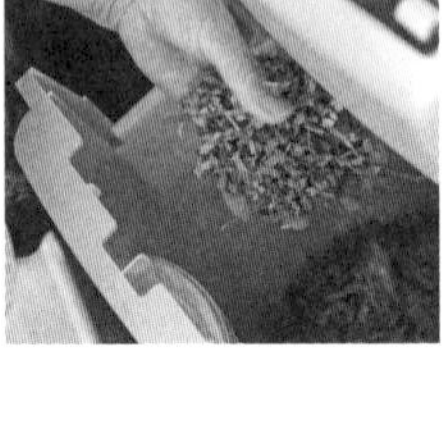

3

再乾燥

薬草は天日乾燥しても水分が残っているので、1種類ずつ乾燥庫で再乾燥させる。この乾燥庫は農山村女性チャレンジ支援事業で購入したもの。

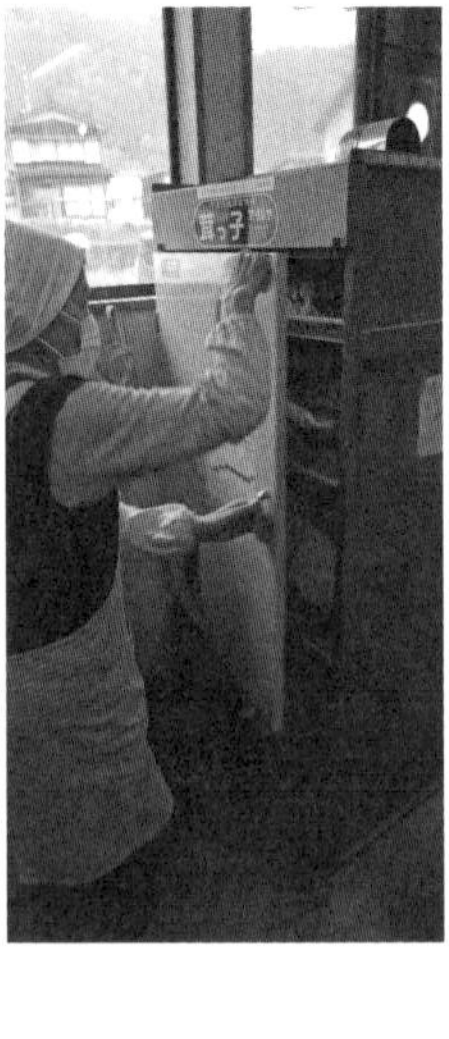

4

細かい刻み作業

これも1種類ずつミキサーなどにかけて、粗びき程度に細かくする。

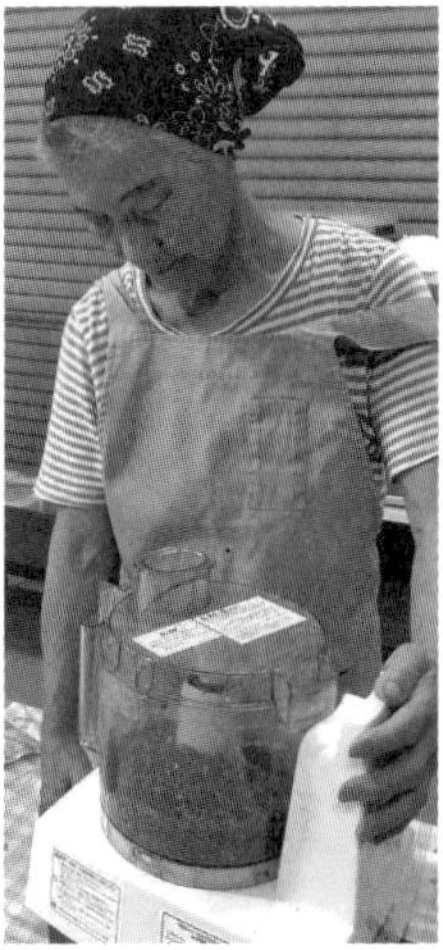

5

ブレンド・パック詰め

9種類の材料を、門外不出の割合でブレンド。1パック分ずつ計量し、不織布のパックに詰め、シーリングする。これらはすべて手作業で行われる。

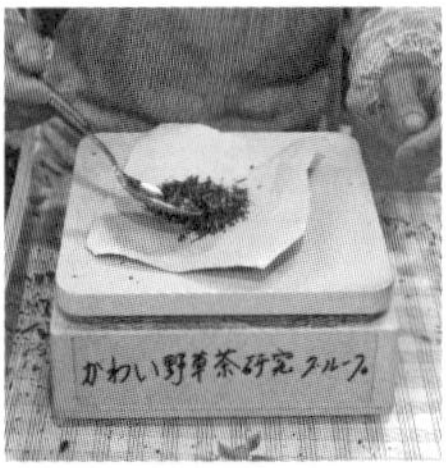

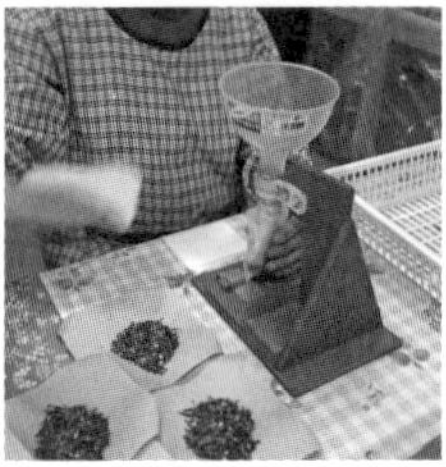

6

袋詰め

定番の「かわい野草茶」は、1袋に15パックを手詰めし、仕上げにシーリングしたら完成。

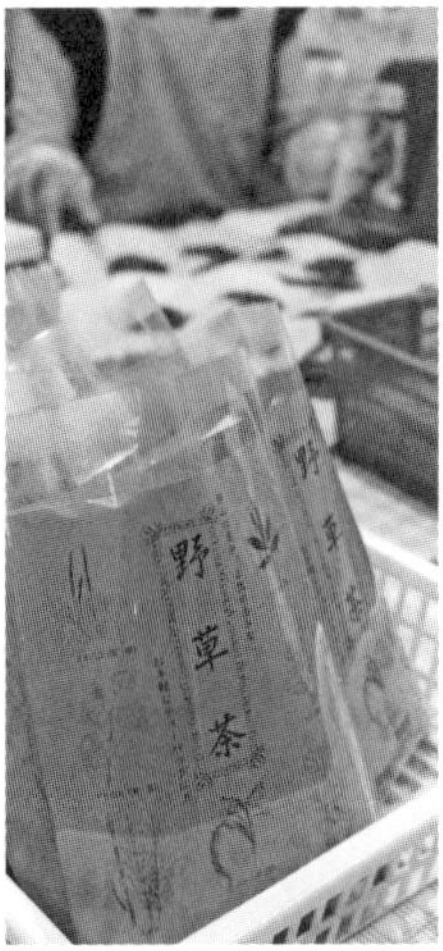

出稼ぎと移住者

「女工哀史」を生んだ寒村

河合町は、映画の舞台になったことがある。1979年封切りの映画『あゝ野麦峠』だ。明治時代、標高1672メートルの難所・野麦峠を越え、150キロ先の長野県諏訪地方の製糸工場で過酷な労働を強いられた女性たちを描くこの映画によって、飛騨の「女工哀史」は全国に知れ渡った。

女優・大竹しのぶが演じた主人公・政井みねは、病に倒れて里に返される途上、野麦峠で「飛騨が見える……」とつぶやき息を引き取った。目指した故郷が、現在の河合町だった。

村の産業は林業と手すき和紙と養蚕の時代。生活は苦しかった。家計を助けるため、十代の女性たちは、寒村に住む人びとの宿命でもあるかのように、出稼ぎに旅立った。

太平洋戦争後、この地域は養蚕の衰退などに伴い人口流出がやまず、過疎化は深刻になっていた。だが、住民たちが周囲に目をやると、豊かな広葉樹の森とその恩恵を受けたミネラル豊富な薬草があふれていることに気付く。この自然の恵みを生計の糧としよう——そんな思いから生まれたのが、河合町の葉っぱビジネスだったのだ。

京都から嫁いだ女性

「人がおらんのよ」

12年前、保育園に通う娘の発表会のとき、畑美貴はふと声を掛けられた。当時のかわい野草茶研究グループの代表・宮下朝子だった。

畑は京都市出身。知り合った夫は河合町の寺の跡取りで、結婚を機に移り住んだ。

野草茶作りの初日は、1月の驚くような大雪。建設会社の大掛かりな除雪がないと出勤すらできなかった。

初めて作業所に入り、再び驚いた。茶葉の乾燥庫とビニール袋を封する機器「シーラー」以外、すべて手作業だった。そして春になれば山に入り、原料の薬草を採取しなければならない。薬草の洗いや乾燥作業も重労働。最後のパッケージまで気の遠くなるような工程が待ち構えていた。

だが、かわい野草茶にはプライドがある。「味が変わったな」と言われたくないから、流通量はさほど増やせない。畑以外は70代。自分たちらしく、ぼちぼちと、創業以来27年間のお客さんを大事にしたいと思う。

それでも、畑は立ち止まることを知らず、アクティブだ。10年ほど前、市地域交流コーディネーターの女性たちと「かわい野草茶の加工品、作らへん?」と意気投合し、当時まだ流行っていなかった「グラノーラ」を発案。野草茶の原料になる野草を粉末にし、地元産のエゴマなどを加え、味付けにハチミツのみを使用した。試作品を東京・丸の内で出したところ健康志向のOLに好評で、その後、注文が殺到したという。

当時、「飛騨かわい野草グラノーラプロジェクト」が立ち上がり、古川町の井之廣製菓舗とコラボして、チョコレートと一緒にトッピングした商品「野草グラノーラ入り味噌煎餅」を売り出したところ、これもヒット商品になっている。

「河合はモノがないから、何でも作り出しちゃうアイデア上手。お人好しで、世話好き。だからわたしも暮らしていける」と畑は言う。京都言葉が丸出しだが、「そこがあなたのいいところ」と言ってもらえる居心地よい土地柄なのだ。

アイデアが湧き出す地域

河合町は飛騨市に合併する前、仕掛けるのが得意なまちとして知られたものだった。東京・麻布十番の商店街へ、真夏に雪を届けるイベント「かわいむらんど麻布十番納涼雪まつり」を10年以上続け、都会人の度肝を抜いた。肝心の雪は、山間に保存されていた雪60トンを4台の大型トラックで運んだ。特産物も運ばれ、地元で獲れた6千匹の岩魚の塩焼きが3日間で完売したという。

いまも活用されているのは「雪室《ゆきむろ》」。高さ10メートルほどの雪室を建造して試したところ、花木と日本酒の保存に適していたという。そこで、厳寒期、酒造会社「渡辺酒造店」（飛騨市古川町）が河合町の天然水で醸した新酒を貯蔵。雪室に入れて寝かせることで、ゆっくり熟成され、まろやかな味わいになった。また、春に花が咲く木を雪室の中で保存しておくと、夏に出したときに1週間ほどで開花した。このふたつを組み合わせて「飛騨かわい雪中酒」という商品が生まれた。雪中酒の下に河合の雪を敷き詰めて桃の花を添えた、贈り物にぴったりな商品だ。

そして、いま注目なのは「河合っ子マルシェ」。商品の企画販売を学ぶ地元の河合小学校児童の有志たちだ。

これまでも、地域の特産品である山中《さんちゅう》和紙やクロモジの商品化に取り組んできた。グループを支援する元教員の野村俊巳は言う。

「河合の子どもたちに自立する力を培ってほしいという願いから始めました。小さいときから河合のすばらしい地域資源を商品化して稼ぐ力を身に付けることができたら、いつか大きくなったときに河合に戻ってきてくれるはずですから」

野村によれば、河合町には信号機がなく、まちなかに出た小学生たちは横断歩道を渡るのにも躊躇してしまうといい、町内に信号機の設置を働きかけているという。社会経験がないと生活に困ってしまう現実を知り、立ち上げたのが河合っ子マルシェだった。

2023年の飛騨市薬草フェスティバルに参加した河合っ子マルシェは、会場に薬草商品を出店。今回のメイン商品は、クロモジの枝を入れた雪だるまの形をしたかわいらしい入浴パック（1袋千円）だ。

メンバーの子どもたちは自ら店頭に立ち、ハキハキと商品を紹介していた。

子どもたちは自ら商品案内の看板を描き、会計のレジも担当する。こうして得られた収入はみんなのお小遣いになる。「稼ぐ」を実感しながら、実社会の経験を積んでいる。

第4章

薬草とともに生きる

薬草あふれる里山

山あいの細い道を縫うように登っていくと、朝もやに包まれていた視界が一気に開けてきた。目に飛び込んできたのは、眩しい広葉樹の新緑とその波間に浮かぶように点在する人家。ここは、飛騨市の中心街から車で15分のところにある畦畑地区。みずみずしい里山の風景を今に伝えている集落だ。

ここでは、広葉樹の葉の色づきで季節を感じることができる。標高700メートルの高地は寒暖差が大きく、甘みをぐんと増した特産のトマトが採れる。

神奈川県鎌倉市から30年以上前にやってきた塚本浩煇・東亜子夫妻は、ここに終の棲家を構えた。

きっかけは、体の不調だった。東京・青山の商社で働いていた夫の浩煇は43歳のころに心筋梗塞を患い、カテーテル手術を要する大病を経験。都会の暮らしを見直し、故郷を思う日々が続いた。

畦畑地区に窯を持つ陶芸好きの母親の元へ通ううちにこの地に魅了され、大きな古民家を購入した。都会暮らししか知らない妻の東亜子は「まさか住むとは思わなかった」と驚いたが、「こうなったら、都会の人が羨ましがるようなことをしなくちゃ」と考え直した。

浩煇が山歩きで見つけた草花でリースを編み、古民家の土間の板塀に掲げた。アクリル絵の具で無垢の板に鮮やかな花の絵を描き、トールペイントの郵便箱も作った。近所の農家から規格外のトマトを大量にもらい、あるいは裏山から自生するイタドリを採り、ぐつぐつと煮詰めてソースやジャムの瓶詰を作った。

浩煇は、真夏に咲くクズの花を集め、丁寧にガクを取り除いて乾燥させて粉末加工し、ハチミツを混ぜて丸薬を作る。車庫にレンガ造りの燻製用の窯を設け、ウメを1週間いぶし続け、強い体の痛みも和らげるという烏梅《うばい》をつくる。都会では感じなかった緩やかな時間が流れていく。

自宅の周囲には、雪解けの春から秋にかけて、薬草が余すところなく芽吹く。古民家で暮らし、自生する草花に囲まれた生活を楽しむ姿から、京都・大原のハーブ研究家になぞらえ、人は東亜子を「飛騨のベニシア」と呼ぶ。

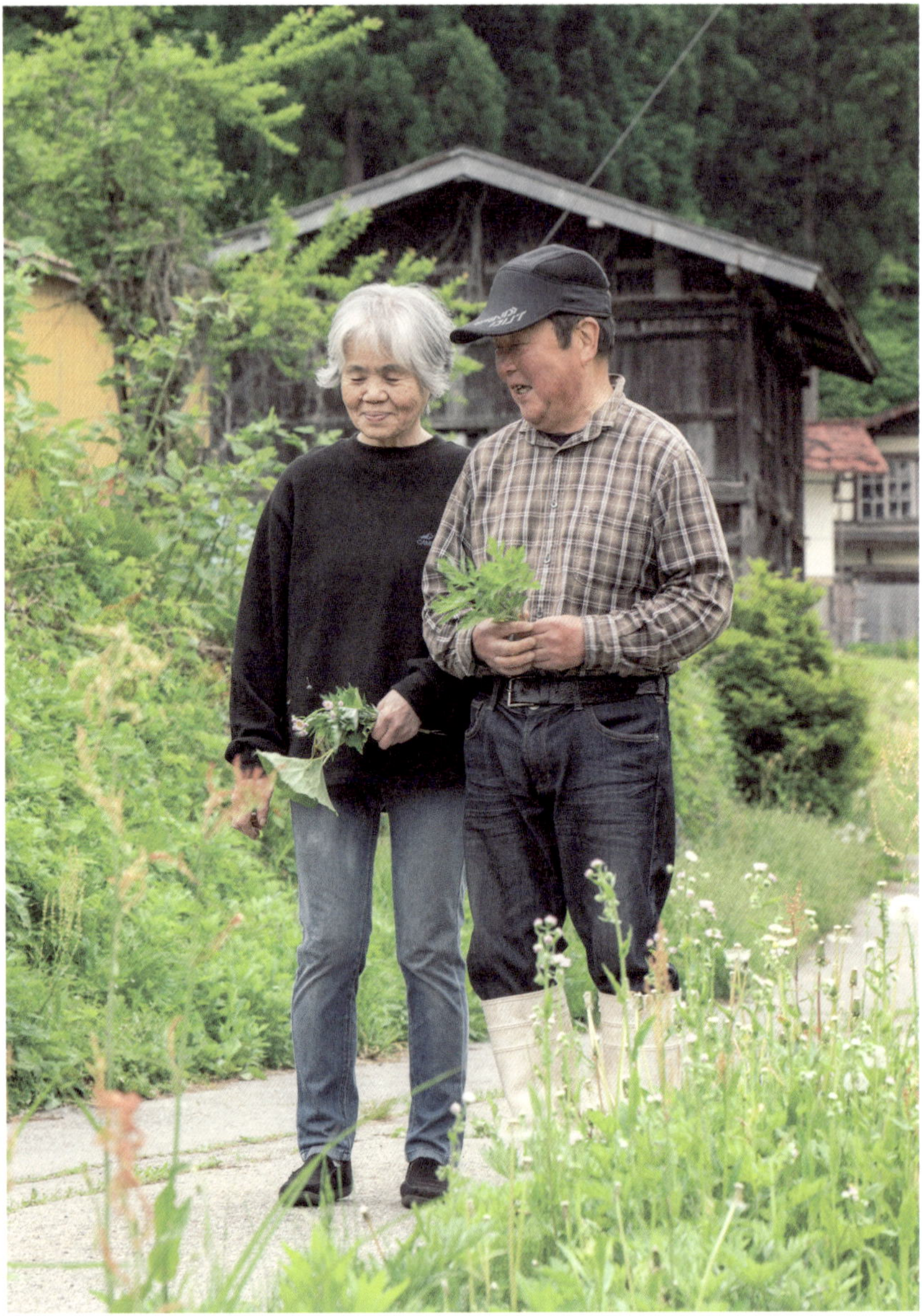

畦畑地区の自然の恵みに囲まれて暮らす塚本浩輝・東亜子夫妻。

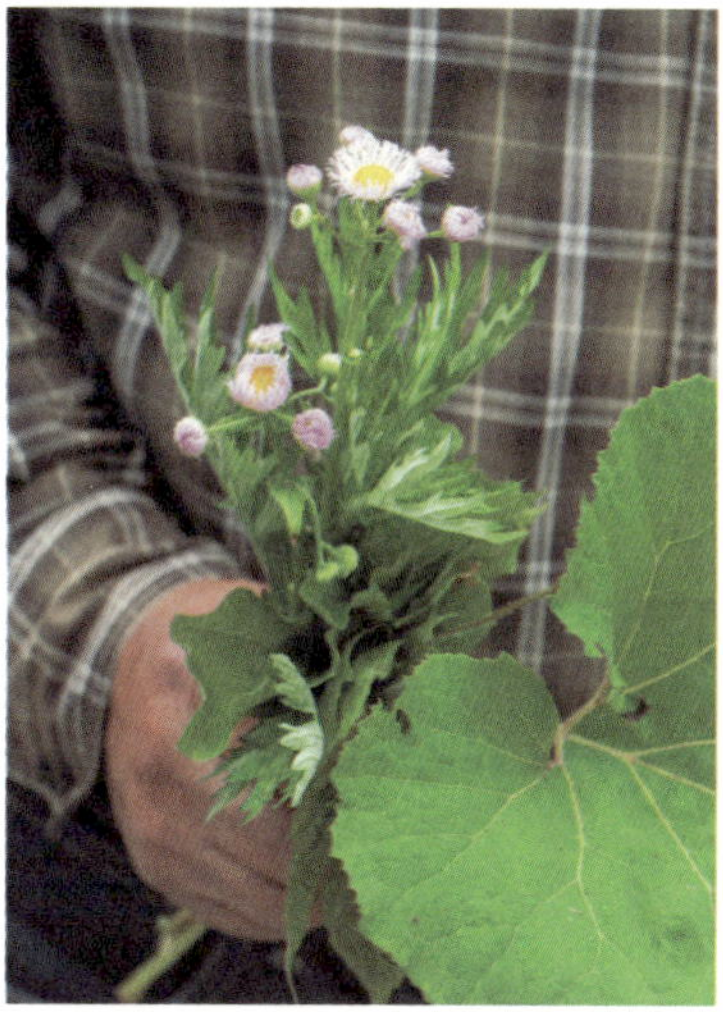

摘みたての生き生きとした薬草たち。

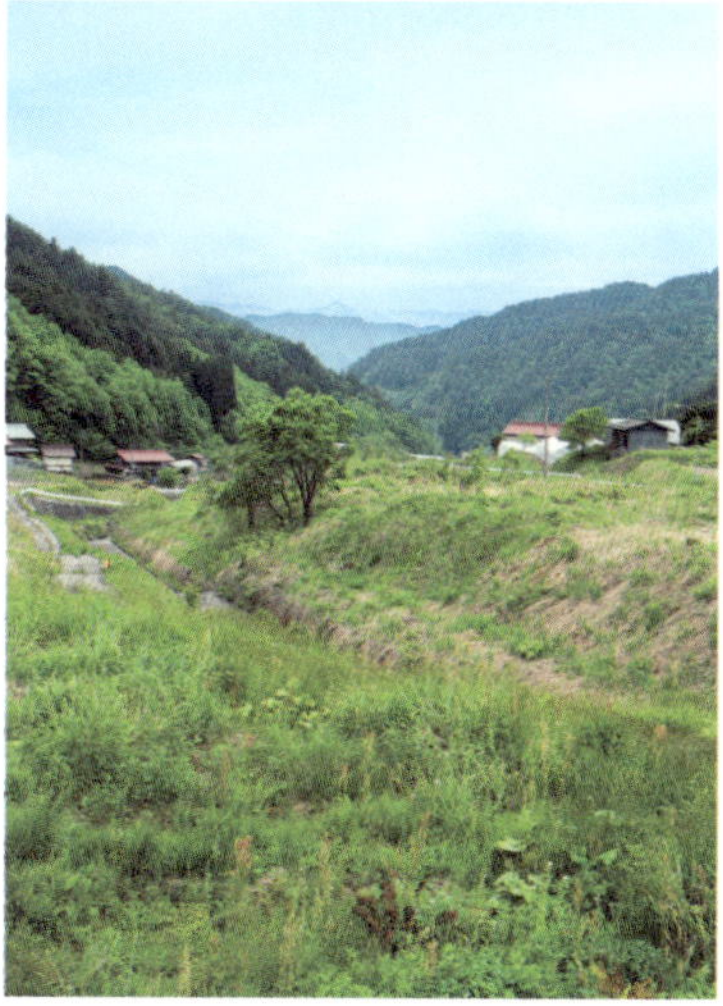

市街地からひと山越えた畦畑地区。
街よりもずっと涼しく、冬は雪深い。

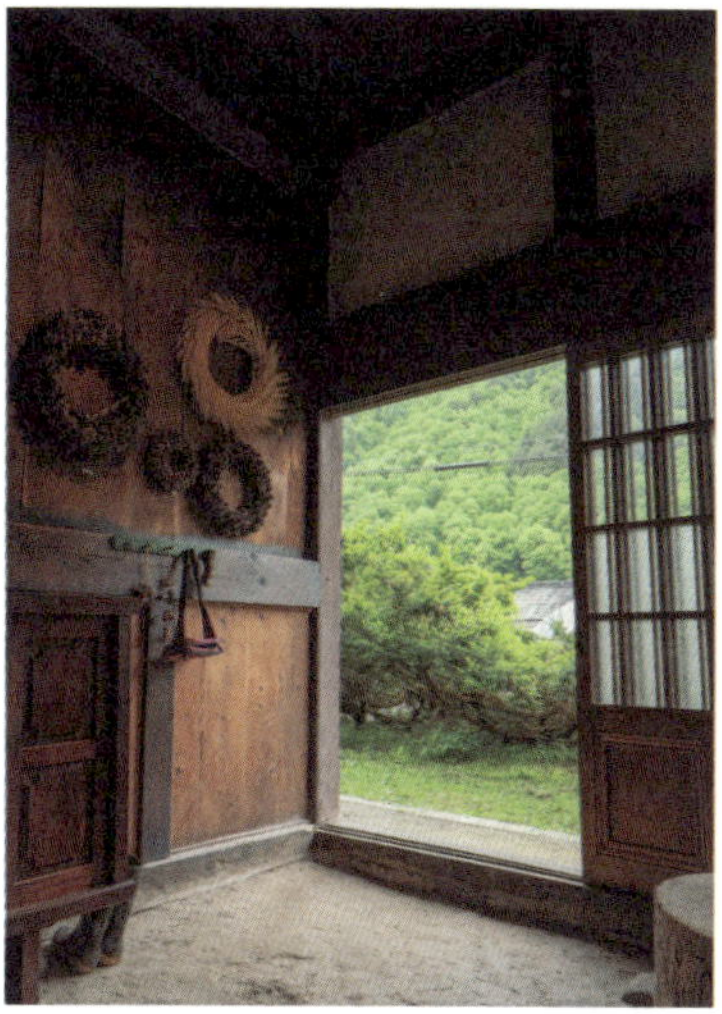

野草のリースとウェルカムボードが
お客さまを迎える玄関。

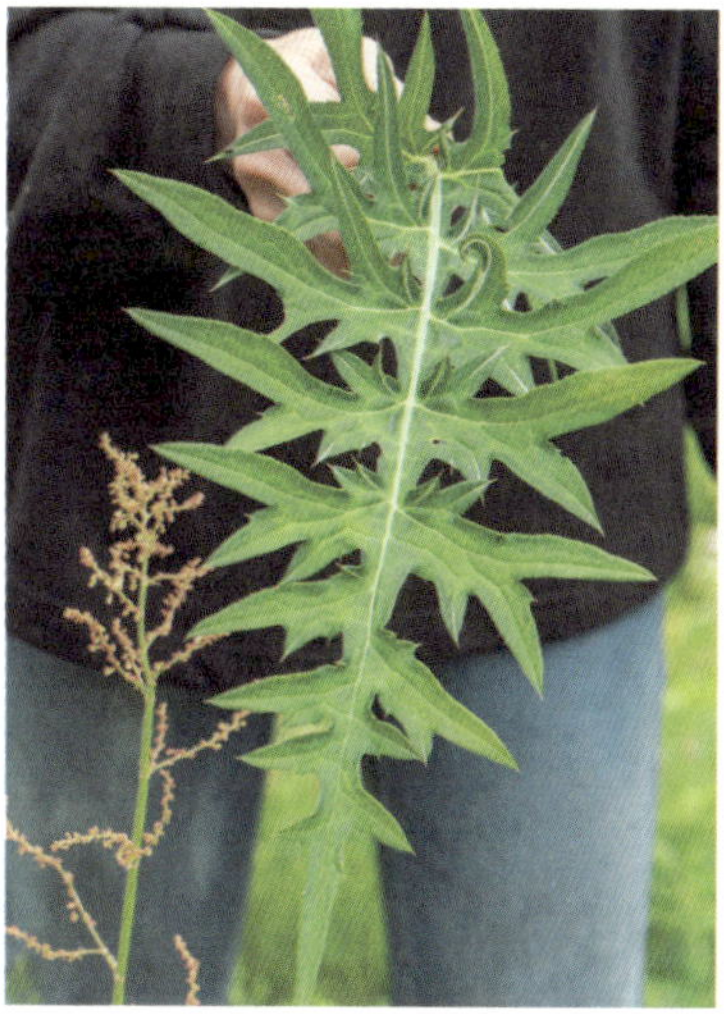

5月の雪解けとともに一気に
薬草が芽吹き、育つ。

薬草を家庭料理に生かす

雪解けの5月、塚本家の庭や周囲の野山には、さまざまな種類の薬草が芽生える。ヨモギ、スギナ、イノコヅチ、タンポポ、フキのほかに利尿効果があるワラビなど、5分も摘めば両手いっぱいになる。

「ピンク色のハルジオンの花もタンポポの花も、天ぷらにするとおいしいのよ」

東亜子によれば、ほかの薬草も天ぷらや炒めものにして、簡単に家庭料理の一品になる。料理を器に盛るとき、緑色を添えたいと思ったらすぐに調達することができる。

便秘解消が期待できるイタドリの若芽は5月ごろに旬を迎え、生が手に入る時期は、ゆでて皮をむき、長さ5センチ、幅1センチほどに刻んで使う。刻んだものは塩漬けにして冷凍保存できる。食べたくなったら、塩抜きすればいつでも料理に使える。

東亜子が、塩漬けを使った「イタドリの炒めもの」を教えてくれた。作り方は、まず鍋にたっぷりめの油を熱し、塩抜きしたイタドリとひと口大に刻んだ油揚げを入れ、油を回すようにしてしっかりと炒める。途中、だしパックの中身をふたつまみほどふり、めんつゆをたらし、さらに炒め続けて、汁気がなくなったらでき上がり。イタドリのシャキシャキとした歯触りがよく、ご飯がすすむ。常備菜にもぴったりだ。

東亜子流のグリーンカレーにも薬草がふんだんに使われている。もともとタイでは、グリーンカレーにパクチーやコブミカンの葉、レモングラスなど現地で採れるハーブを使うので、日本の薬草とも相性がよい。東亜子はメナモミ、トウキ、食欲不振を改善する乾燥させたミカンの皮などを使い、鶏肉やパプリカなど具だくさんのカレーをふるまってくれた。これは2023年11月、河合町の女性7人、男性1人の研究グループ「河合カレー部」のイベントでふるまい、大好評だったメニューだ。

メナモミは高血圧や動脈硬化の予防が期待され、積極的に摂りたい薬草だと分かっていても、苦みや青臭さから敬遠されがちだ。しかしグリーンカレーにすると、それが見事に旨みに変わり、メナモミが入っていると知らなければ気付かないほどになる。かくし味のミカンの皮もよい働きをしている。口の中でほんのりと柑橘の香りが漂い、ぐっと本格的な味になっている。

おやつには、薬草スコーン。野で摘んできたフレッシュなヨモギとタンポポを刻んでスコーン生地に混ぜて焼いたもので、葉っぱが愛らしくトッピングされている。

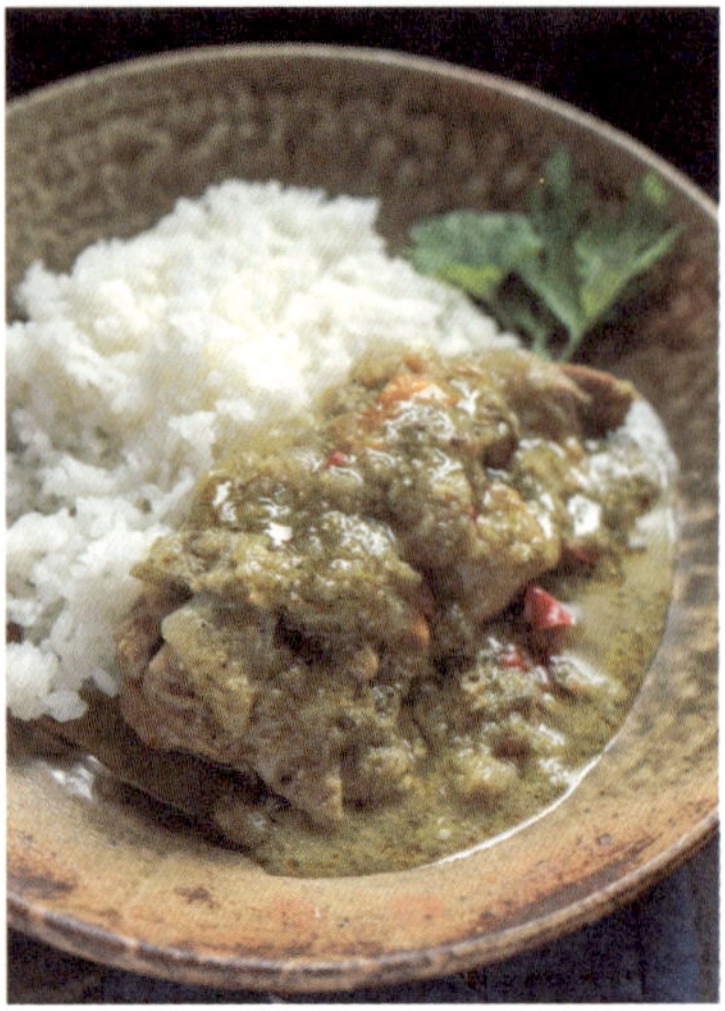

薬草のクセが味を重層的に
おいしくするグリーンカレー。

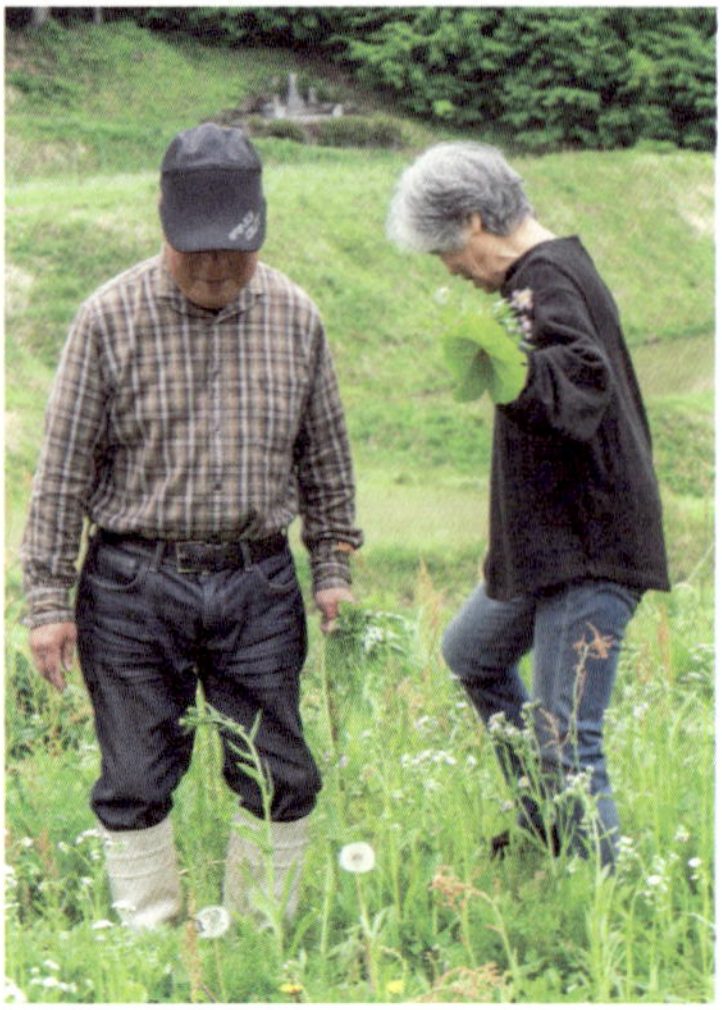

近所の野原に自生する何十種類もの
薬草を摘み、暮らしに生かす。

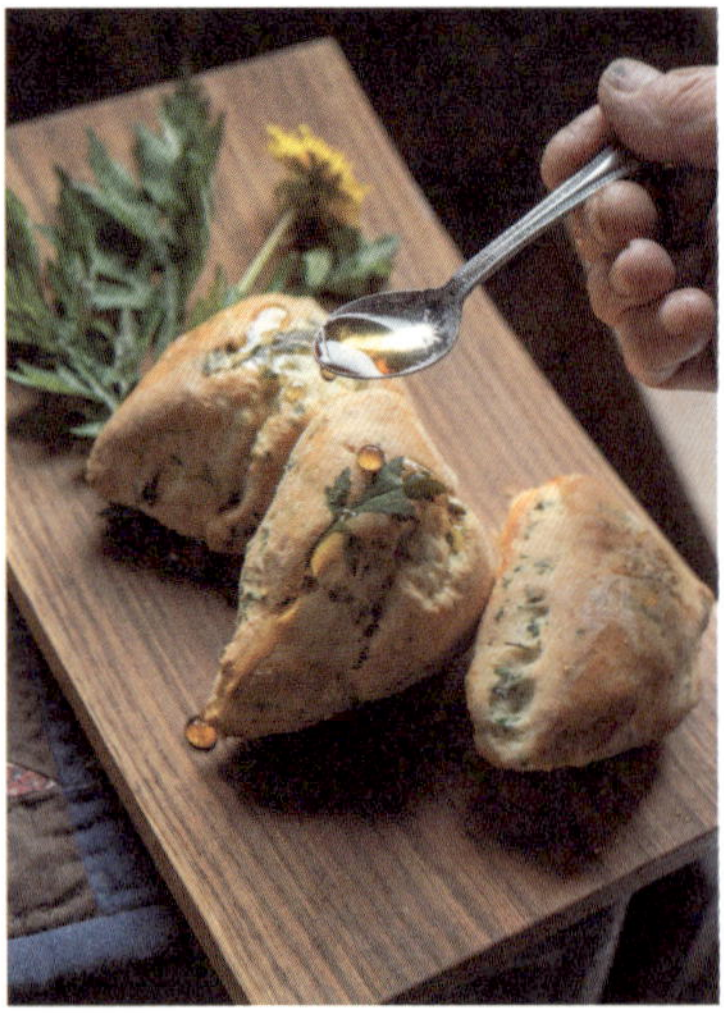

タンポポの花びらを砂糖やハチミツと一緒に
煮詰めた「タンポポ蜜」をかけていただく。

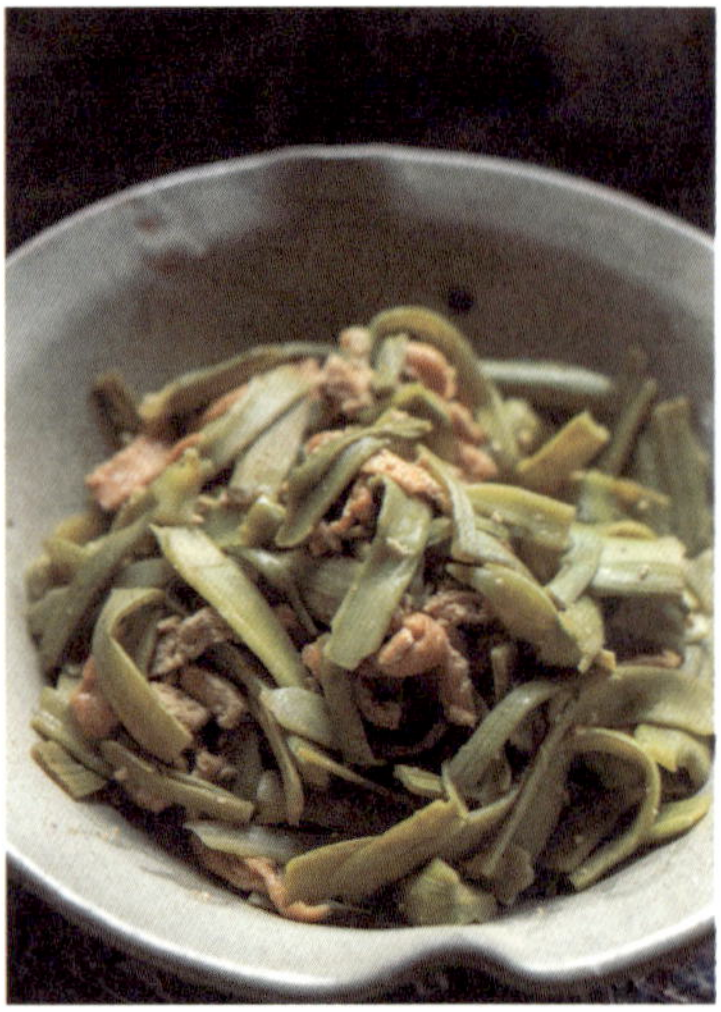

イタドリの炒めものを、
浩輝のお母さんが焼いた器で。

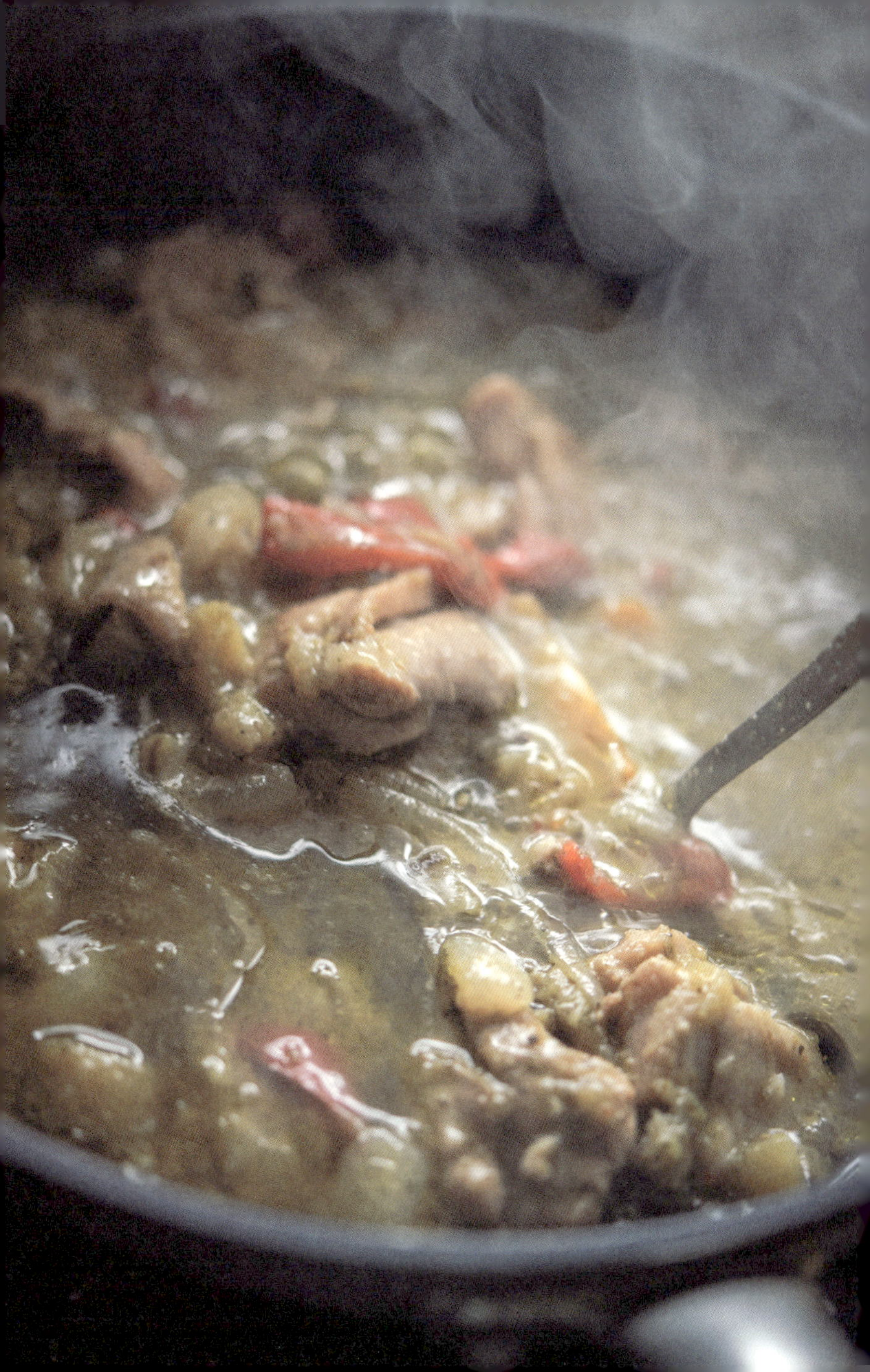

痛みを和らげる

塚本夫妻が薬草の限りない力を知ったのは、まだ熟す前の青ウメを燻製にした「烏《う》梅《ばい》」と出会ったときだった。昔から民間薬として重宝されてきたもので、夫妻がこれを作るきっかけとなったのは、東亜子を悩ませていた股関節炎だった。

「わたしが薬草にゾッコンになったのは、実は、烏梅のおかげなんですよ。股関節炎がひどくなって、評判のお医者さんに手術を頼んだら『1年待ち』と言われてしまって。その間、足を引きずるようにして歩いていたら、村上光太郎先生が『烏梅はミネラルの塊だから、煎じて飲めば痛みが和らぐよ』と教えてくれたんです。さっそく先生の教え通りに主人と烏梅を作って毎日飲んだら、本当に痛みが引いてしまって」

浩煇も、雪下ろしで足腰が痛くなるたびに烏梅を煎じて飲むと、痛みがすっかり落ち着くという。

知人の医師が長い間背中の痛みを覚え、「病院の薬が効かない」と相談を寄せてきたことがある。そこで浩煇が烏梅を分けると、やがて「痛みがすっかり取れた」と大喜びでお礼があった。「また作ってほしい」と熱烈な烏梅ファンになったそうだ。

烏梅の作り方はこうだ。5〜6月にスーパーに並ぶ緑色の青ウメを購入する。できるだけ大粒が好ましいという。これを、ワラもしくは木の灰を入れた水に浸けて、一昼夜アク抜きする。続いて燻製の装置にかける。濃い煙が立つから、浩煇は車庫内にブロックを積んで燻製装置をつくり、山から拾ってきた薪をくべて、薪から1メートルの高さに網を設置、青ウメをのせてじっくりと1週間、40度の温度を保って燻製にする。すると、2日目から青ウメは黄褐色に変わり、しわが寄り始める。1週間たてば、黒く光沢のある肉厚の烏梅が完成する。

飲み方は、やかんに烏梅5〜6粒を入れて水を満たして火にかけ、水量が半分になるまでじっくり煮詰める。これをコップに半分ずつ1日3回に分けて飲む。

村上直伝の烏梅作りの名手は、過去に雑誌で紹介されたことがある。記事を見て頼って来た市内外の希望者に対し、浩煇は喜んで烏梅の作り方を伝授している。薬草を広めたいという村上イズムを忠実に守る飛騨の伝道者なのだ。

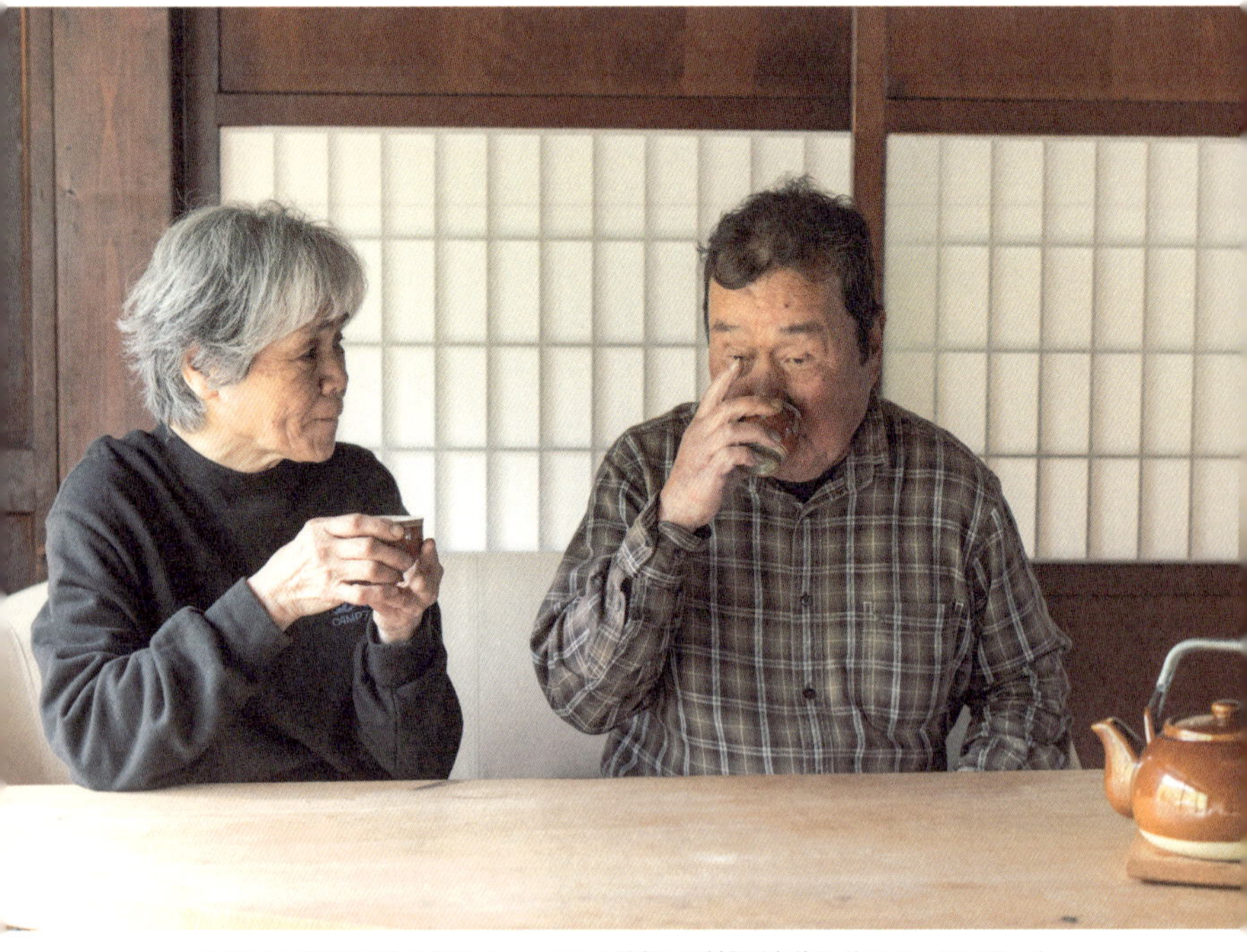

東亜子の股関節炎を鎮めたい、という浩輝の愛情が烏梅を作るきっかけだった。

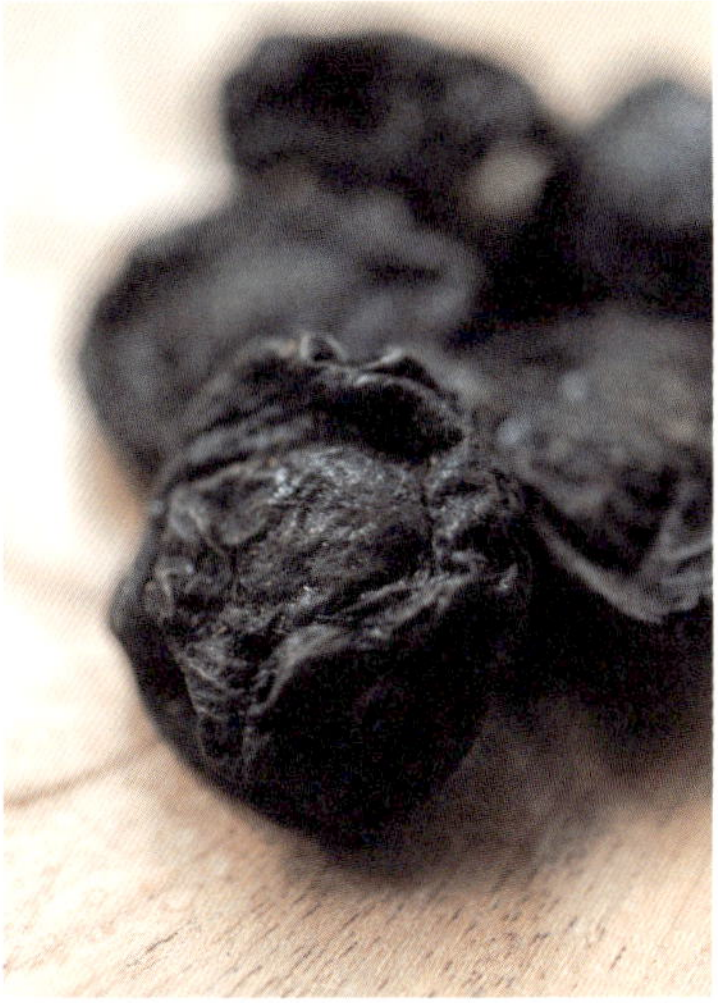

張りのあったウメがシワシワに、
真っ黒に。

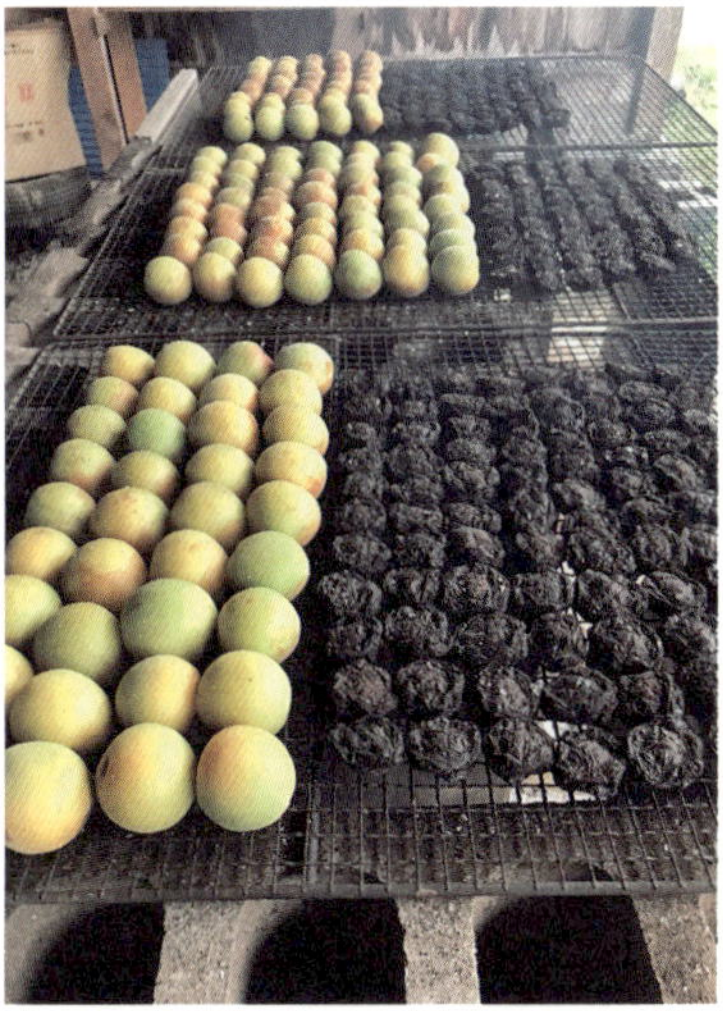

浩輝は6月になると1週間かけて
青ウメを燻し、1年分の烏梅を作る。

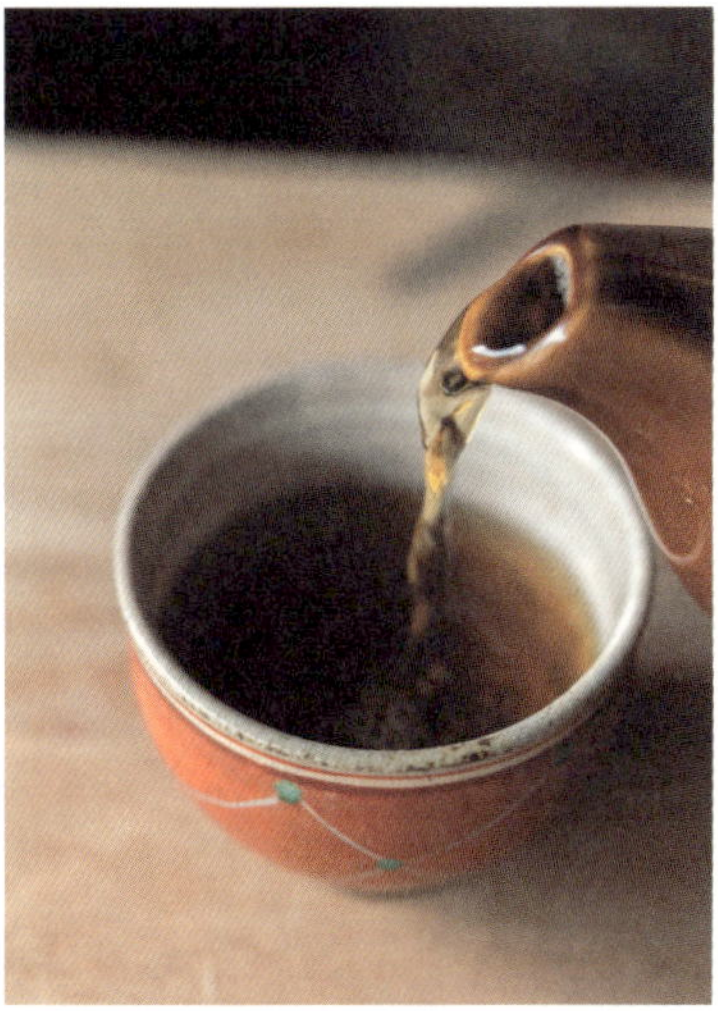

煎じたお茶は、茶色くクリア。
夏は冷蔵庫で冷やして飲むことも。

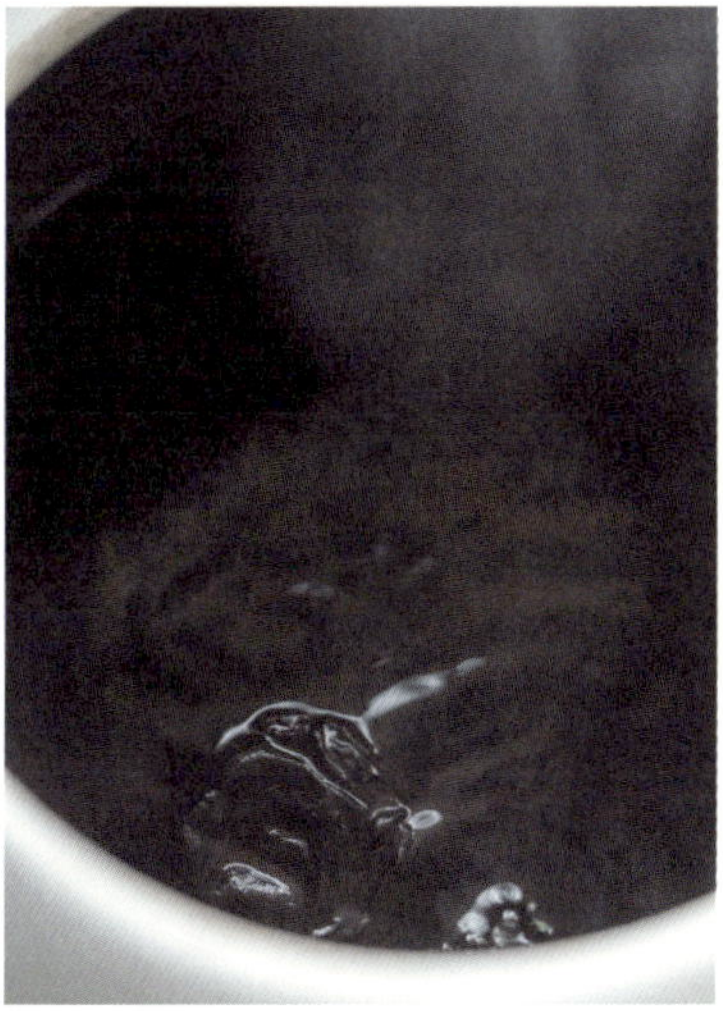

専用のやかんでコトコトと煎じ、
飲むのが二人の習慣。

薬草を保存する

塚本家の薬草棚や食糧庫には、常備薬代わりの焼酎漬けや乾燥粉末に加工した薬草がずらりと並ぶ。胃腸の消化を助けるフキノトウ、糖尿病に作用するというタラノメ、止血作用のあるナズナ……。このほかにもタンポポ、クズの花、ヨモギ、ゲンノショウコ、カキドオシ、オオバコなどの薬草がある。

乾燥粉末はパンやお菓子に入れたり、丸薬を作って摂ったりしている。ほかにも、トウキやヨモギなどの汁を搾って岩塩と一緒にから煎りした薬草塩、イタドリのジャム、メナモミの葉とハチミツをミキサーにかけて作るペースト、美容や癒しに使う薬草オイルなどなど、挙げればきりがない。こうやって一年中、薬草のある暮らしを楽しんでいる。

「メナモミペーストは、冷蔵庫に入れておけばずっと持つし、手軽に使えて便利よ」と東亜子。ヨーグルトに混ぜるもよし。牛乳と一緒に温める〝メナモミラテ〟や、ペーストを生地に混ぜて焼くメナモミパウンドケーキも旨い。青い香りとほんのりとした苦みのケーキはお茶にも紅茶にもぴったりで、これを目当てに遊びに来る人もいるほどだ。

夫の浩煇は笑いながら言う。

「ハコベ塩を歯磨き粉にしたら歯茎の炎症が引いたんです。ノブドウの焼酎漬けもいい。液を歯茎にスプレーしたら痛みが引きました。虫刺されの腫れも引くんですよ」

塚本夫妻の手になる薬草加工品は、美しくてナチュラルなところに特徴がある。

例えばヨモギ。「摘みたてを30秒、さっと蒸してから干すと、ザルに広げて1日で乾き、色も自然の美しさを保つのよ」と東亜子。虫刺されや切り傷に塗るオトギリソウのオイルもそうだ。花が咲く8月に葉や茎と一緒に採り、刻んで瓶の中に入れ、なたねオイルに浸けて太陽光に当てる。漬ける前の黄色い花や緑色の葉や茎からは想像ができないほど、オイルが鮮やかで美しい真っ赤な色になったら完成。オトギリソウを取り出して、薬草棚に置いておく。

クズの花の粉末も、上品で鮮やかな紫色をしている。作るのは浩煇。秘訣は、甘い花の蜜に虫が群がらないよう、花を摘んだその日のうちにガクを取り除き、花びらだけにしておくこと。この花びらを乾燥させ、必要なときにミルにかけ、ハチミツと混ぜて丸め、夫婦で日常的に飲んでいる。

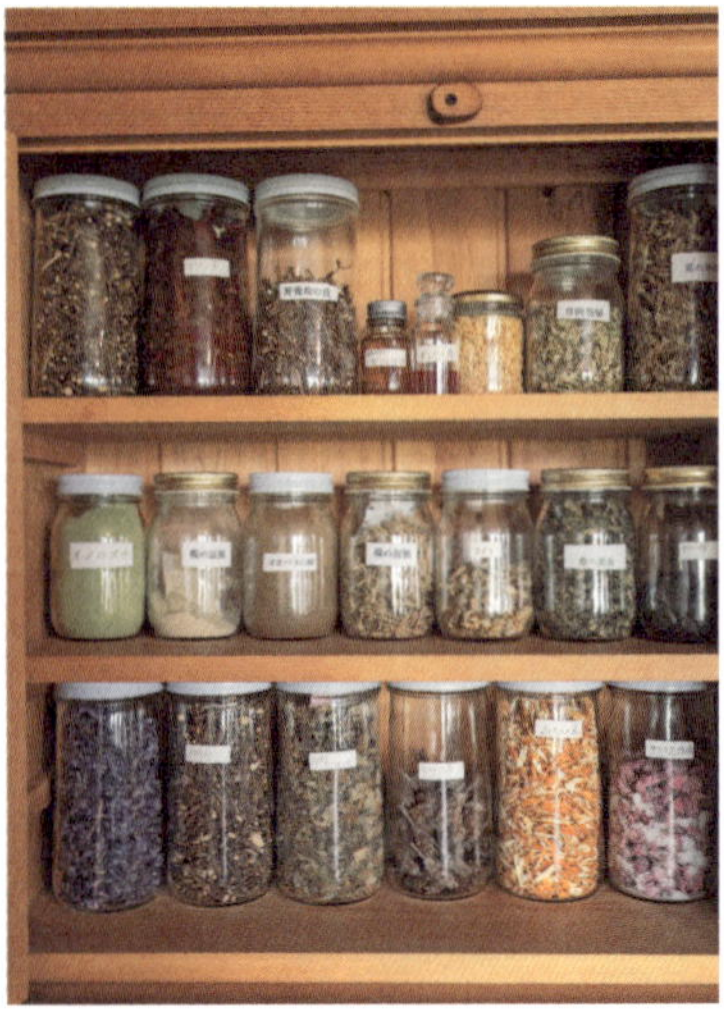
さまざまな薬草の乾燥や粉末、
常備薬のオイルが並ぶ薬草棚。

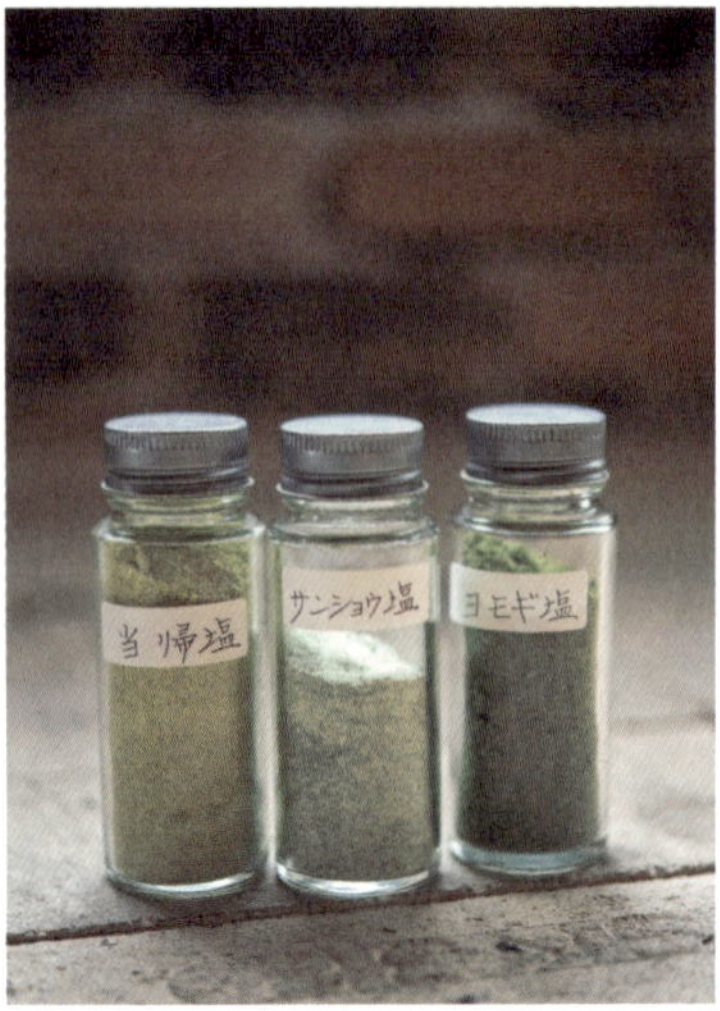

薬草の汁を搾って塩と一緒に
から煎りして、薬草塩に。

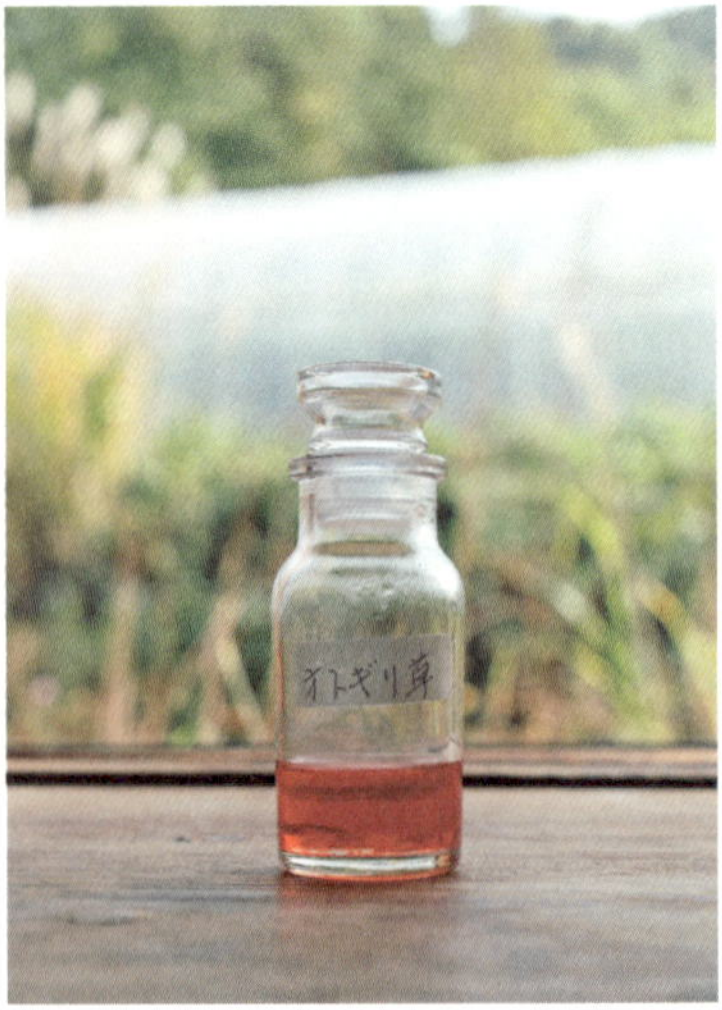

オトギリソウのオイルは、
天然の色と思えぬほどの鮮やかな赤色。

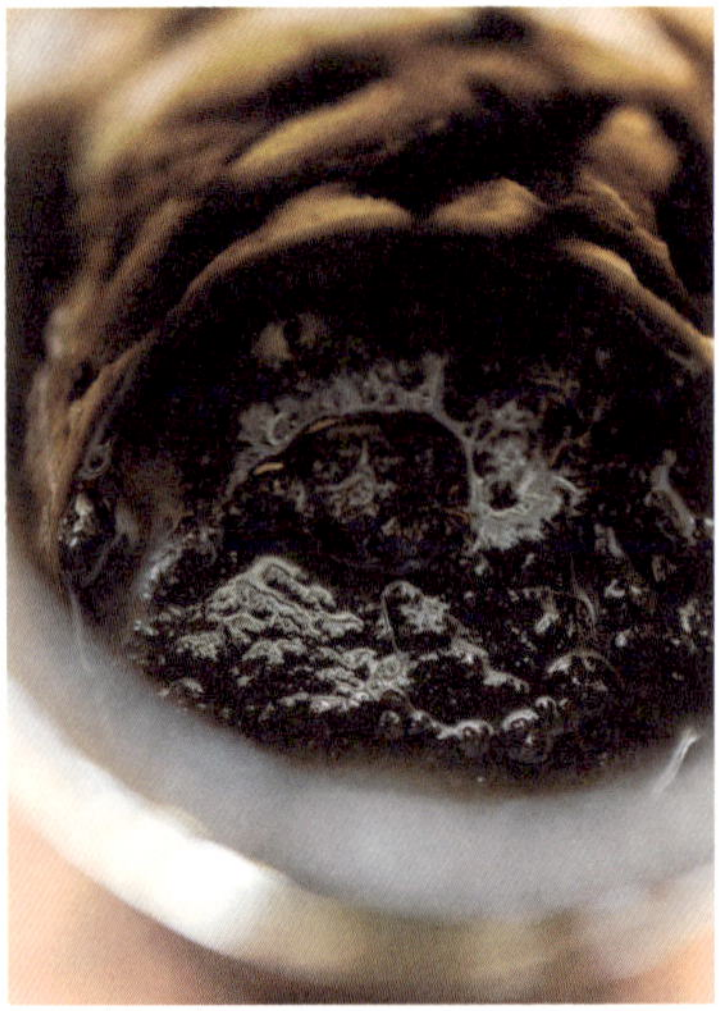
メナモミの葉と自家製ハチミツをミキサー
でペーストにし、冷蔵庫でストック。

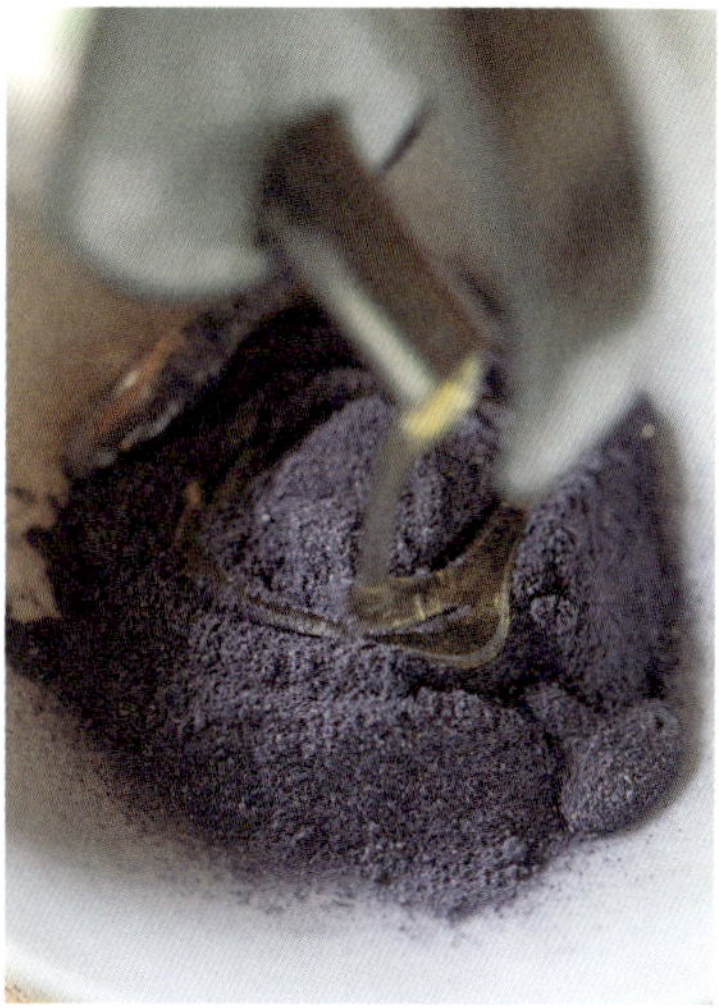

クズの花の粉末と、自ら養蜂してとった
ハチミツで丸薬を作る。

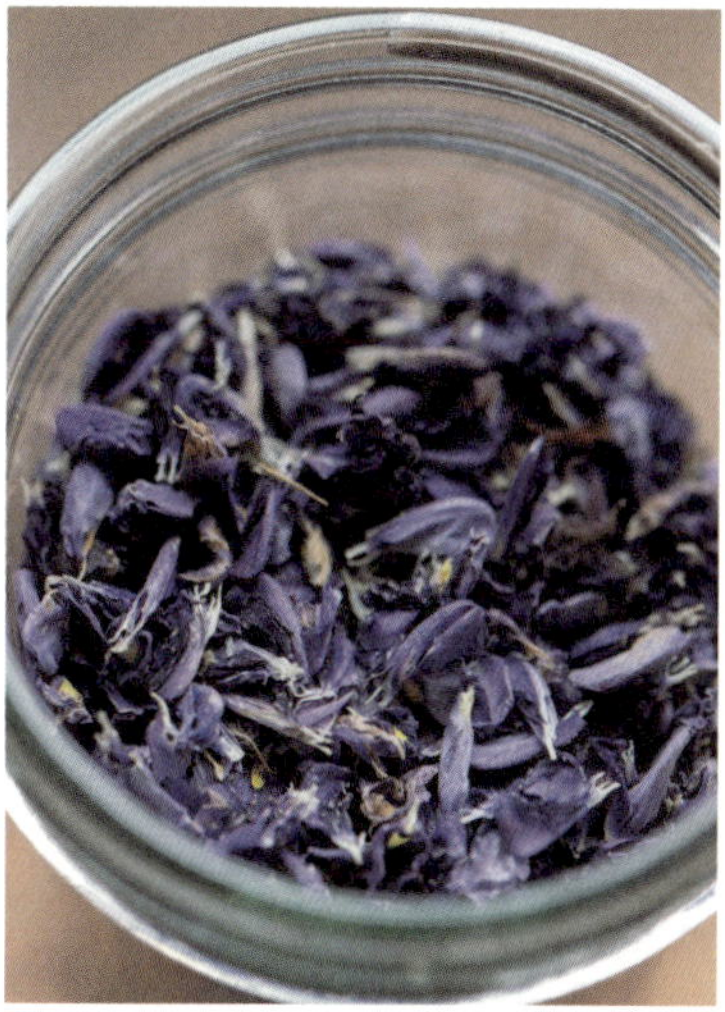

摘んだその日に花びらだけにするのが、
美しい紫色を保つ秘訣。

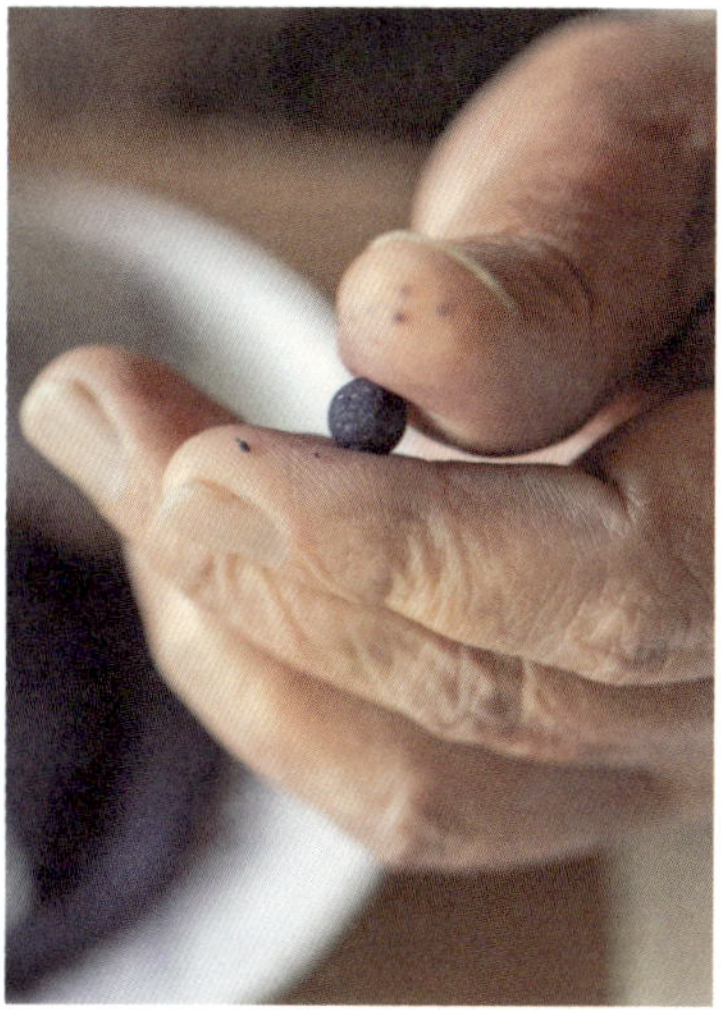

スプーンですくって指先で丸め、
丸薬ができ上がる。

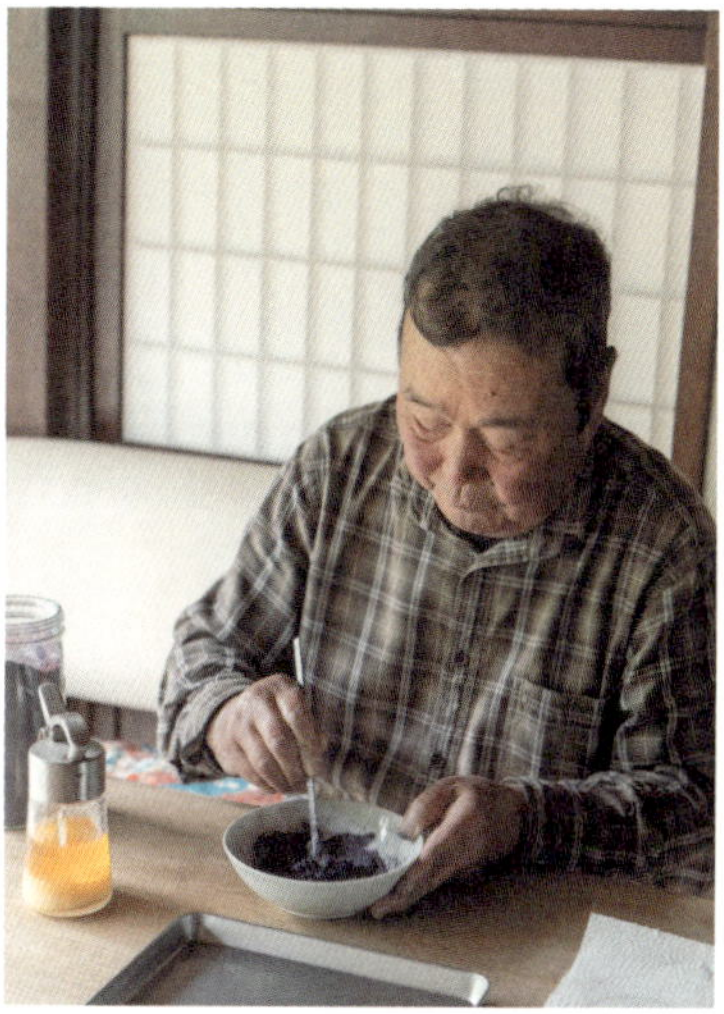

クズの花の丸薬づくりは浩輝が担当。
丁寧な作業で一つ一つ作る。

山《さん》水《すい》女《め》の人びと

山水女の代表・佐藤たか子は最初、農業祭りでボランティア活動をする女性グループ「かぶらの会」を立ち上げた。女性が外へ出ていくのをいぶかる時代に「役場に頼まれたから」と家族を説得しながら活動したという。続いて参加したのが「えごまレディース」。無農薬で化学肥料を使わないエゴマを栽培し、アルプス薬品工業に卸し、イベントで「えごまおはぎ」をふるまう活動の渦中、移住してきた塚本東亜子と出会う。

「思ったことをスパッというタイプで、出会ったときからたくさん刺激を受けました。当時、情報発信の仕方が分からなくて役場の野村久徳さんにお尻を叩かれて。そこで〝この人に近づこう〟と思って、友達を連れて塚本家に遊びに行くようになったんです」

東亜子も「わたし、断ることを知らないから。気軽にご飯を食べに来てもらって。その代わり、野菜やコメをいただいて。とても気軽な関係よね」と屈託がない。

山水女のメンバーは塚本家に泊まり込みの調査に来ていた村上を質問攻めにしたもの

だ。薬草にどんどん興味が湧き、佐藤自身はメナモミ、オトギリソウ、ノブドウ、トウキのほか、風邪の症状によいナギナタコウジュや利尿作用があるイノコヅチなどを栽培した。そんなとき、うれしい〝事件〟が起きた。

山水女がメナモミを普及させようと、2014年の全国薬草シンポジウムなどで市民向けに苗を無償配布した。この取り組みが農業専門誌『現代農業』2016年5月号に掲載されると、全国から「有償でいいから分けてほしい」と注文が殺到。そこで佐藤は、飛騨市薬草チームの中村篤志と種をポットに入れて苗を育て、栽培マニュアルと一緒に各地の希望者に送った。するとお礼のメッセージが次々と届き、反響にただただ驚いた。

山水女のモットーは、薬草普及のボランティア活動に徹するところにある。

23年の全国薬草シンポジウムに合わせ、塚本家を開放して薬草ピザのワークショップを開いた様子は18ページですでに触れた。薪をくべてピザ生地を焼く本格的なピザ窯を庭に持ち込み、ノブドウやイノコヅチなどの葉をふんだんにのせたピザがおいしく焼ける香りが周囲に漂い、参加した薬草ファンたちをしびれさせたものだ。

出前講座もお家芸。飛騨市の中心市街地にある古川町公民館などで、「えごまおはぎ」を教えるワークショップも定例開催している。子どもたちも参加するようになり、世代を超えて薬草料理の輪が広がっていく。

コラム●遊び場は薬草蔵～中村コレクション

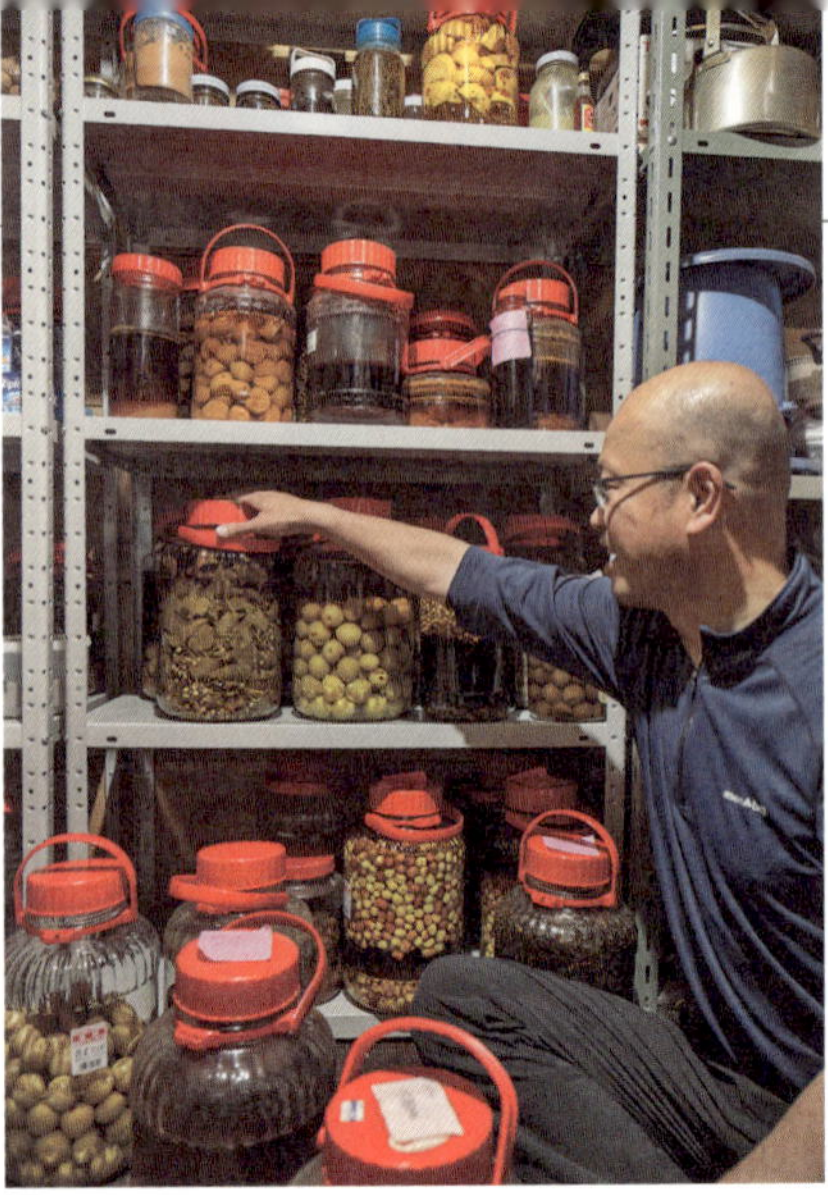

夏でもひんやり涼しい部屋には10年もののクズの花酵母も。

飛騨市役所の中村篤志には自宅1階奥の蔵に〝秘密基地〟がある。2畳ほどの空間に所狭しと並ぶのは、のどの痛みに効くカリンのハチミツ漬け、咳止めになるナンテンの焼酎漬けなど約80種のガラス瓶。ドクダミ汁を発酵させたドクダミワインは毎年8リットル瓶に2～3本仕込むため、生薬の圧搾機も備えてある。

「カキの種を黒焼きにすると香ばしくて食べやすい」と聞き、試してみた。アルミ箔を敷いた土鍋にカキの種を入れ、カセットコンロで焼くこと6時間。煙が出るから実験場は田んぼの真ん中。寒い正月休みのできごとだ。

子どものころ、蓄膿症のためドクダミの苦い茶を飲むよう言われ、鼻には生葉を丸めて詰めた。辛かった。

そんな中村が薬草に惹かれたのは市の薬草チームに入ってから。山水女をはじめ住民の薬草パワーにほれ込んだ。まずは作って味わってみる。そしておいしくいただけるよう、自ら実験を重ねる日々が続いている。

第5章

薬草料理を伝える

薬草を食べる目的は「ミネラル」

JR飛騨古川駅から10分ほど歩くと、宮川と荒城川（別名・蕪川《かぶら》）が合流するほとりに、1870年創業の料理旅館「蕪水亭」がある。飛騨の代表的な家庭料理「朴葉味噌」が元祖の宿だが、いまでは、薬草会席料理を求めて全国から人が訪れる。四代目主人の北平嗣二は、薬草博士・村上光太郎の教えをベースに試行錯誤を重ね、薬草のさまざまな食べ方を考案している。

「現代人は、ミネラル不足だと言われます。野菜にしても、化学肥料を使って栽培するから、昔に比べてミネラル分が少ない。薬草を食べて豊富なミネラルを補い、健康につなげてほしいんです」

一般に薬草というと、苦い、食べにくい、おいしくないと思われがち。だが、北平はそれぞれの長所を生かし、誰にでも食べやすいように工夫を凝らす。

例えば、ある日の「本格薬草会席」の献立は、食前酒の自家製紫蘇《しそ》ジュースから始まり、トマト煮、メナモミ豆富、クワの葉寒天の生盛膾《なます》、飛騨牛の飯蒸し、あいなめの吸いもの、黒豆煮や梅甘露煮、海老甘煮などの前菜、鏡鯛のお造り、薬草の天ぷら、飛騨牛の石焼き、ご飯と汁、クロモジゼリーまで、すべての料理に薬草を生かしている。

この献立を見てお気付きだろうか。メナモミ豆富やクワの葉寒天の生盛膾、薬草の天ぷらは、色や形から薬草料理だと一目瞭然だ。しかし、トマト煮や吸いもの、海老甘煮、お造り、飛騨牛の石焼きなどには薬草がどう使われているのか、見た目では分からない。

「薬草を食べる目的は、ミネラルを摂ること。その点で、薬草料理には2タイプあると思っています。一つは目に見える薬草料理。もう一つは、いわば目に見えない薬草料理で、見た目には分からなくてもミネラルが摂れる方法があります。〝薬草だし〟です」

薬草が見える料理は、誰にでも分かりやすく、食べている実感も湧く。一方、薬草のミネラル成分を水に移してだしにすれば、薬草の形は見えないが煮汁すら吸いものになり、料理のバリエーションが広がる。液体なので、体にも負担なく吸収できる。

蕪水亭の定番「トマト煮」も、見えない薬草料理。皮を湯むきしたトマトを薬草だしで含め煮にし、たっぷりめのだしと一緒に器に盛り、エゴマをトッピングする。だしこそが薬草料理のポイントで、トマトの旨みであるグルタミン酸が移って味わいがさらに引き立ち、すべて飲み干すのが体によい。

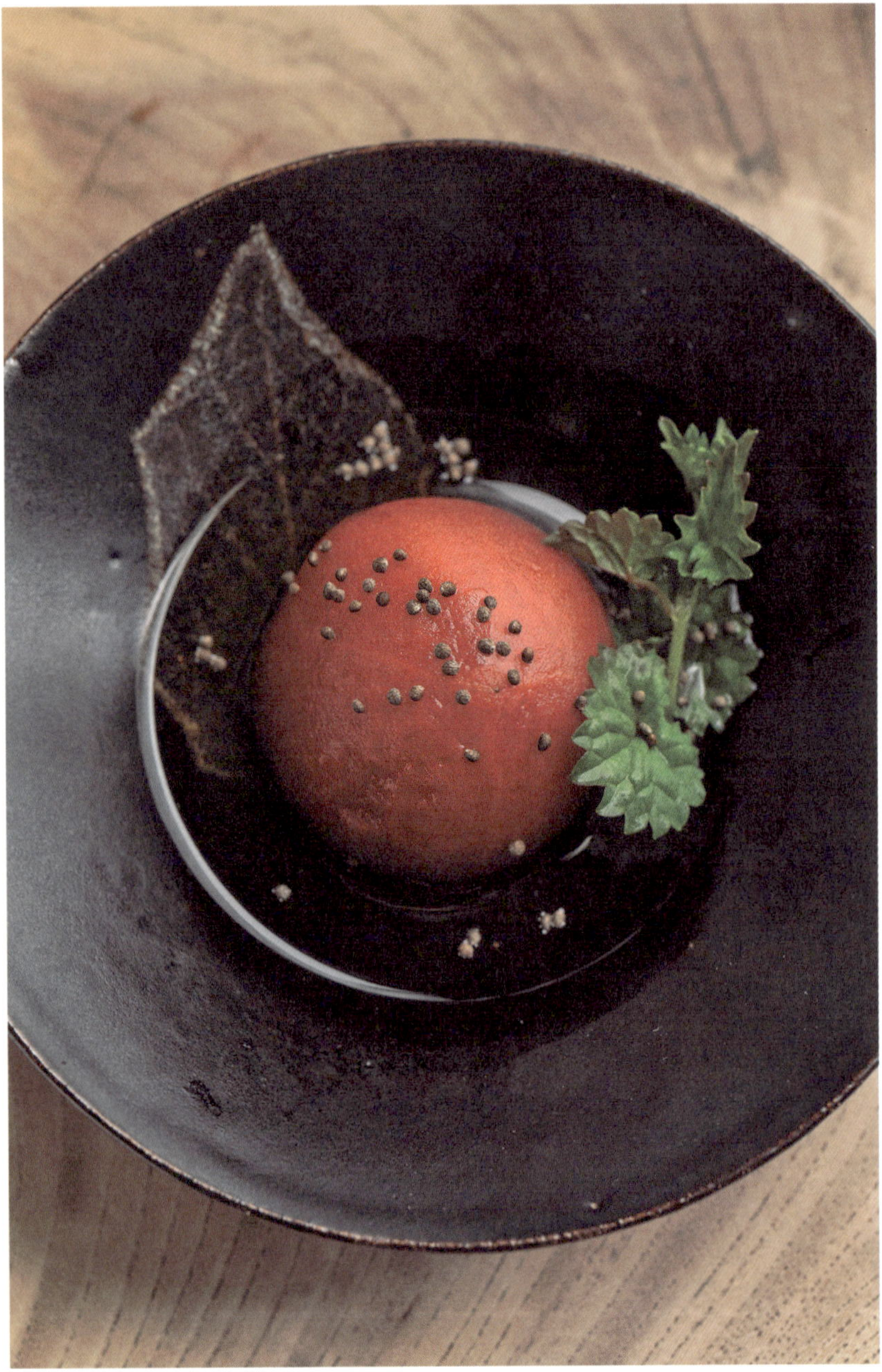

薬草会席の１皿目として提供される、定番のトマト煮は、〝見えない薬草料理〟。

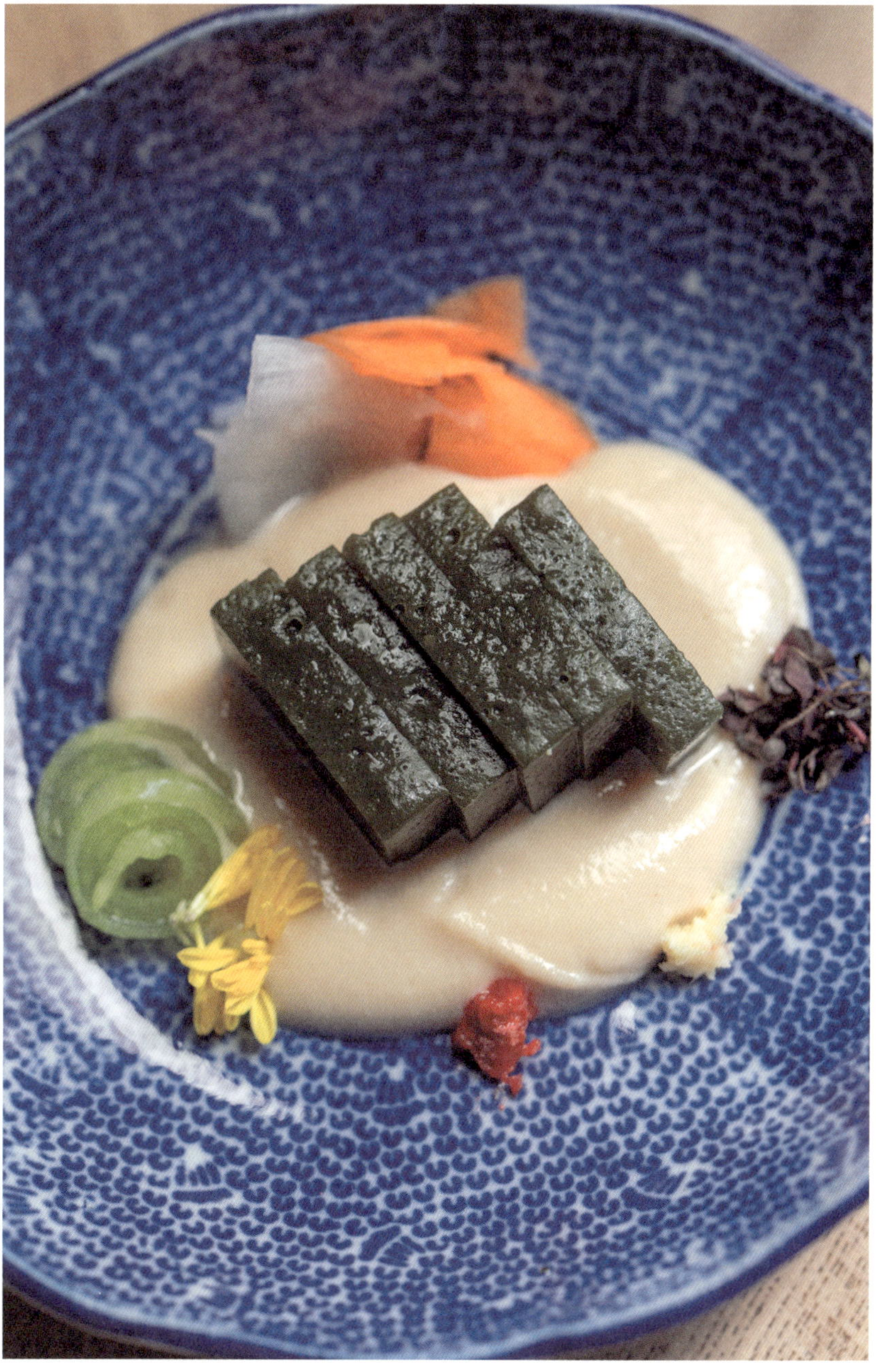

養蚕の盛んだった飛騨らしく、クワの葉を使った〝見える薬草料理〟。

ミネラル豊かな〝薬草だし〟

蕪水亭の料理を支えている薬草だしは、生の薬草が採れる春から夏にかけて、その日に手に入る薬草をブレンドして使う。秋から冬の季節、フレッシュな薬草が手に入らない時期には乾燥した薬草を使う。

北平は薬草が芽吹く5月、店の裏で摘んだ自生の薬草でだしを取った。イノコヅチにスギナ、ノブドウのつる、クワの葉、タンポポの葉、ドクダミなど9種類だ。水洗いし、沸騰した湯の中に、鍋からあふれんばかりに薬草を入れ、かつおぶしも手のひらで大きくふたつかみして入れる。混ぜて材料を沈ませたら火を止め、そのまま30分ほどおき、ざるでこせば薬草だしができ上がる。

薄い黄色がかった透明のだしからは、薬草独特の香りとかつおぶしの香りがふんわりと漂い、飲むとおだやかな旨みが広がる。薬草をそのまま食べたときのクセや強烈な臭いは感じられない。香りや味が強すぎないからこそ汎用性があり、素材の味にも寄り添うのだろう。

薬草だしには、一期一会のおもしろさがある。とくにフレッシュな薬草を使う場合、毎日同じ材料が手に入るわけではないから、その日その日の味になる。同じ料理でも、日によって違う味を楽しむことができる。

乾燥した薬草を使えば、一年中だしがとれるのも魅力的だ。

「標高の高い飛騨は冬が来るのが早く、4月になるまで雪も残っています。半年近く、どうやってミネラルを摂るのか、といった課題を解決してくれるのが薬草だしだと思っています。薬草の組み合わせによって、味をいかようにも変えることができる。家にこもりがちな冬場、料理を飽きることなく食べるための知恵だと思います」

さらに、全国に薬草料理を普及させるために考案したのが、手軽に薬草だしがとれるだしパック「元気になれる役草《やくそう》かつおだし」。材料は、乾燥させたハトムギ、黒豆、メナモミ、クワの葉、スギナなどの薬草とかつおぶし。味やミネラルのバランスなどを考えて組み合わせた計29グラムを大きめのお茶パックに詰めたもので、これで約1リットルのだしがとれる。乾燥させて味が凝縮しているからか、フレッシュな薬草を使っただしよりも味わいがやや濃厚な印象だ。

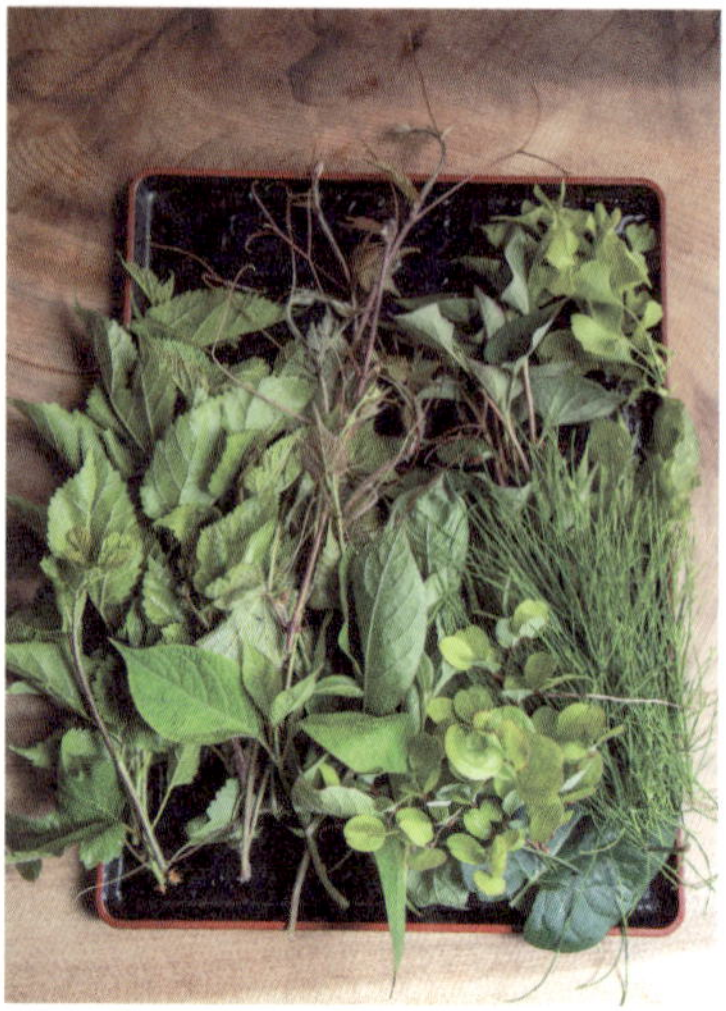

フレッシュな薬草が採れる季節は
日々、だしの材料が変わる。

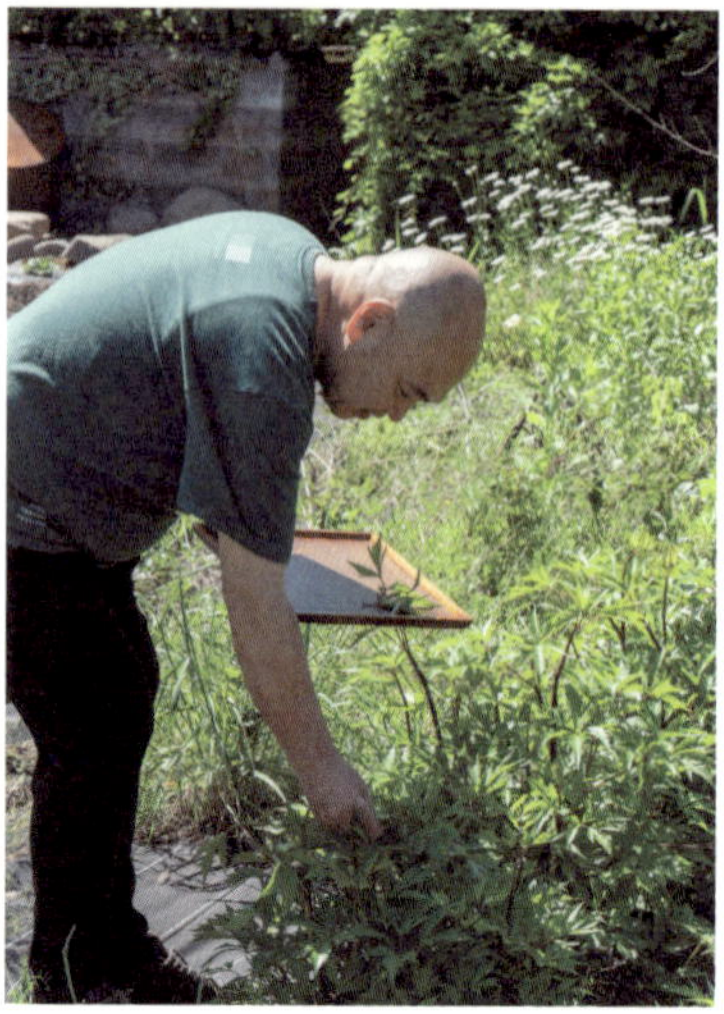

春の芽吹きから秋が深まるまで、
店の裏の畑で薬草を摘んで料理に使う。

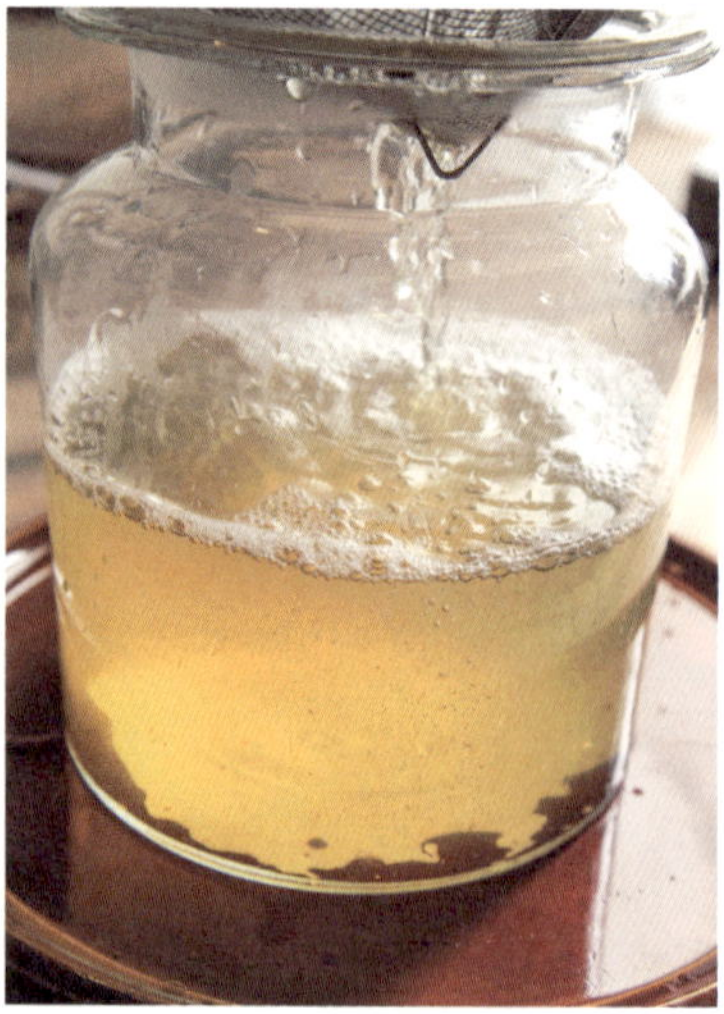

薬草だしのでき上がり。使う薬草に
よっても、色が違うという。

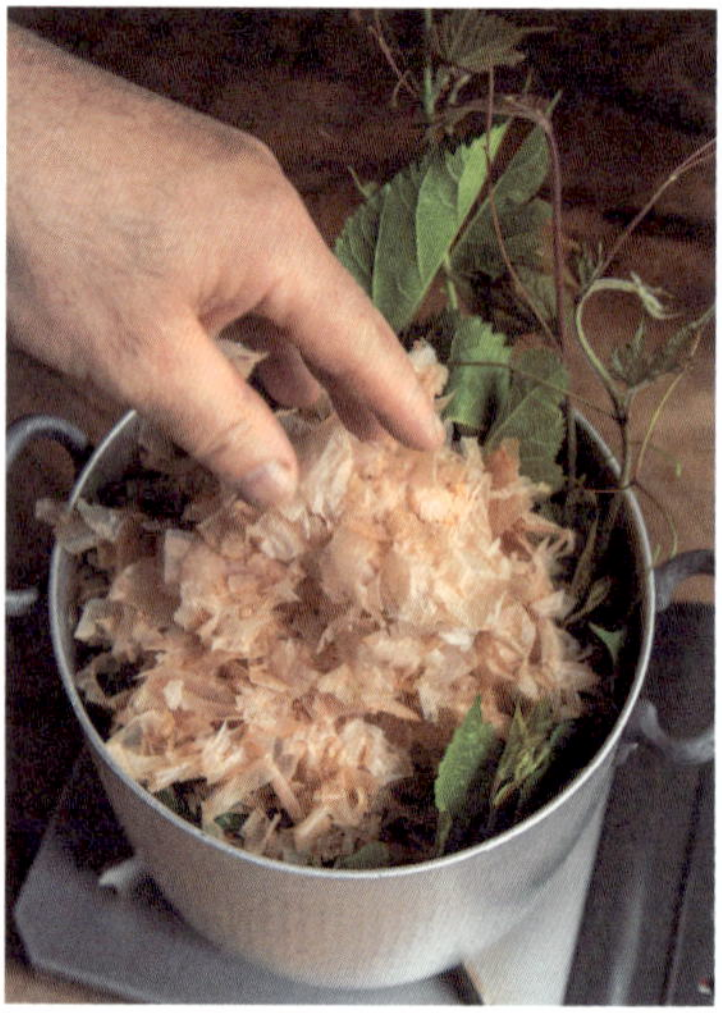

湯が沸いたら、鍋からあふれんばかりの
薬草とかつおぶしを入れる。

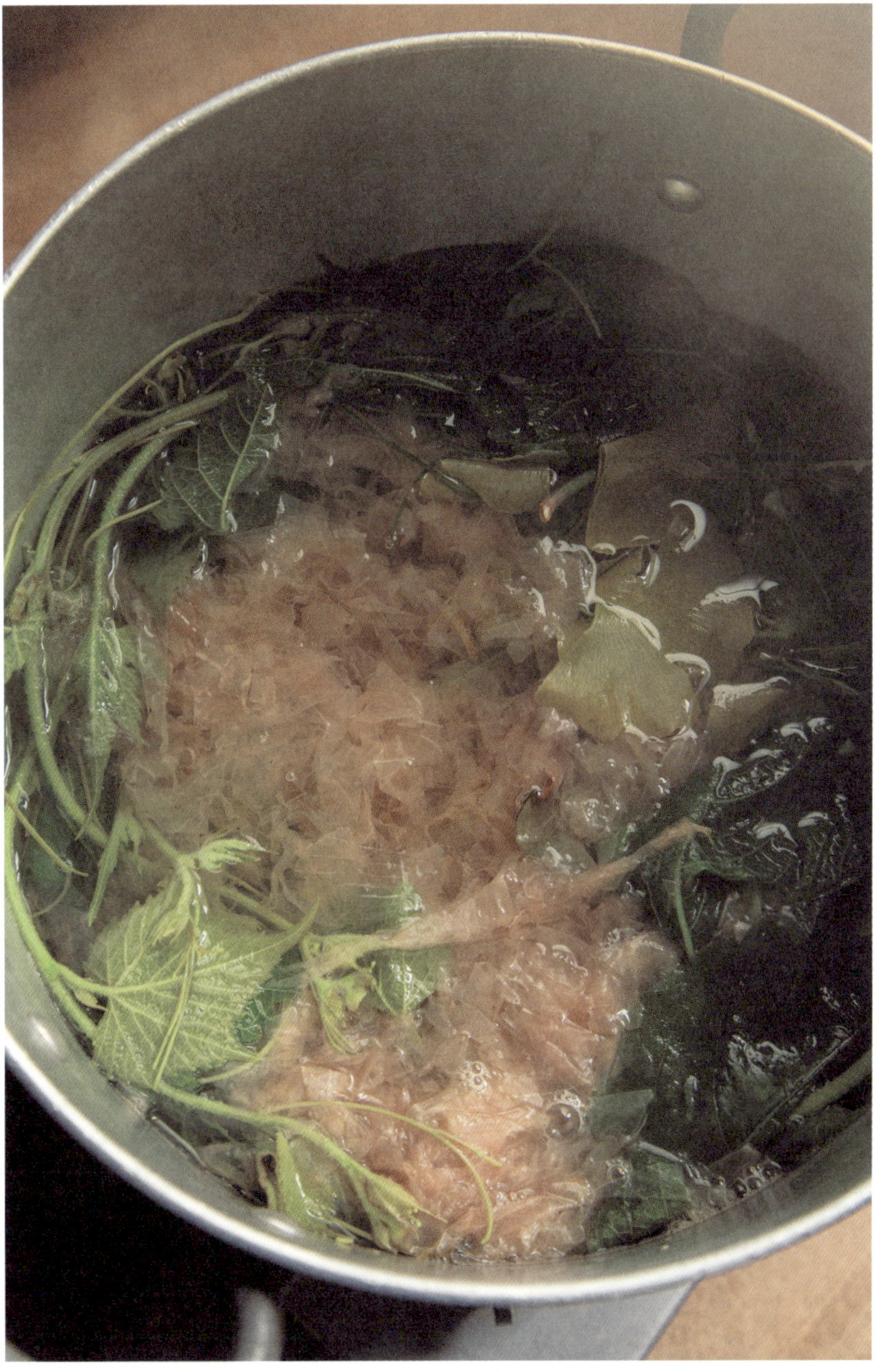

湯に材料を入れたら、火を止めて材料を沈ませて30分おいて抽出する。

薬草会席の極意

実際の会席料理で、薬草がどう使われているのかを見てみよう。

メナモミ豆富は、メナモミの微粉末と葛粉を薬草だし、ゴマペースト、砂糖、醤油で練り上げて、冷やし固めたもので、メナモミの苦みがマイルドになって食べやすい。飛騨牛の飯蒸しは、クチナシと薬草塩で下味をつけたもち米を蒸し、さっとあぶった飛騨牛で巻いて、薬草だしで煮びたしにしたコゴミをのせたもの。吸いものは、あいなめの葛たたきに薬草だしの吸い地を張って、旬が一緒の「出会いもの」として木の芽と山菜のワラビをのせている。前菜はクズの花の酢のものと、薬草だしで含め煮にした海老、皮付きのウド、サツマイモ、黒豆を盛り合わせ、添えているのはクズのつるだ。

次はお造り。北平は、薬草会席を考えるにあたり、お造りをどうすれば薬草料理にできるのか、一番悩んだという。そしてある展示会で〝エスプーマ〟に出会う。これは、スペインのモダン料理で流行った手法で、筒状の専用の道具に液体を入れ、スプレーのようにして出すと、液体が細かい炭酸ガスを抱き込んで、きめ細かくなめらかで柔らかい泡になる、というものだ。これを使って、醤油代わりに〝薬草だしのエスプーマ〟をたっぷりと添え、お造りを食べるという趣向にした。

薬草の天ぷらは、シンプルに薬草塩をつけて食べることで、素材の味をストレートに味わってもらう。薬草と油は相性がよく、苦みを感じにくくなるという。

「刻んだ薬草とひき肉を混ぜたあんを包んだ〝薬草ギョウザ〟もおいしいです。肉の油分が薬草のクセや苦みを包み込んでマイルドになるんです。揚げてもいいですね」

メインディッシュの飛騨牛の石焼きは、シンプルに焼いた牛肉を、お好みでメナモミとトウキのタレか、5種類の薬草塩、大根おろしで食べる。ちょっとずつさまざまな薬草を試すことができ、食べる楽しみが広がる。

締めの味噌汁のだしも、もちろん薬草だしだ。水のものには、クロモジを煮出して爽やかな香りを移して作ったゼリー。季節によっては、メナモミの微粉末を混ぜて焼いたチーズケーキ、メナモミとクワの葉の粉末を混ぜたプリンなど、お菓子の幅も広い。

蕪水亭の玄関を上がると、自家製の薬草リキュールが入った小さなガラス瓶が並ぶ。ヨモギ、ウメ、ドクダミ、松ぼっくりなど12種類ある。入浴剤に使える薬草が入った瓶も置かれ、薬草を楽しむためのおもてなしにあふれている。

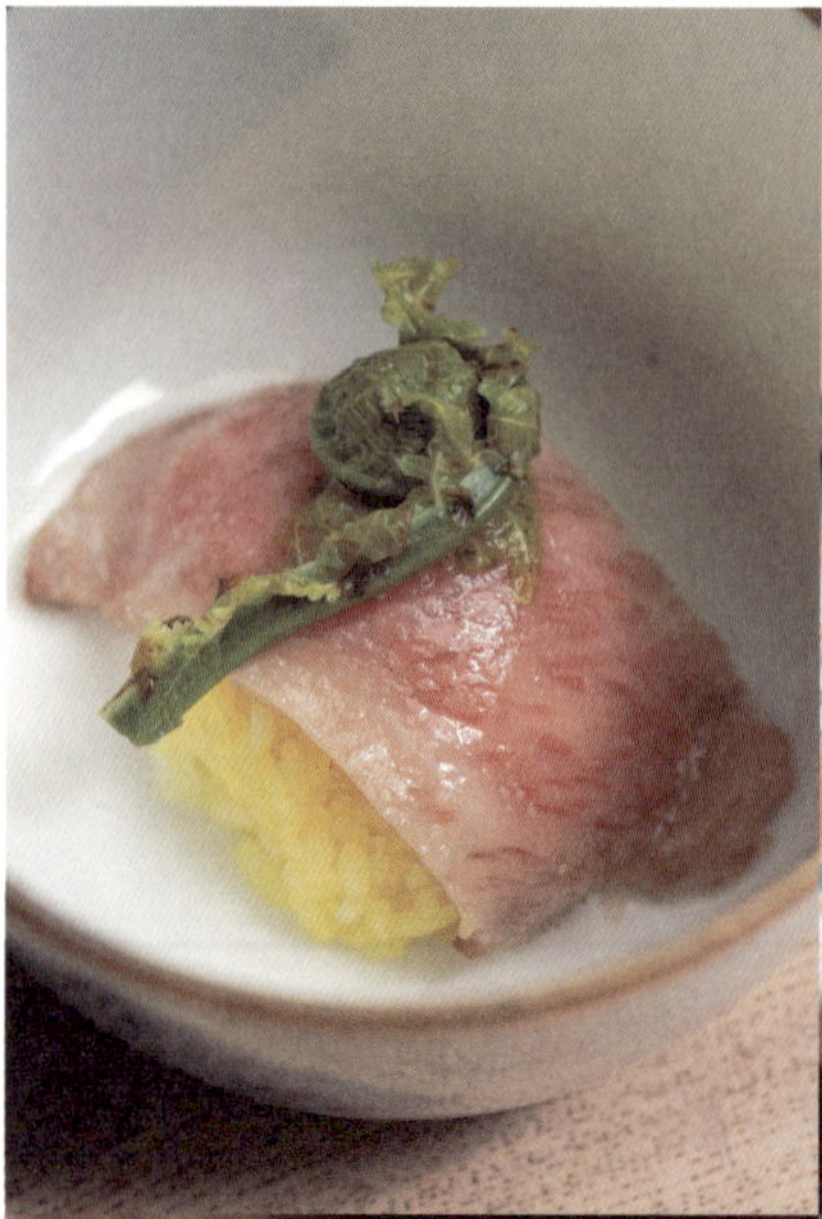
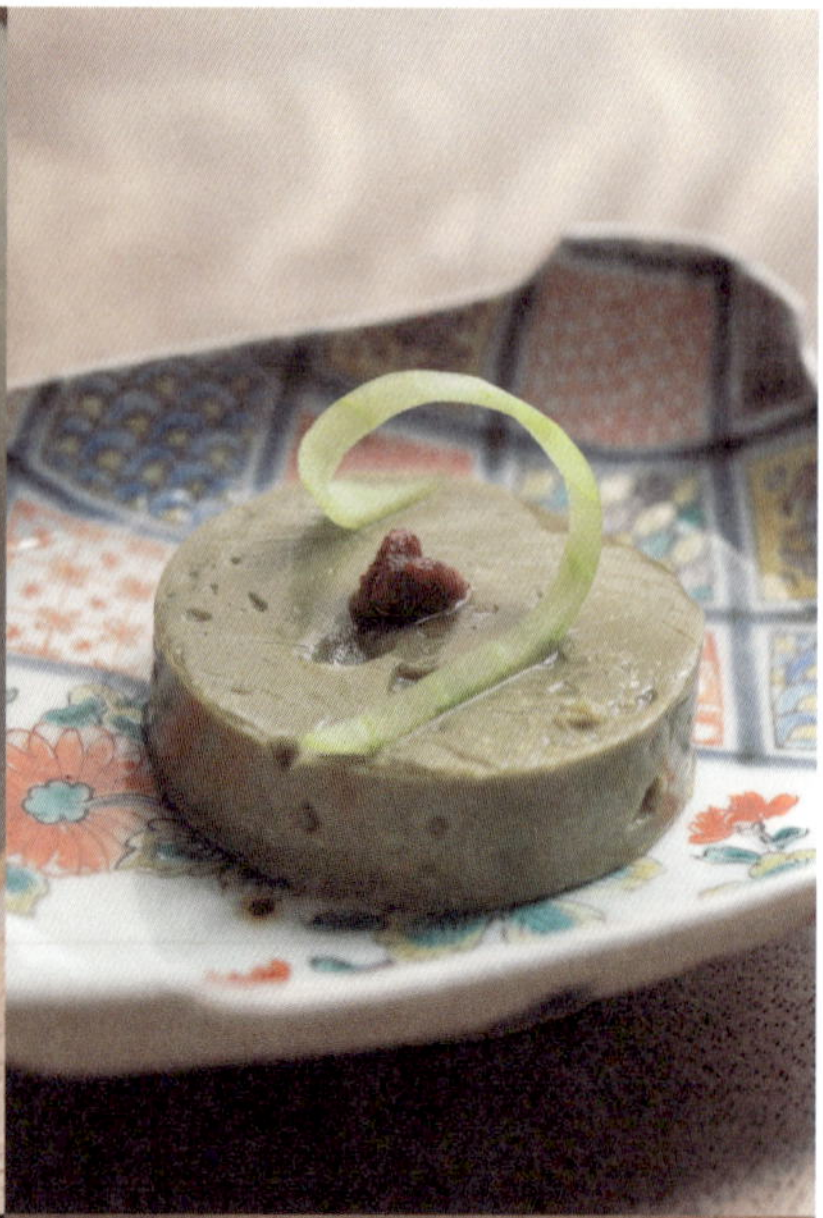
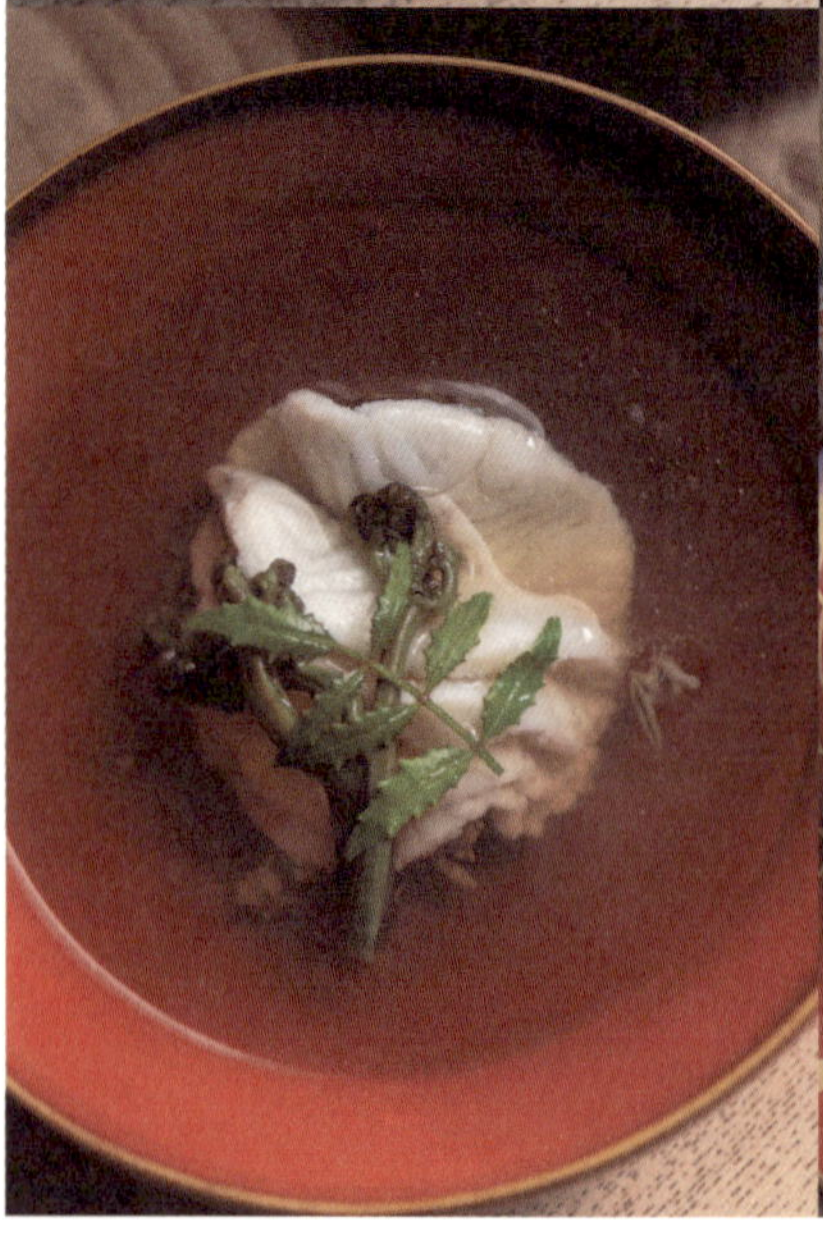
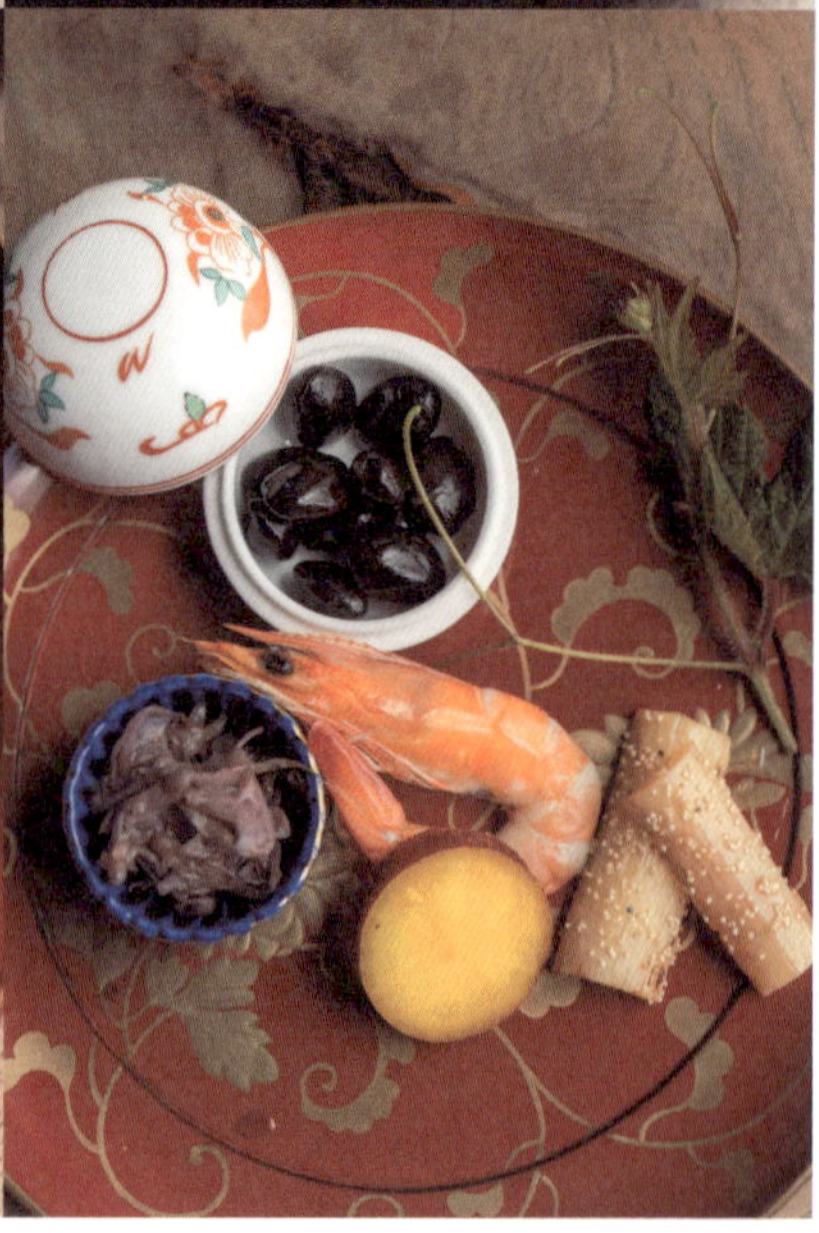

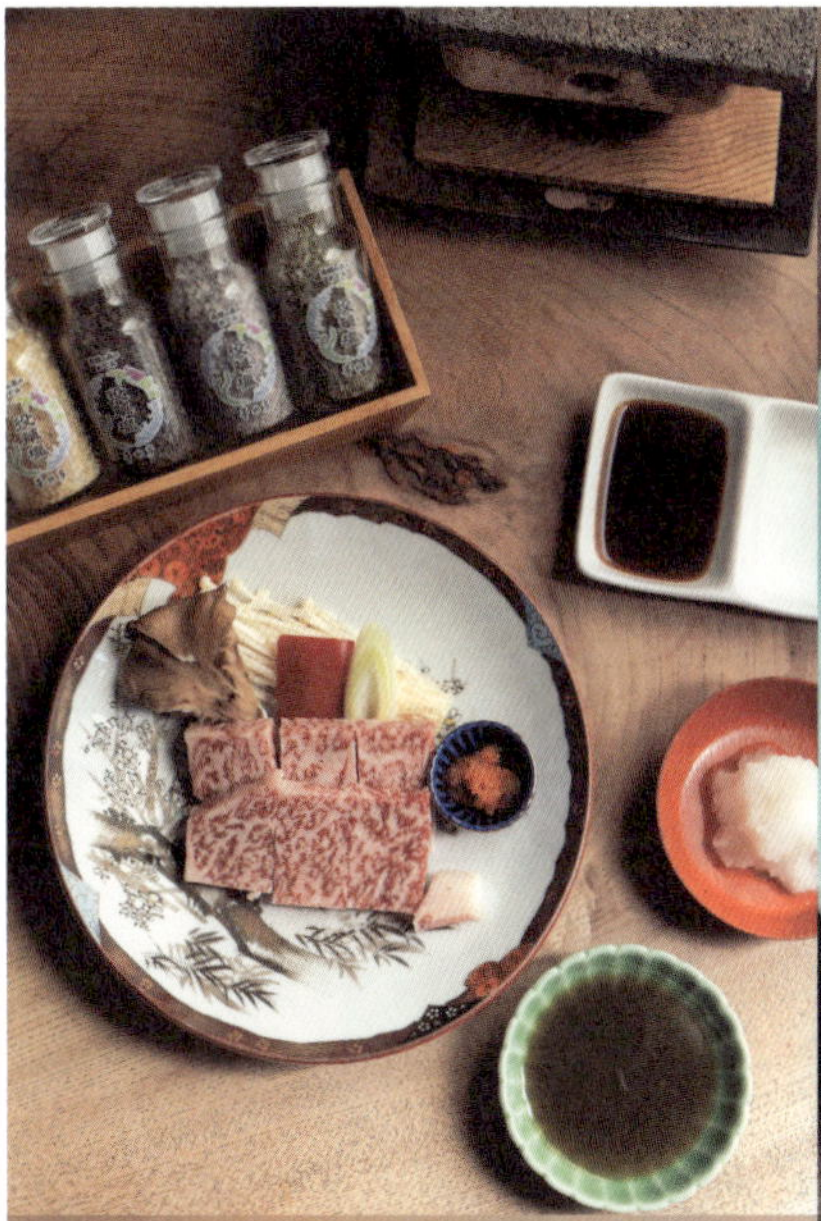
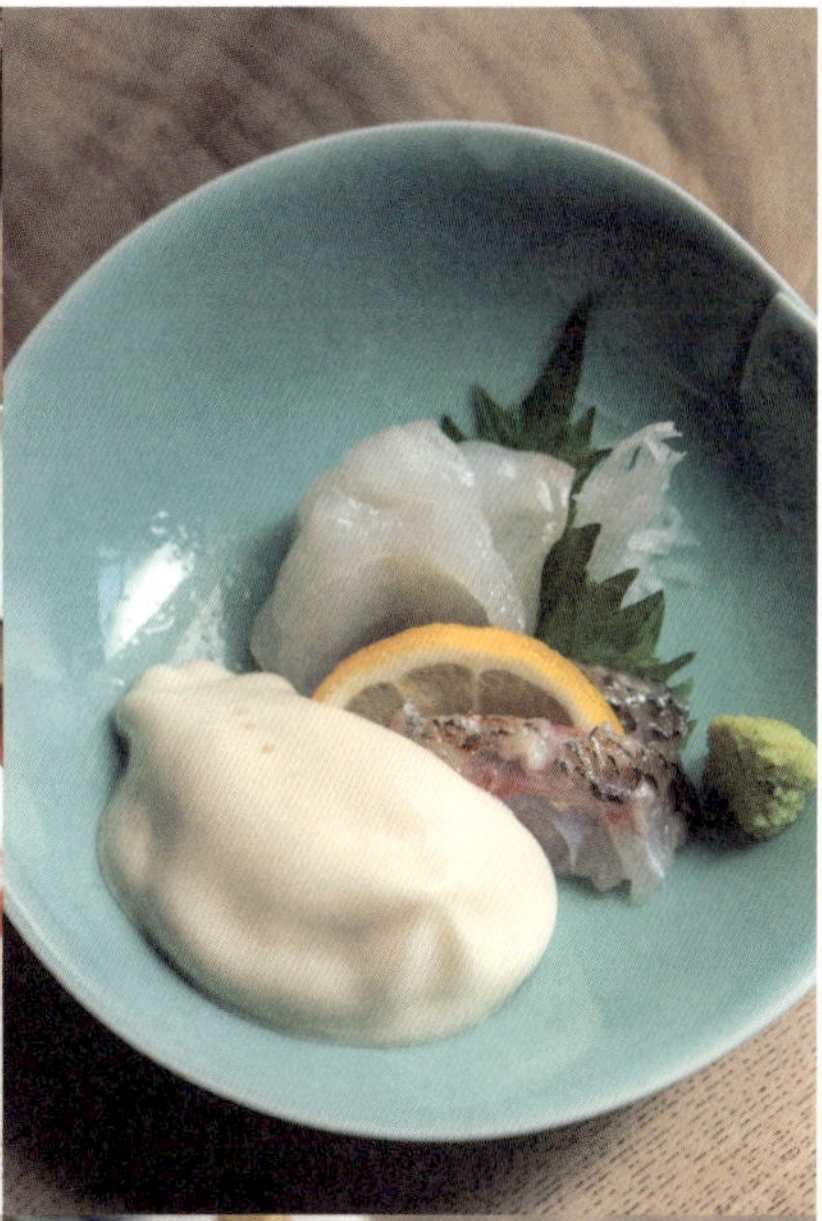
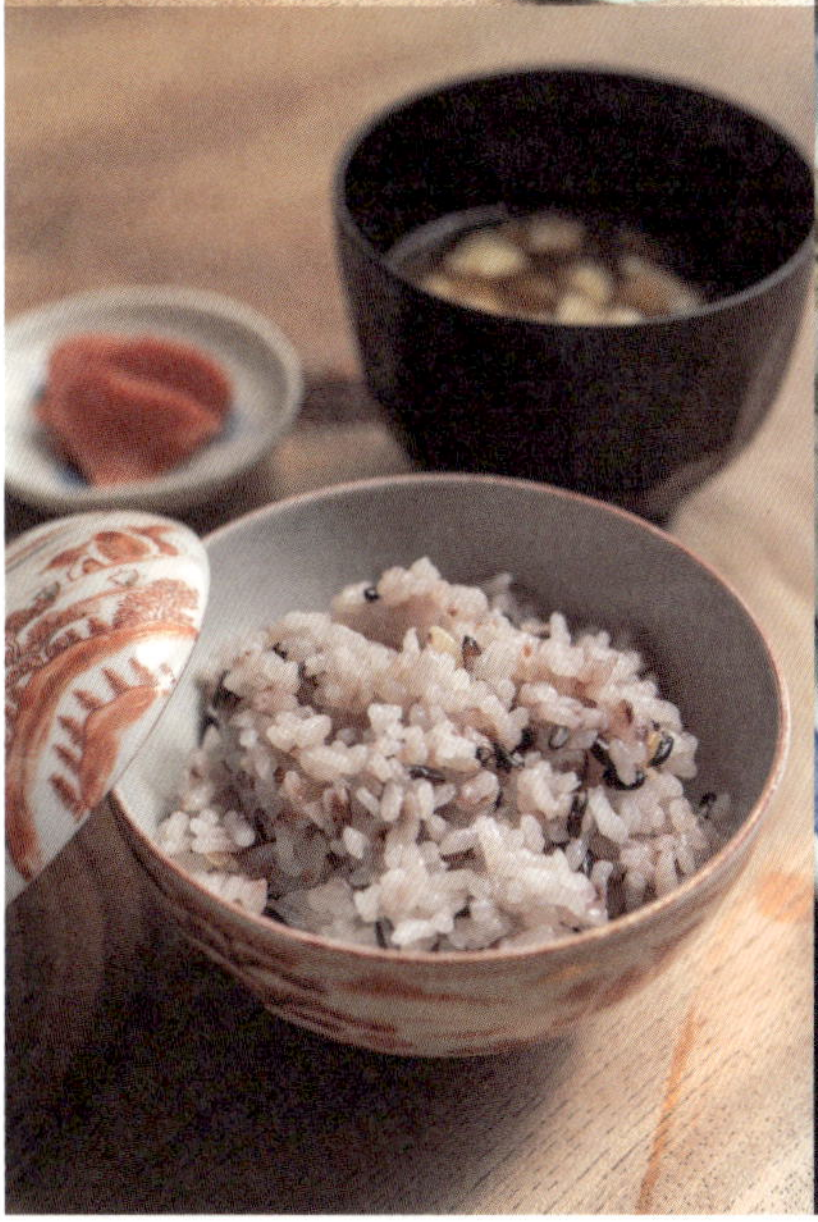
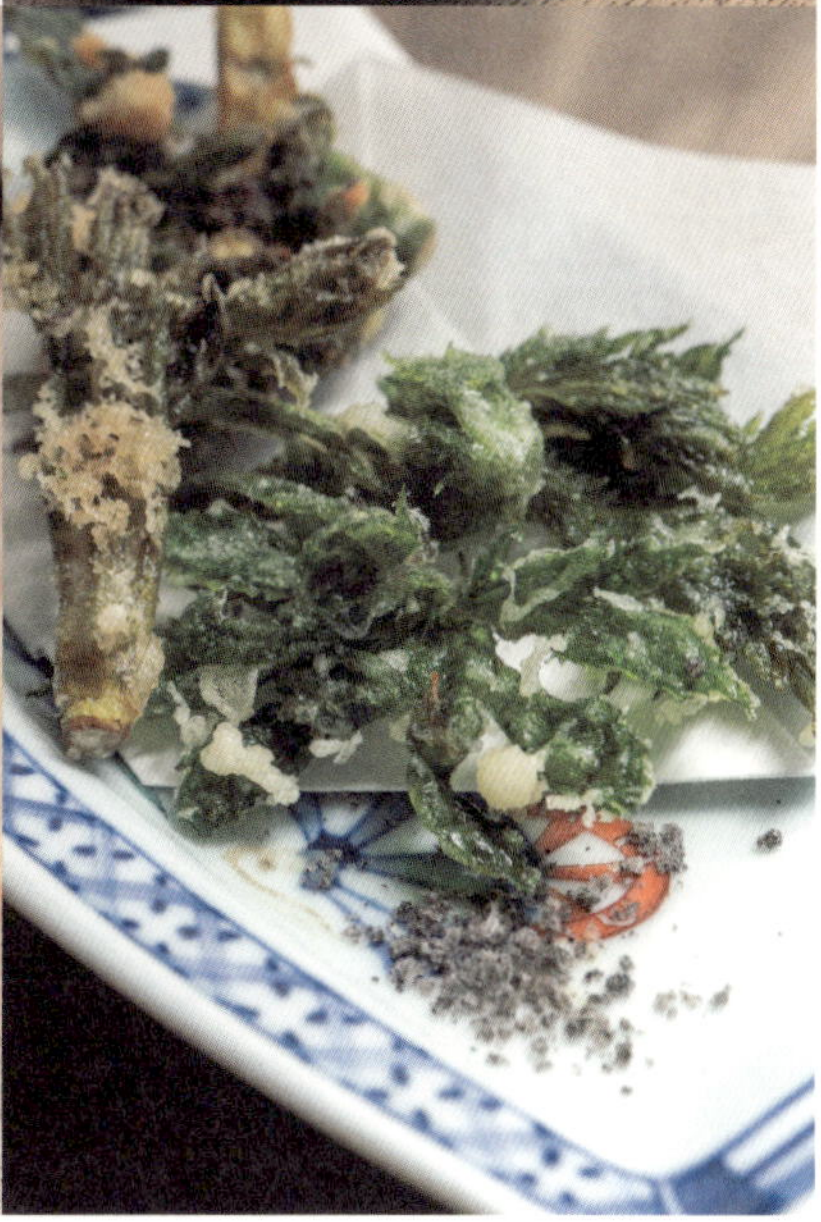

「薬草コンシェルジュ」を育てる

〝薬草コンシェルジュ〟という言葉を聞いたことがあるだろうか。

薬草博士の村上光太郎が遺した「健康村構想 事業計画書」を参考にして、NPO法人「薬草で飛騨を元気にする会」(代表・北平嗣二)がつくったもので、初級、中級、薬草ティーセレモニー、上級の4段階がある。講習や試験を受けて認定されたコンシェルジュたちがそれぞれに薬草に関する活動を行うことで、より多くの人に薬草料理を広めるのが狙いだ。現在、飛騨市を中心に、高山市、下呂市、山口県や栃木県など、計78人のコンシェルジュが認定され、自宅で料理教室やティーセレモニーを開いたり、薬草料理を出すゲストハウスを運営したりと活動の幅を広げている。

2023年12月1日、ひだ森のめぐみのキッチンでは、中級以上のコンシェルジュを対象に、この年3回目となる料理教室が行われていた。教えるのは北平。デモンストレーション式の講習で、目の前でじかに料理を教わったり質問したりできる。

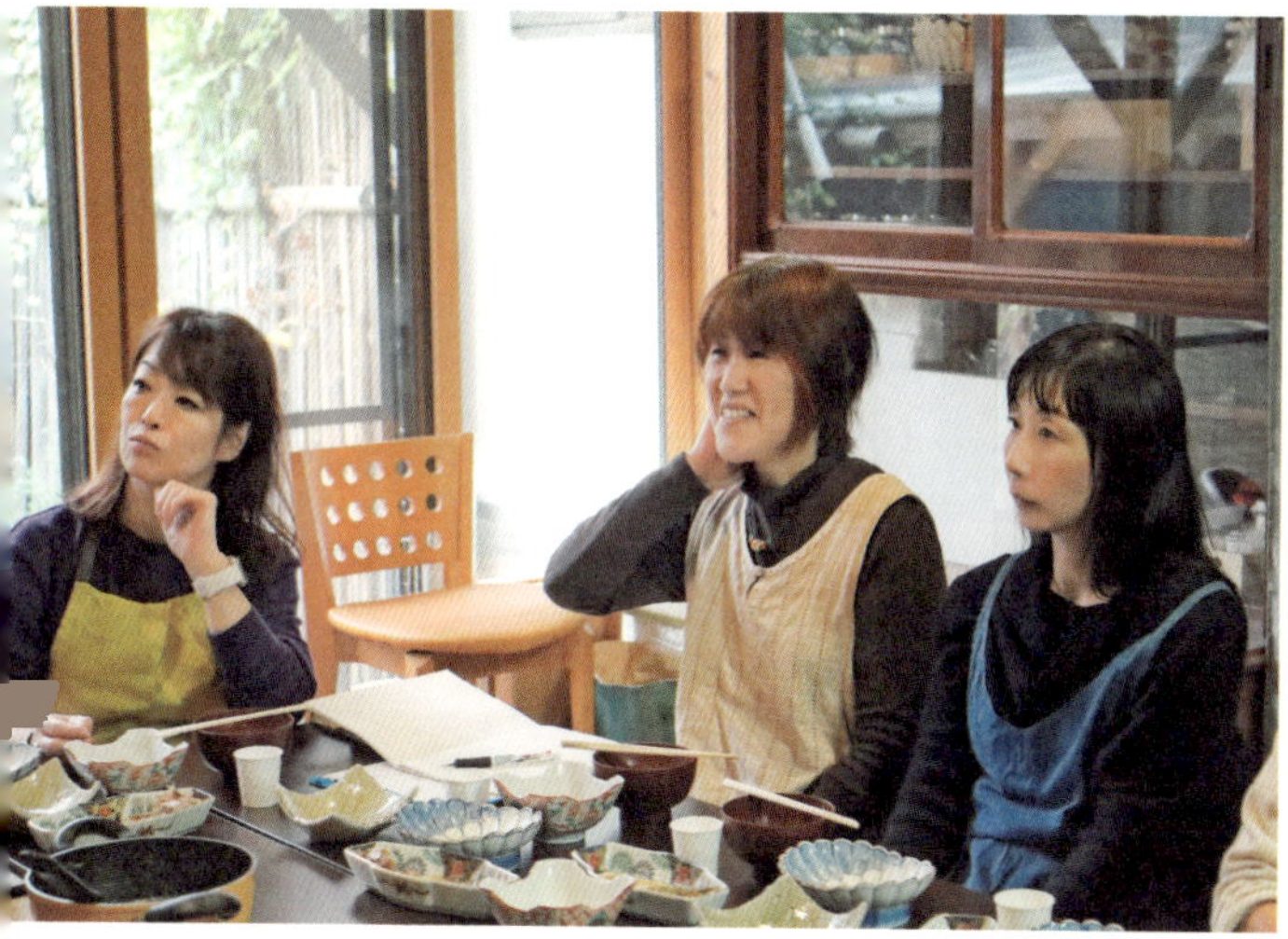

試食で味を確かめられるとあって、定員5名がすぐに予約でいっぱいとなった。この日は、飛騨市で料理やお菓子、お茶のワークショップを行う「薬草を楽しむ会WAKUWAKU」の石原恵子、下呂市で自然ガイドや自然の恵みを生かした郷土料理などを教える「Mina Base」の皆越真佐代、高山市でハーブの蒸気を体に当てる「ハーブ蒸し」とヨガを組み合わせた事業を行う「any」の平林享恵らが参加した。

前日の11月30日も満席で、絵手紙ボランティアフレンズの山鼻倭文子や、薬草を学んで子育てにも生かしたいと大阪から飛騨地方に移住した上田涼子の姿もあった。

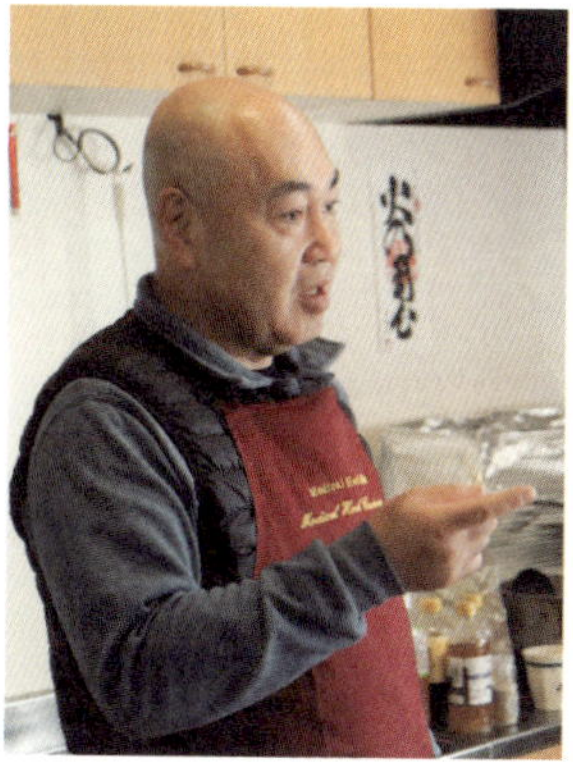

薬草から手軽にミネラルを摂る工夫

「皆さんにはコンシェルジュとして、薬草料理を普及してもらいたいんです」

北平がそう言って用意したのは、初お披露目の3種類の薬草だし。それぞれに呼び名があり〝かんじんかなめの薬草だし〟〝体リセット薬草だし〟〝スッキリ薬草だし〟だ。

だしのとり方はどれも同じで、ボウルや鍋に材料を入れ、沸騰したお湯を注ぎ、そのまま30分おいたらこすだけ。蓋はしてもしなくてもよい。

「水に入れて火にかけるのではダメですか？」

「煮出さないいんですか？」

興味津々のコンシェルジュたちから質問が飛ぶと、北平はきっぱり言う。

「えぐみや苦みが出るから、火にかけません。アクもミネラルだから、取りませんよ」

ここでだしの材料と分量をご紹介しよう。

〝かんじんかなめの薬草だし〟は、クズの花を10グラム、利尿効果のあるオオバコを15グラム、かつおぶし20グラム。だしの色は濃いめの茶色だが、味はそれほど強くなく、汎用性が高い。

〝体リセット薬草だし〟は、添加物が多い食生活になりがちな現代人のミネラル補給を狙ったもので、ドクダミの葉、ハトムギ、黒豆を10グラムずつ、スギナを5グラム、かつおぶしを20グラム。少しにごったような薄いベージュ色で、深い味わいだ。

〝スッキリ薬草だし〟は、ビタミンCが豊富なカキの葉5グラム、かつおぶし20グラムなどで、さっぱりした味わいがする。

ミネラルは1回で出尽くすので、だしがらは庭にまいて肥料にするのがおすすめだ。

この日、もう一つ新しい提案があった。香りのよい薬草オイルだ。作り方は、まずピュアオリーブオイルを火にかけ、90度前後になったら、細かく刻んだクロモジの枝や葉、または鎮痛作用のあるセキショウの根や葉を入れ、蓋をして弱火で40度をキープしながら2時間加熱し、香りと成分を移す。分量はお好みで、ふわっと香るぐらいが理想。洋風の料理にぴったりだ。

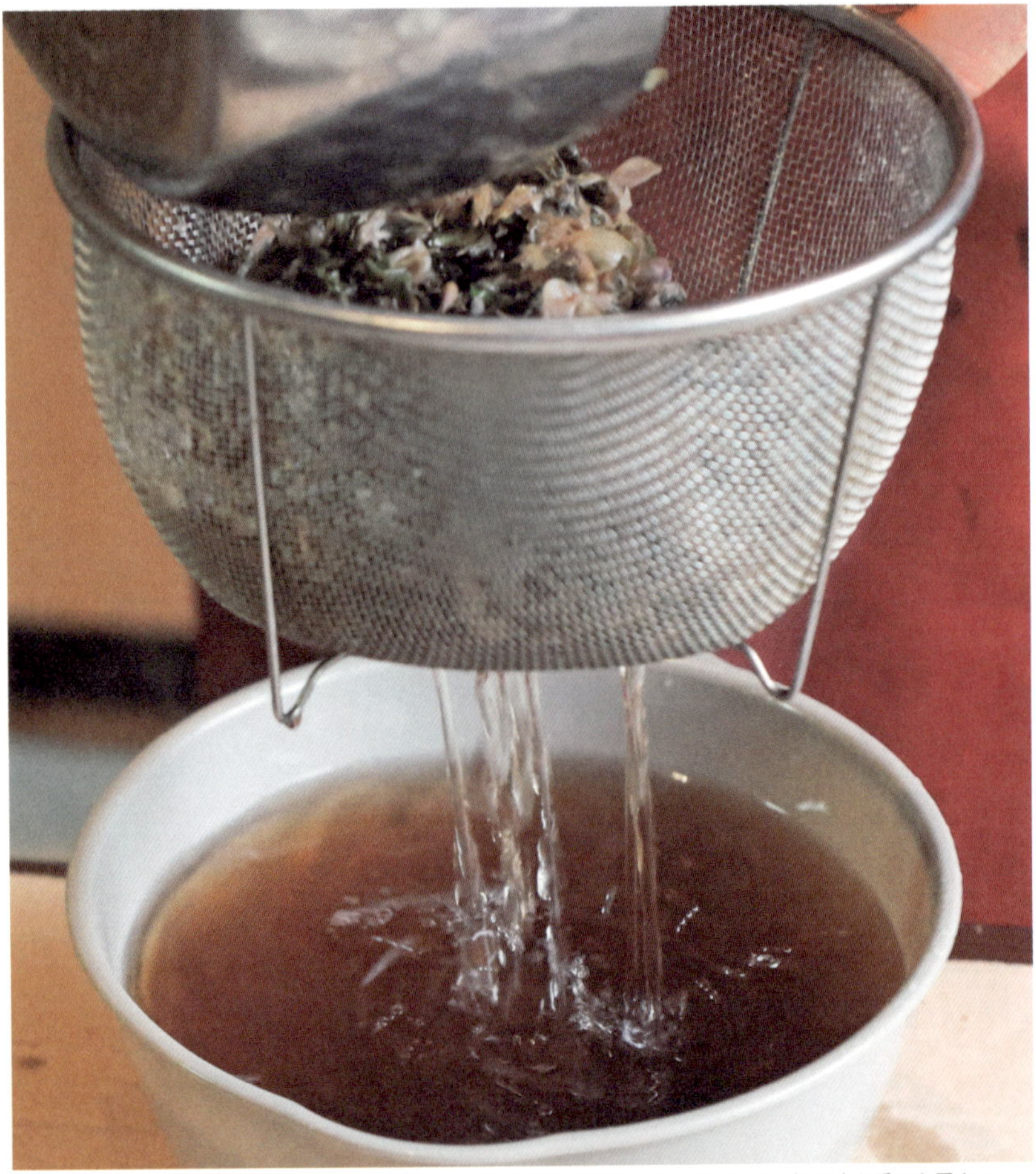

〝かんじんかなめの薬草だし〟は、深みのある色。薬草の組み合わせによって、色も味も香りも異なる。

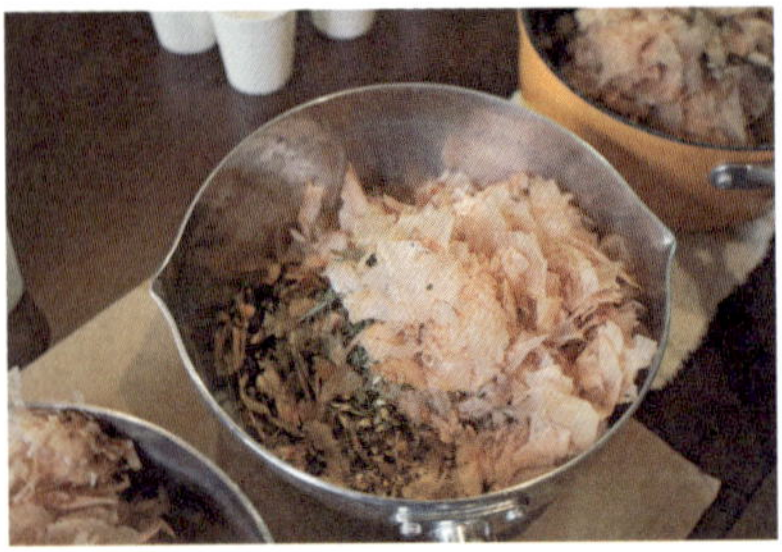

〝体リセット薬草だし〟には、
ドクダミ、ハトムギ、黒豆を使う。

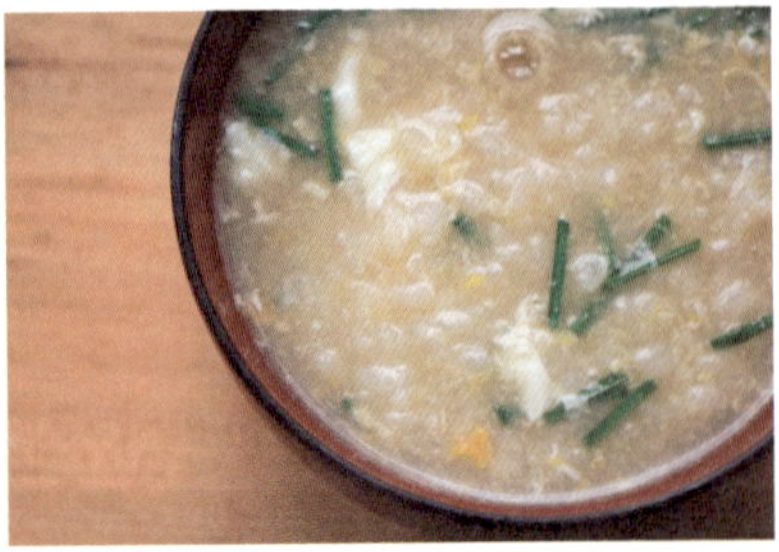

誰もが簡単に作れ、
一皿でお腹も満たされる雑炊。

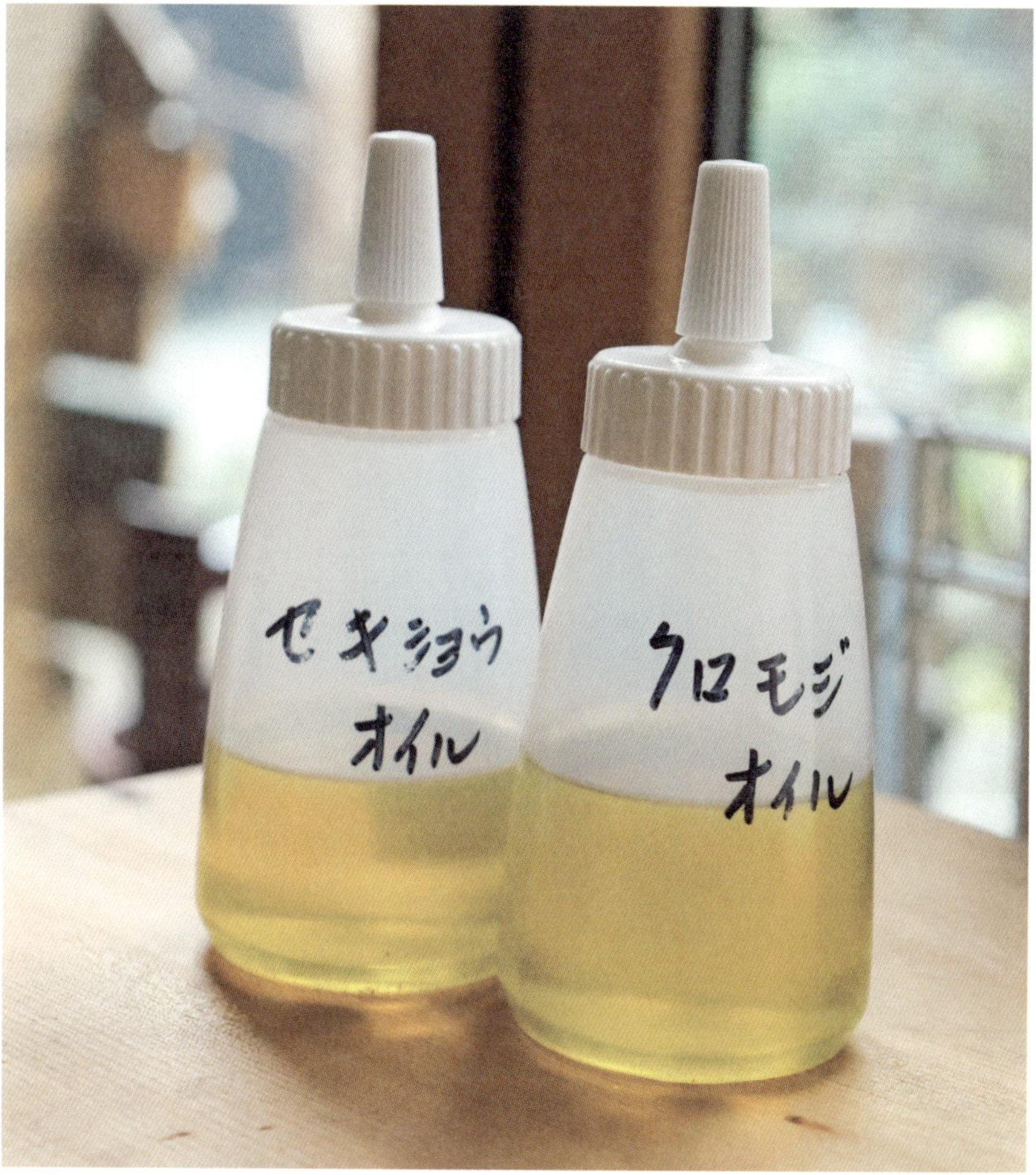

薬草を低温の油でじっくりと煮て、成分とよい香りを移した薬草オイル。サラダなどにも重宝する。

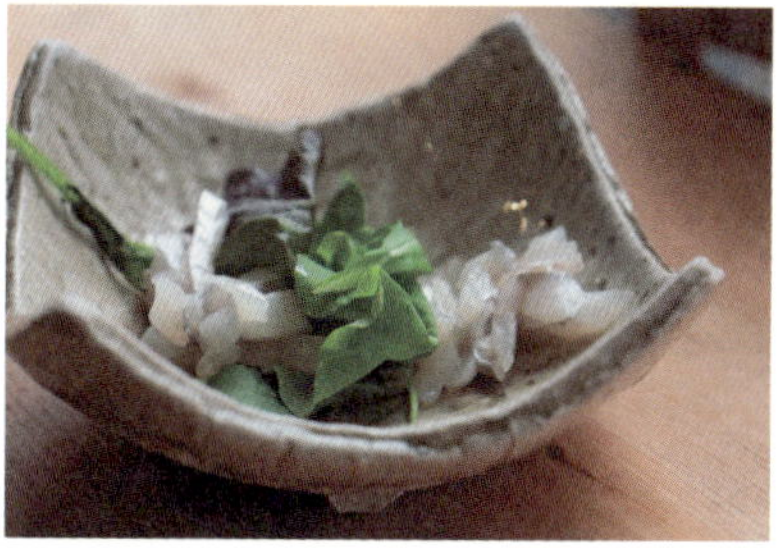

葉野菜を一緒に盛り付けるだけで
一品に。

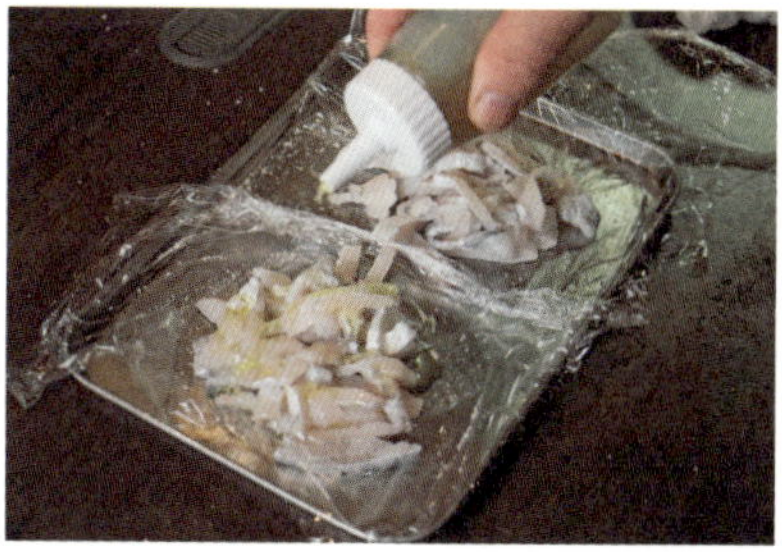

細切りにしたタチウオを、
薬草塩と薬草オイルでマリネ。

薬草料理の豊かなバリエーション

「えーっ！　すごーい！」。コンシェルジュから歓声が上がった。この日のメインディッシュ、高級魚のノドグロが登場したからだ。ノドグロはさっとお湯をかけ、ウロコをかき、内臓を取って水洗いし、両面に切り目を入れる。次に北平が取り出したのは緑の葉っぱ、サルトリイバラ。そのものを口にするのではなく、成分を移して間接的に使うのがポイントだ。器に一緒に盛りつけてもよい景色となる。

「鍋にサルトリイバラを敷いて、その上にノドグロを並べ、今日は〝リセット薬草だし〟を注ぎます。盛りつけるときは煮汁もかけてください。イワシやサンマで作ってもおいしい」

だしは魚が半分上に出るぐらいの量。砂糖、おろし生姜を加え、おとし蓋をして強火でさっと炊き、表面にだけ煮汁が染みて、中は白いままの状態に煮上げる。

次にタチウオの薬草マリネ。タチウオのさくを5ミリ幅ぐらいに切り分け、クズの花の塩と薬草オイルをかけて全体に和え、ラップをかけ、30分ほどおく。カジキマグロでもおいしく作れるが、冷凍ものがほとんどなので、最初に塩をふって20分ほどおき、余分な水分を出して水気を拭いてからオイルでマリネするのがおすすめだという。器にサラダ用の葉野菜を一緒に盛り付け、仕上げにも薬草オイルをかけるだけの簡単料理だ。

飛騨牛すじの煮込みの煮汁にも、薬草だしをふんだんに使う。鍋に、薬草だしで柔らかく下煮した小さい赤タマネギ、下ゆでした牛すじとこんにゃくを入れ、〝スッキリ薬草だし〟を注ぎ、味噌と砂糖を加えてコトコトと炊いていく。

もう一品の餅の揚げだしは、薬草だしで作ったつゆに、揚げ餅をたっぷりと浸して食べる料理。切り餅を揚げ、器に盛ったら、〝かんじんかなめの薬草だし〟5に対し、みりん1、濃口醤油1の割合で合わせて煮立ったつゆをかける。

仕上げは雑炊。これも薬草料理のバリエーションを広げるアイデアだ。

「旨みやミネラルのしっかりしただしがあれば、調味料は少なくてもおいしいので、減塩にもつながります。今日は塩こうじと塩、ほんの少し醤油をたらします」

鍋でだしとご飯を煮て雑炊にしたら、仕上げに卵でとじ、青みを混ぜる。たっぷりの椀に盛っていただくと、とくに寒い時期には温かくてミネラルたっぷりの一品になる。

簡単に作れて、誰にでも好まれるところも、自然と薬草料理が健康づくりにつながっていくポイントかもしれない。

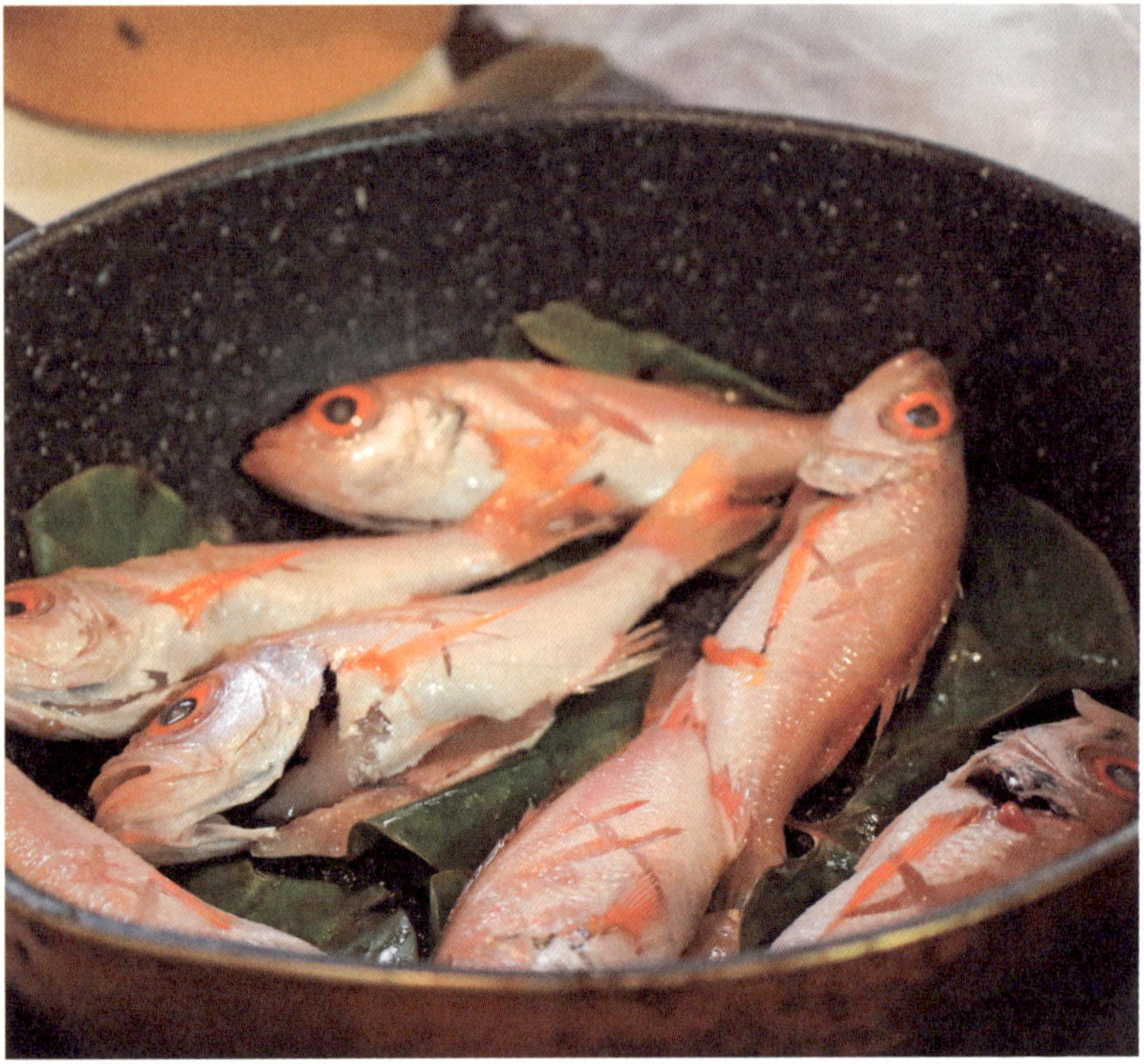

サルトリイバラの葉を鍋に敷き詰め、
ノドグロを並べて煮つけに。

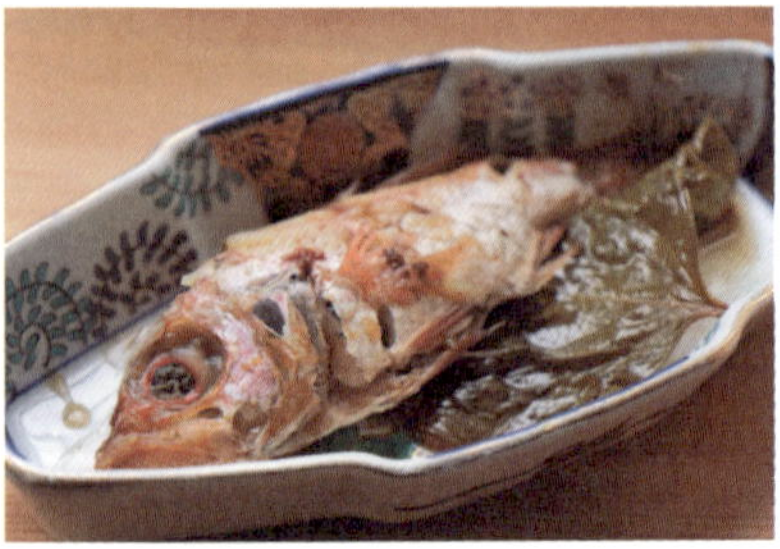

ノドグロの煮つけはサルトリイバラとともに
盛り付け、煮汁もかける。

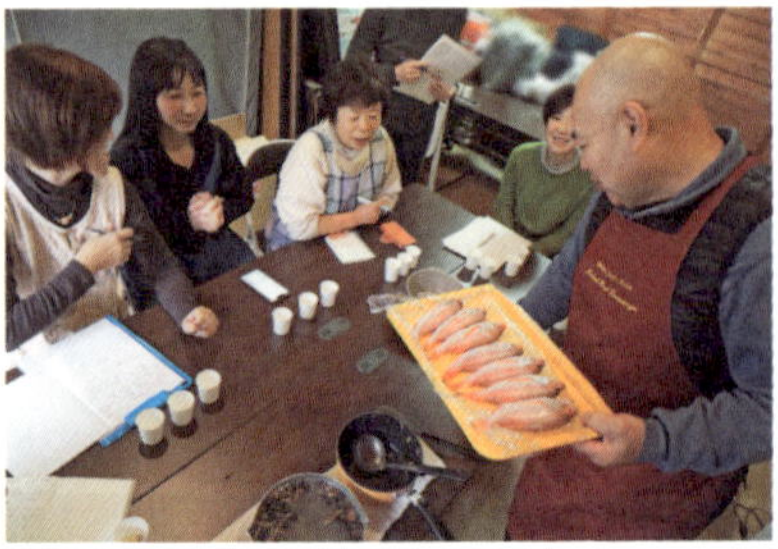

思いがけない食材の登場に、
参加者たちの会話がはずむ。

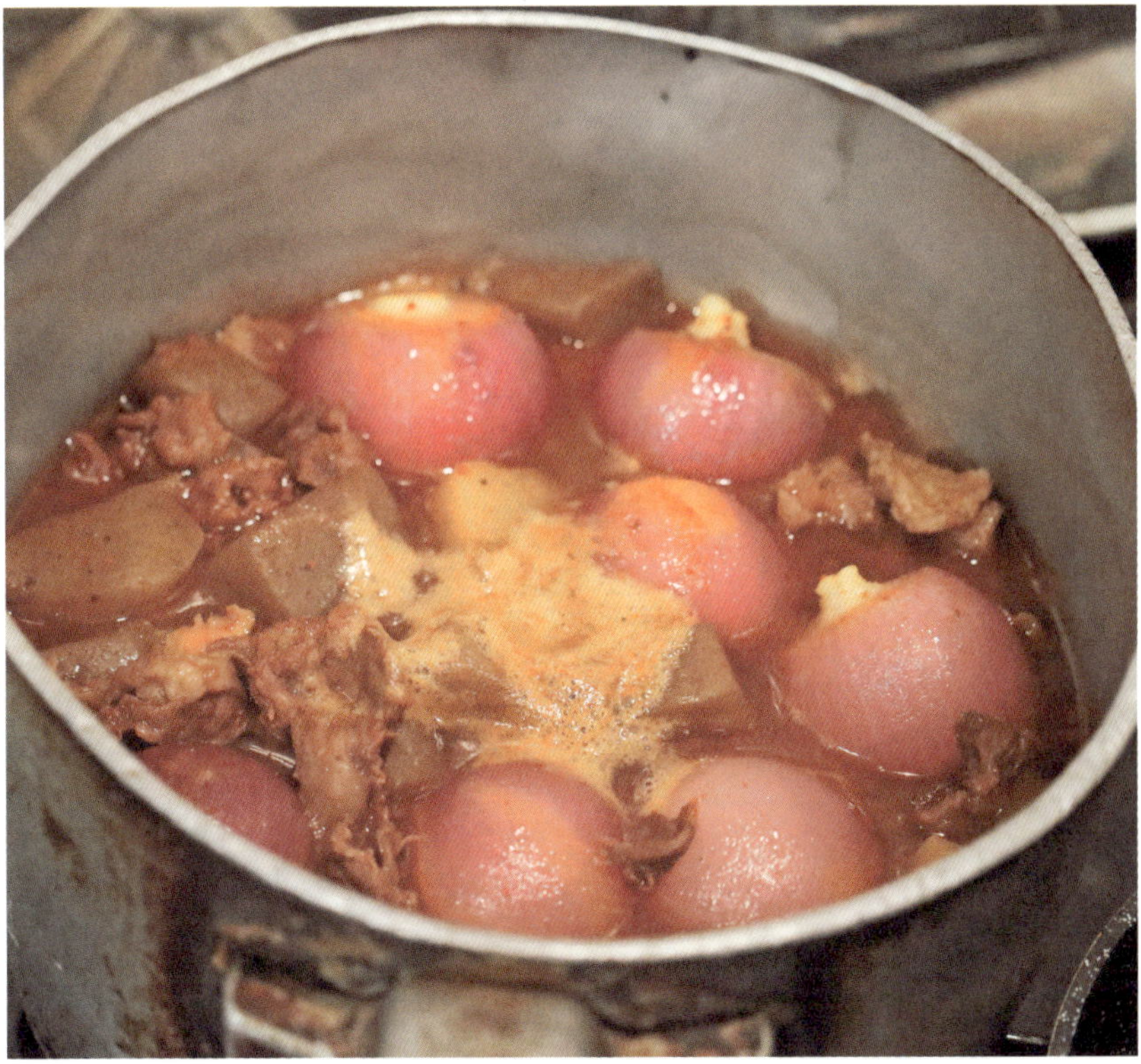

薬草だしをベースに、下煮した赤タマネギ、牛すじ、こんにゃくと一緒に煮込む。
味噌と砂糖が味付けのベース。

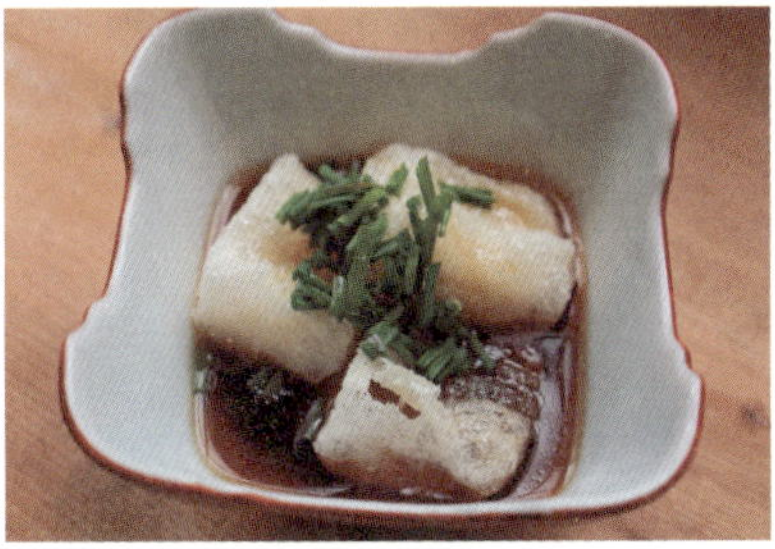

餅の揚げだしには
ノビルの若芽を刻んでのせた。

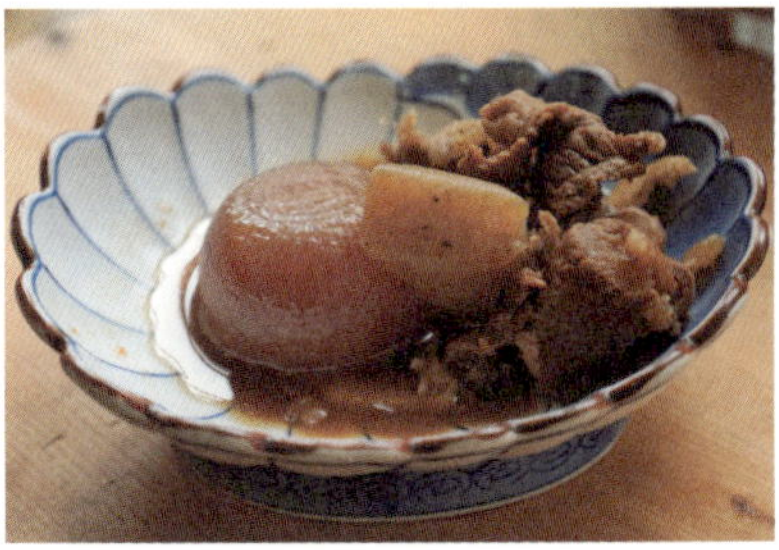

飛騨牛すじの煮込みは旨み豊かでうす味。

ミネラルの魅力

一年中ミネラルを摂るには、旬の時期に加工する知恵が大切だと北平は言う。

「フレッシュなクズの花を瓶に入れて砂糖を加えておくとアルコール発酵して、さらに時をおくとクズのお酢になる。すし酢に使うといいですよ」

料理教室の最後に、小さなゲストが現れた。北平の次女・瑠美の生後2カ月になる息子・喜璃《きり》。瑠美は出産後10日目から、夜泣きによいとされるカキドオシの入ったブレンド茶を飲んでいるが、そのおかげか、母乳を飲んだ喜璃は夜10時ぐらいから朝までぐっすりと寝る親孝行ぶりだという。

半年後に再会したとき、瑠美が笑いながらこう教えてくれた。

「体にミネラルがたっぷりあると、苦みを感じにくくなるのかな。うちの子は生まれてまだ8カ月なのに、ネギを生のままかじって、薬草だしもゴクゴク飲む、ミネラルベイビーなんです」

第6章

人をつなぐ薬草の絵手紙

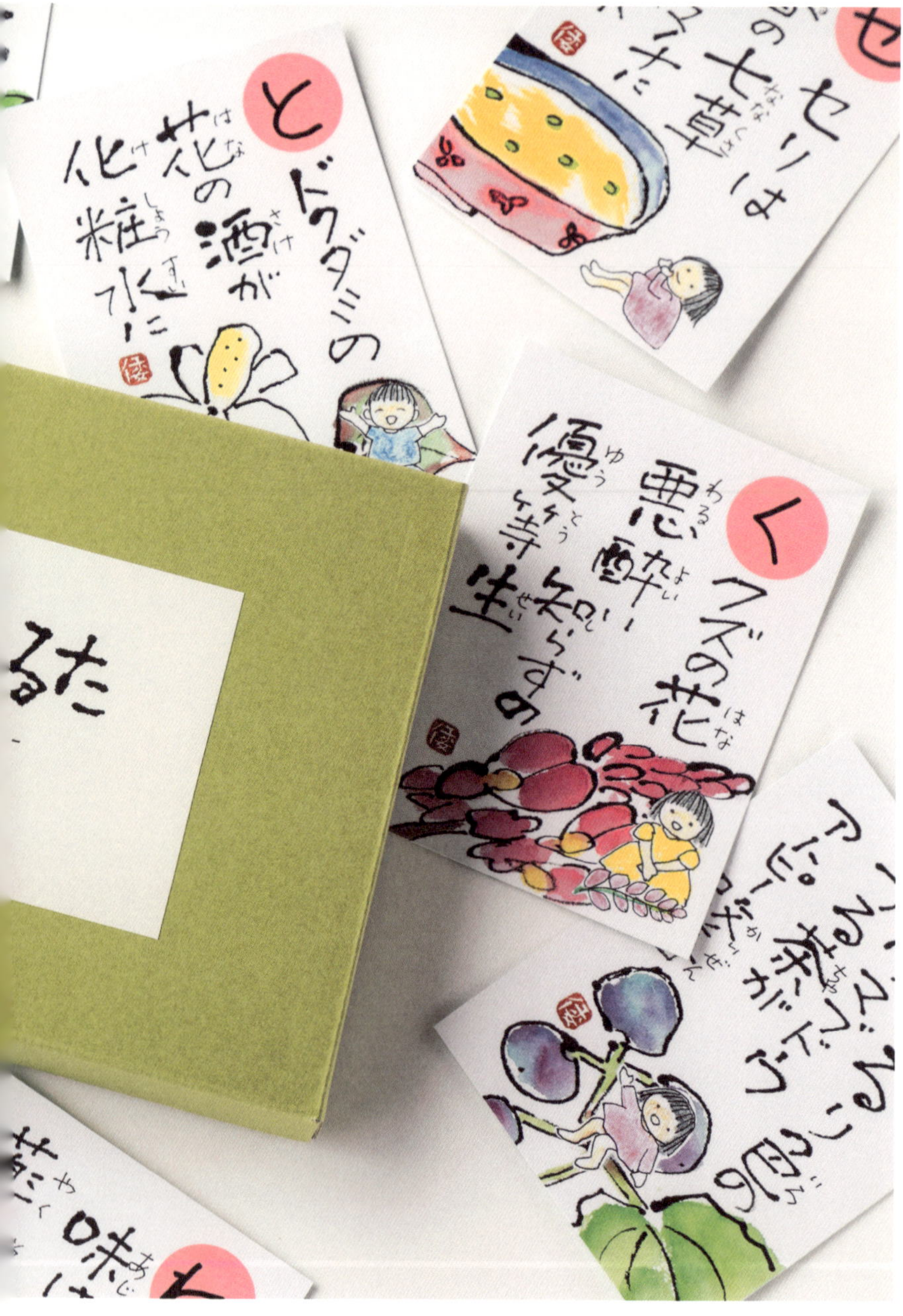

と
ドクダミの
花《はな》の酒《さけ》が
化粧《けしょう》水《すい》に
せ
セリは
七草《ななくさ》の
く
クズの花《はな》
悪酔《わるよい》知らずの
優等生《ゆうとうせい》
るた

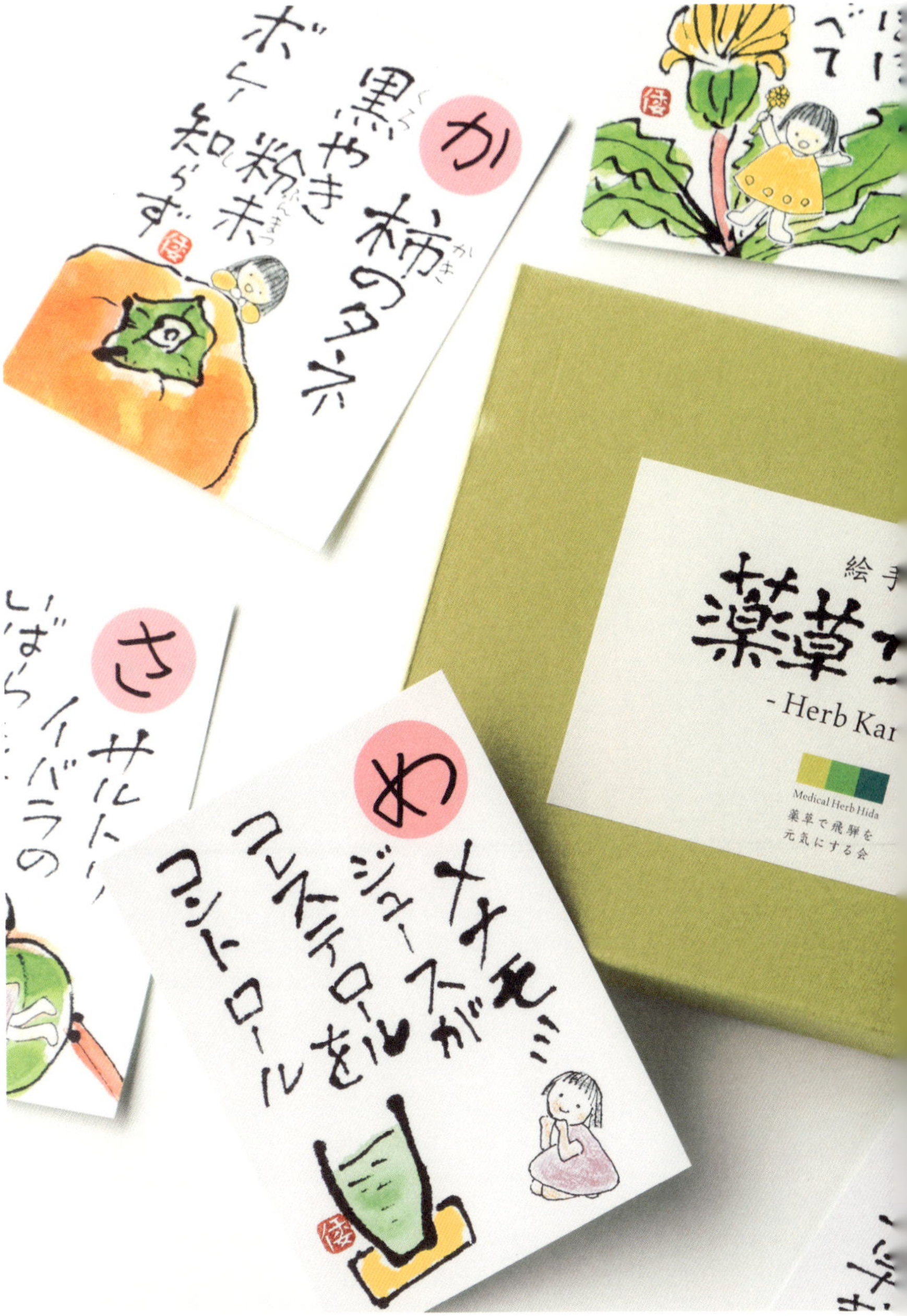
か
柿《かき》のタネ
黒《くろ》やき粉末《ふんまつ》
ボケ知《し》らず
さ
サルトリイバラの
め
メナモミ
ジュースが
コレステロールを
コントロール
薬草
Medical Herb Hida
薬草で飛騨を
元気にする会

かわいい絵とやさしい色使い、ユーモアあふれる言葉が描かれたかるたは、
それだけで薬草に親しみが湧いてくる。

「薬草かるた」の誕生

「ヨモギ風呂　お肌つるつる　若返り」
「ドクダミの　花の酒が　化粧水に」

２０２３年9月2日、全国薬草シンポジウムが行われた飛騨市文化交流センターの２階和室に、かるたを読む声が響きわたった。薬草かるた大会に老若男女30名が参加し、白熱した戦いが繰り広げられていた。この日優勝したのは、富山から来た大学生。薬学を学ぶ仲間とシンポジウムに参加するために飛騨を訪れていた。

「絵手紙　薬草かるた」を制作したのは、山鼻倭文子。薬草の絵手紙を描くようになったのは、１９９９年。夫の実家・古川町に移り住んで1年たち、町内の集会で役場の野村久徳から薬草の話を聞いたのがきっかけだ。薬草を探して野山を歩き回るのが楽しくなり、趣味で習っていた絵手紙のモチーフになるのに時間はかからなかった。

山鼻はのちに、絵手紙クラブの「友遊」とともに「フレンズ」を立ち上げ、東京から絵手紙講師の田口孝夫を招へい、さらに腕を磨いた。そして2014年、飛騨市が初めてホスト役となった「第3回全国薬草シンポジウム」が行われると、田口にパネリストの一人として登壇をお願いした。

開催前日、パネリストたちが打ち合わせているときのことだった。基調講演を行う薬草博士の村上光太郎がいきなり田口に言った。

「ひとつ、絵手紙かるたを作ってください」

驚く田口は

「かるたですか！　だったら、君が書きなさい」

と山鼻を指名した。

当時、村上に薬草の教えを受けていた山鼻は「薬草を多くの人に知ってもらいたい、次世代を担う子どもたちに親しんでもらいたい」と思い、自ら薬草の絵と読み札の字を描き、埼玉に住む絵手紙仲間・星野洋子の童の絵をかるたにしのばせた。薬草についでは村上のチェックを受け、「薬草かるた」は誕生した。

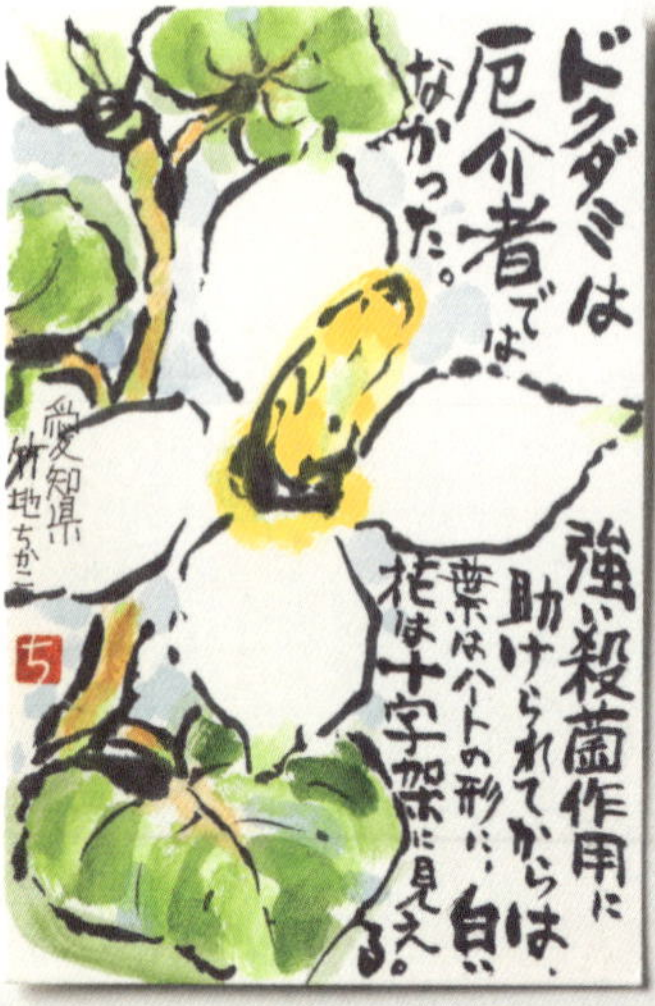
ドクダミは厄介者ではなかった。
強い殺菌作用に助けられてからは、葉はハートの形に、白い花は十字架に見える。
愛知県 菊地ちかこ

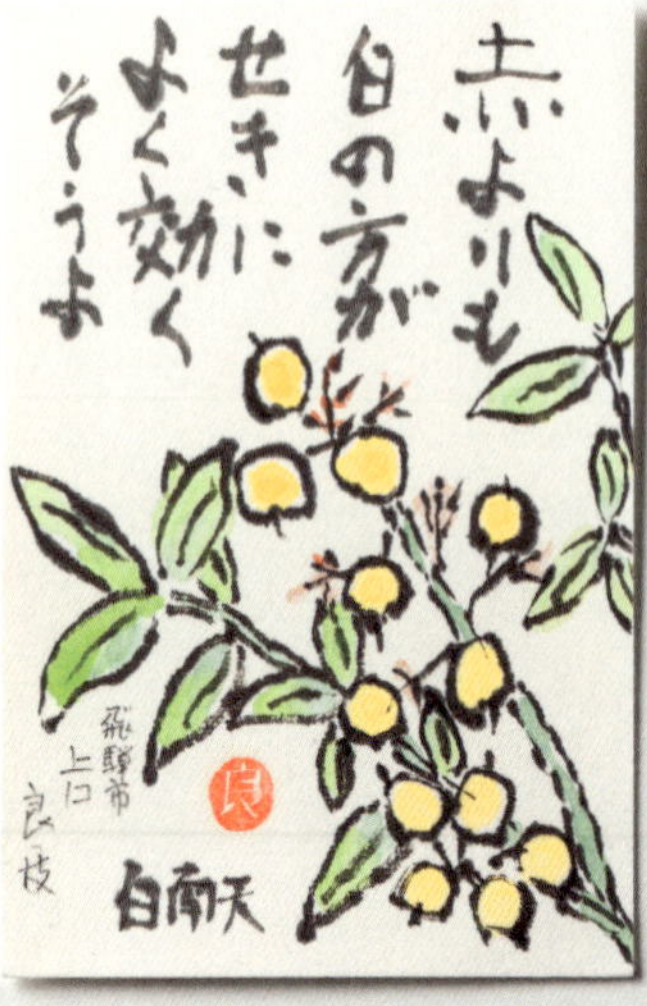
赤いよりも白の方がせきによく効くそうよ
飛騨市 上口良枝
白南天

薬草の思い出を絵手紙に

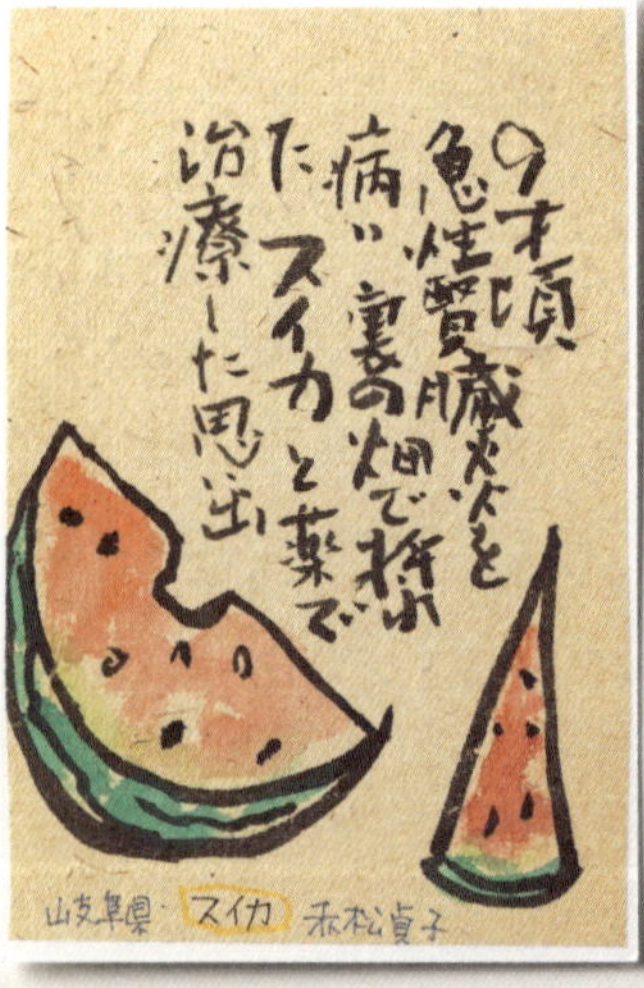
9才頃急性腎臓炎を病い裏の畑で採れたスイカと薬で治療した思い出
岐阜県 スイカ 赤松貞子

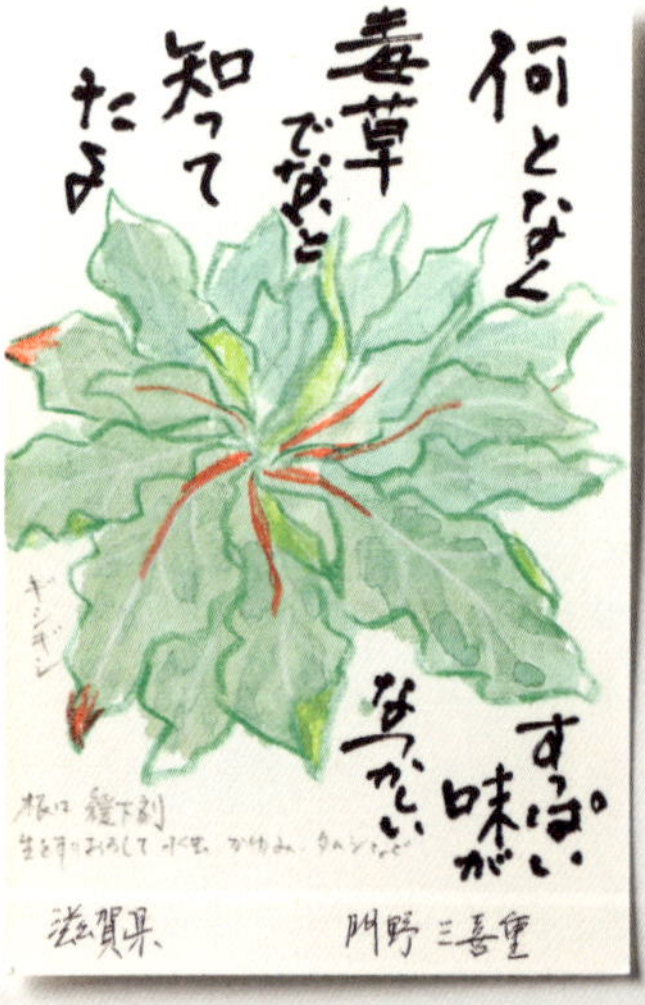
何となく毒草でないと知ってたよ
すっぱい味がなつかしい
滋賀県 門野三喜重

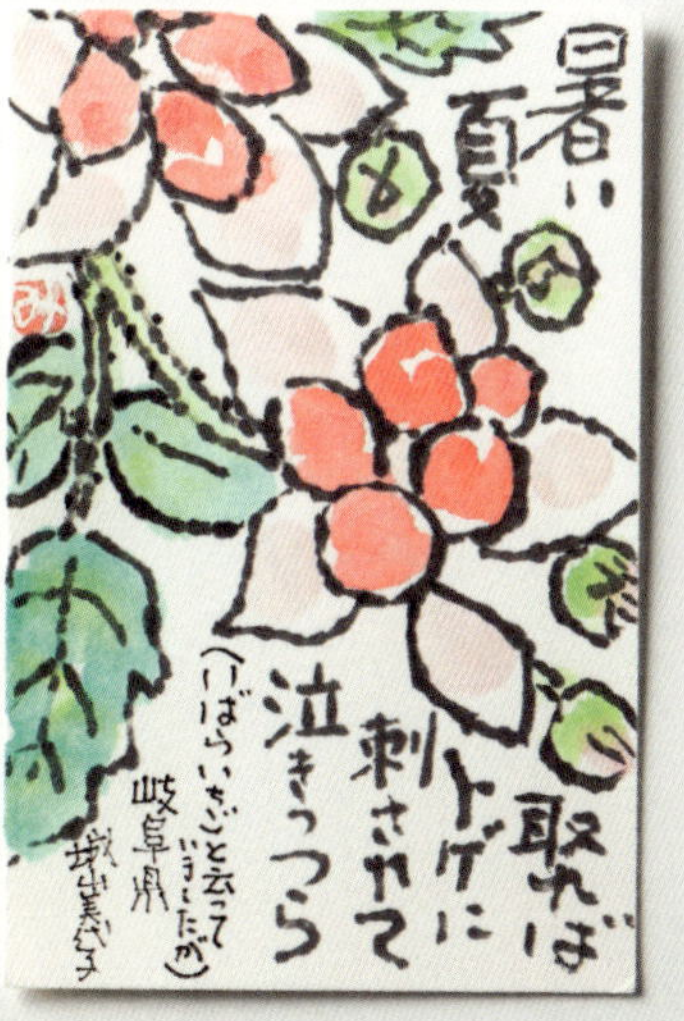
暑い夏
取ればトゲに刺されて泣きっつら
(いばらいちごと云っていましたが)
岐阜県

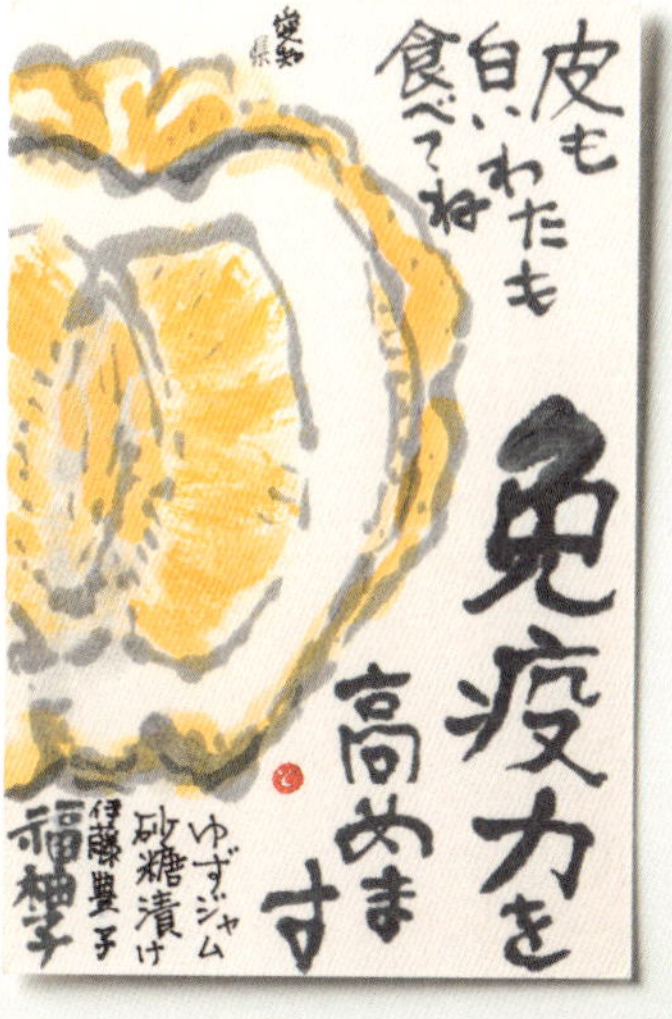
皮も白いわたも食べてね
免疫力を高めます
ゆずジャム
砂糖漬け
伊藤豊子
愛知県

全国から絵手紙仲間が集まったとき、市役所の野村久徳の声がけで、
それぞれが薬草の思い出を絵手紙にしたためた。その一部をご紹介する。

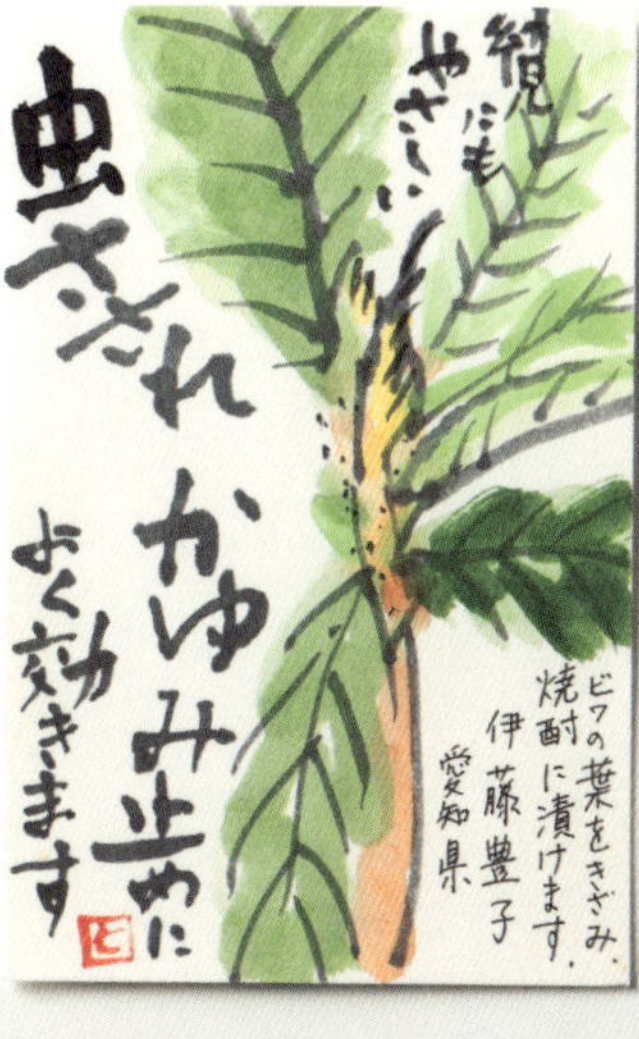
虫さされかゆみ止めによく効きます
ビワの葉をきざみ焼酎に漬けます。
伊藤豊子
愛知県

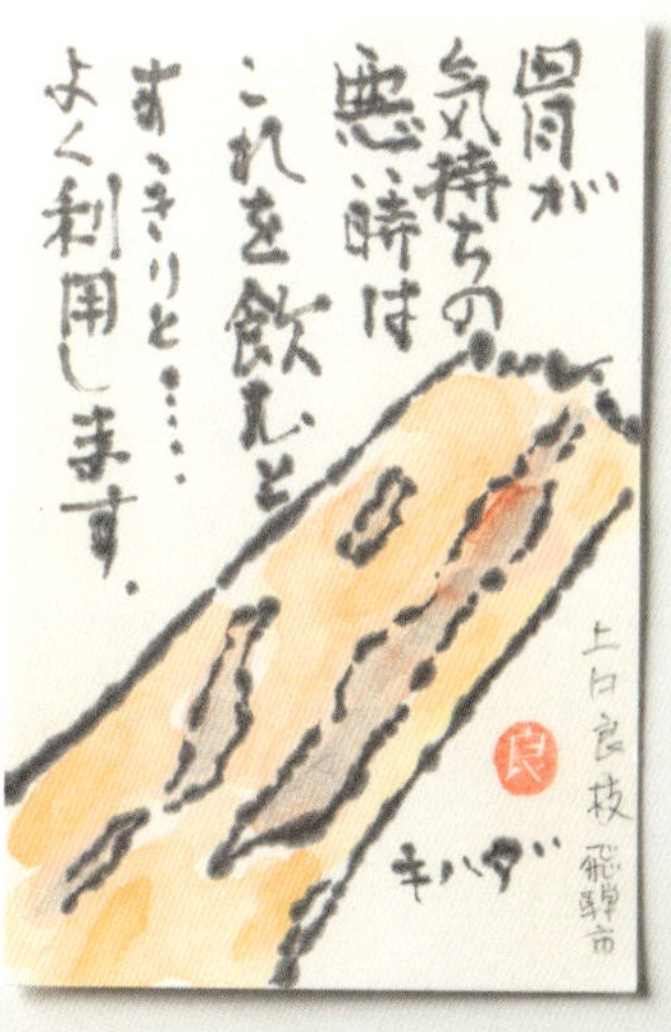
胃が気持ちの悪い時はこれを飲むとすっきりと……よく利用します。
キハダ
飛騨市

仲間をつくり、交流を生む

絵手紙ボランティア フレンズは、田口孝夫の縁で日本全国の絵手紙仲間と交流を続けている。住んでいる地域はさまざまだが、そこに描かれるのは、四季折々の薬草だ。ドクダミの絵には「我家の万能薬　今年はお茶も作ってみようかな」、ゲンノショウコには「薬草の中の薬草」と書き添える。受け取った相手の笑みが目に浮かぶ。返信の絵手紙にも各地の薬草が描かれ、互いに季節を伝える便りとなっている。

山鼻は「絵手紙は心に効き、薬草は体に効く。そんな言葉が自然に出てくるのが魅力」と言う。フレンズのメンバーも「ただの草が薬草だと知って、魅力や新しい発見がある」「絵と簡単な言葉で、笑顔と元気を届けられたらいい」と口をそろえる。

仲間との交流は、絵手紙だけではない。絵手紙に描かれる薬草に魅せられて、この地を訪れる人が後を絶たないのだ。たとえば広島県福山市の山藤早苗もその一人。新幹線と特急を乗り継いで5時間。じかに薬草に触れ、薬草料理を食べ、ファンになった。

2023年には、20年以上飛騨に通う栃木の柏木弘己・孝子夫妻を含む80名余りの絵手紙仲間が全国から飛騨市に集まった。

山鼻たちの絵手紙は、04年11月にスタートした「飛騨市元気確認ポストカード往復便事業」にも採用された。この事業は、75歳以上の一人暮らしのお年寄りの孤独死を防ぐため、市が週に2回、往復はがきで安否確認をするもの。往復はがきの差出側は絵手紙のポストカード、返信側は「元気です」「相談したいことがあります」のいずれかを選び、近況などを書いて投函する仕組み。絵手紙は、季節感のある内容や行事ごとに、全メンバーが描いた中から採用を決めたという。最初はそれぞれが思い思いに描いていたが、一方的に自分たちの思いを届けるのではなく交流したいと思うようになり、ポストカードを受け取っているお年寄りに俳句を募り、それを絵手紙にすることにした。

この事業に注目したNHKの取材クルーが1年ほど現地に入り、2010年2月、ドキュメント番組「にっぽん紀行」で岐阜出身の俳優・田中邦衛が案内役になって「きょうも元気です 飛騨 雪の絵手紙」と題して放映された。

「飛騨市が誕生したとき、広報誌にポストカードのアイデア募集と書いてあったので、絵手紙を使ってくださいと申し出たところ、即採用が決まりました。絵手紙交流の後ろだてとなり、全国へも知られるようになりました」と山鼻が振り返る。

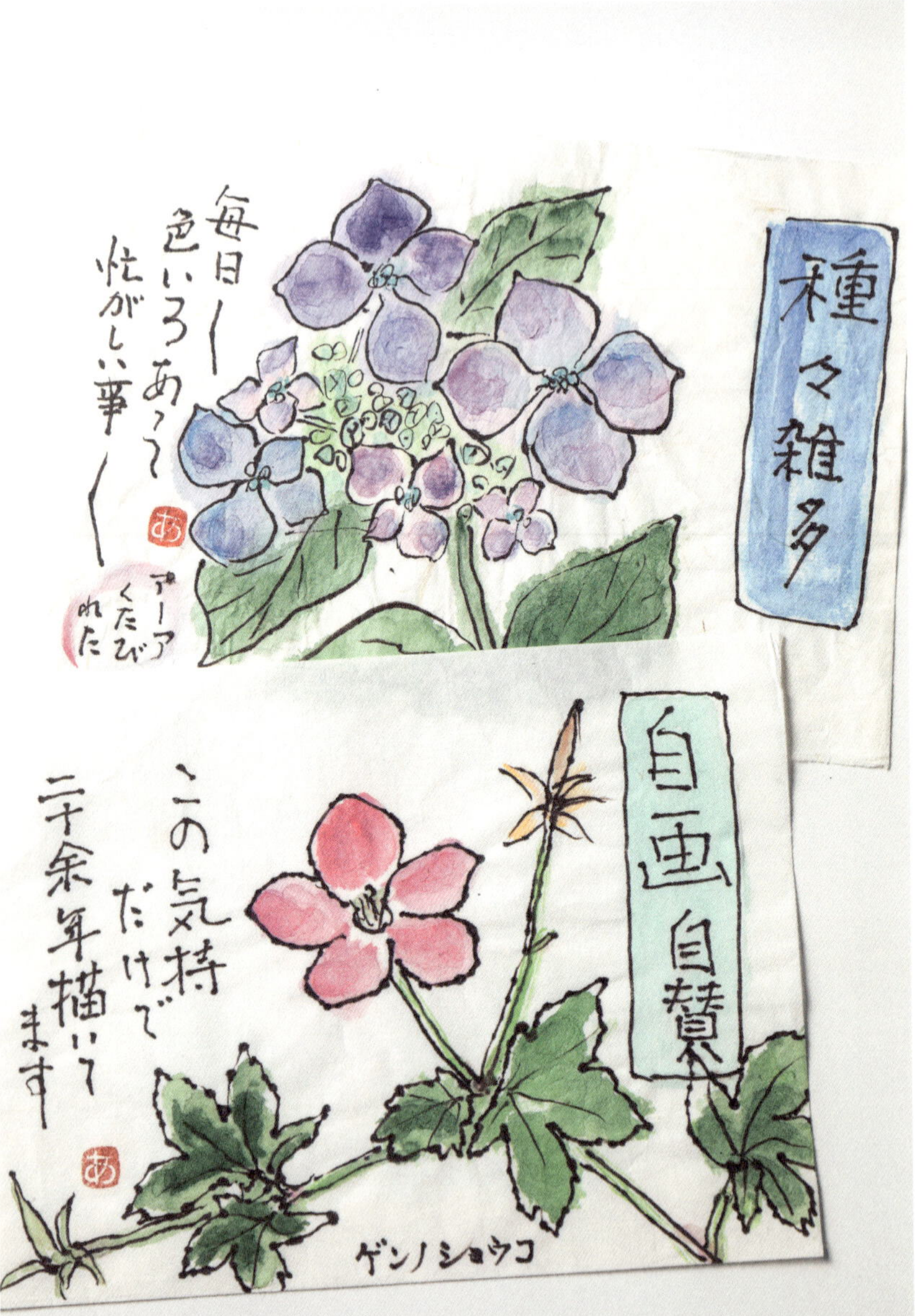
種々雑多
毎日〱
色いろあって
忙がしい事〱
アーア
くたびれた
自画自賛
この気持
だけで
二十余年描いて
ます
ゲンノショウコ

市の社会福祉協議会が独居老人へ有料配布するお弁当の掛け紙にも、心温まる絵手紙が。

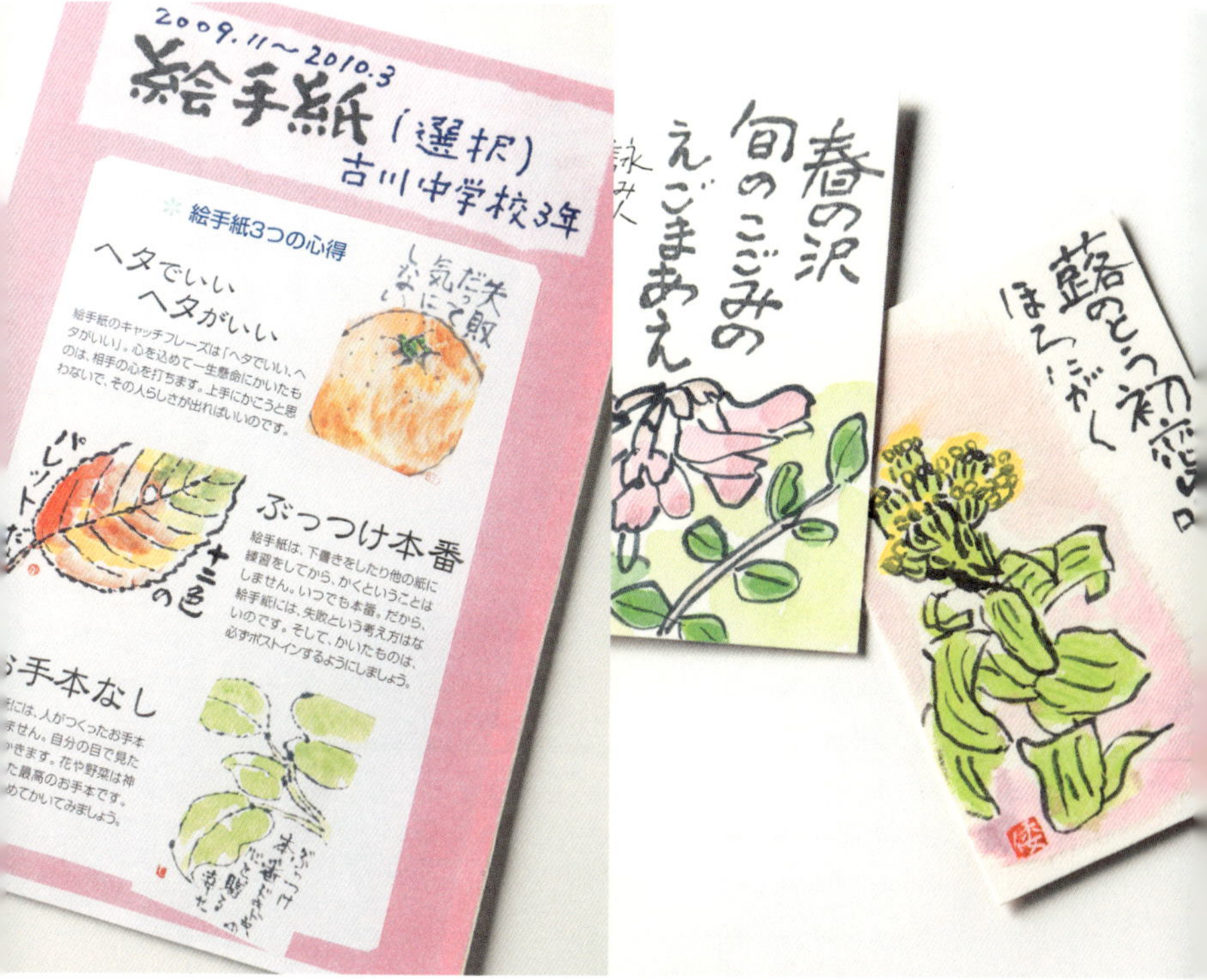
2009.11～2010.3
絵手紙（選択）
古川中学校3年
絵手紙3つの心得
ヘタでいい
ヘタがいい
絵手紙のキャッチフレーズは「ヘタでいい、ヘタがいい」。心を込めて一生懸命にかいたものは、相手の心を打ちます。上手にかこうと思わないで、その人らしさが出ればいいのです。
失敗だって気にしない
パレットだ
十二色の
ぶっつけ本番
絵手紙は、下書きをしたり他の紙に練習をしてから、かくということはしません。いつでも本番。だから、絵手紙には、失敗という考え方はないのです。そして、かいたものは、必ずポストインするようにしましょう。
お手本なし
春の沢
旬のこごみの
えごまあえ
詠み人
ほろにがし

右・元気確認ポストカードの返信時に俳句を募った。
詠み人の名も記し、交流した。
左・地元の古川中学校で絵手紙の特別講座も受け持った。
ポイントは「ヘタでいい、ヘタがいい」。

いま、絵手紙活動を行っているのは「フレンズ」のメンバー9人。神岡町で子どもたちに絵手紙を教える植田町子は、山鼻と同じ薬草コンシェルジュ認定者だ。植田が言う。

「春は、3歳の孫とおままごと感覚でタンポポの葉を摘んで、豚肉で巻いてカツにします。天ぷらの日は薬草もちょっと摘んで揚げます。フキノトウ、ユキノシタ、ウドの葉、タラの芽、クワの葉、スギナ、ツクシ……。身近な自然のものを孫に伝えたいですね」

メンバーが集まると、まるで女子高生のようにワイワイと明るくにぎやかだ。そこで話題になるのは決まって薬草の話。佐藤早苗は1年以上漬けたノブドウの焼酎漬けが常備薬だという。

「飲んでよし、つけてよし。足をぶつけたりやけどをしたとき、すぐに塗るとひどくなりません。夏はレモンを加えて炭酸水で割ったり、冬はお湯割りにします」

堀之上節子もノブドウやビワの葉の焼酎漬けを捻挫や打撲に使う。胃弱の母がゲンノショウコを愛飲していた向川原朝子は、いろりの隅にやかんがあった往時の記憶がよみがえる。絵手紙にも「歯が痛くなると父親がネギを焼いて噛んでいたが、あれは痛み止めだったの?」というエピソードを描いている。中切純子と谷村信子、清水文子は、採取した薬草を買い取ってもらい、お小遣いにした思い出を語った。

メンバーは今も、薬草へのいとおしい思いをはがきにのせて全国に届けている。

第7章

広葉樹を生かせ

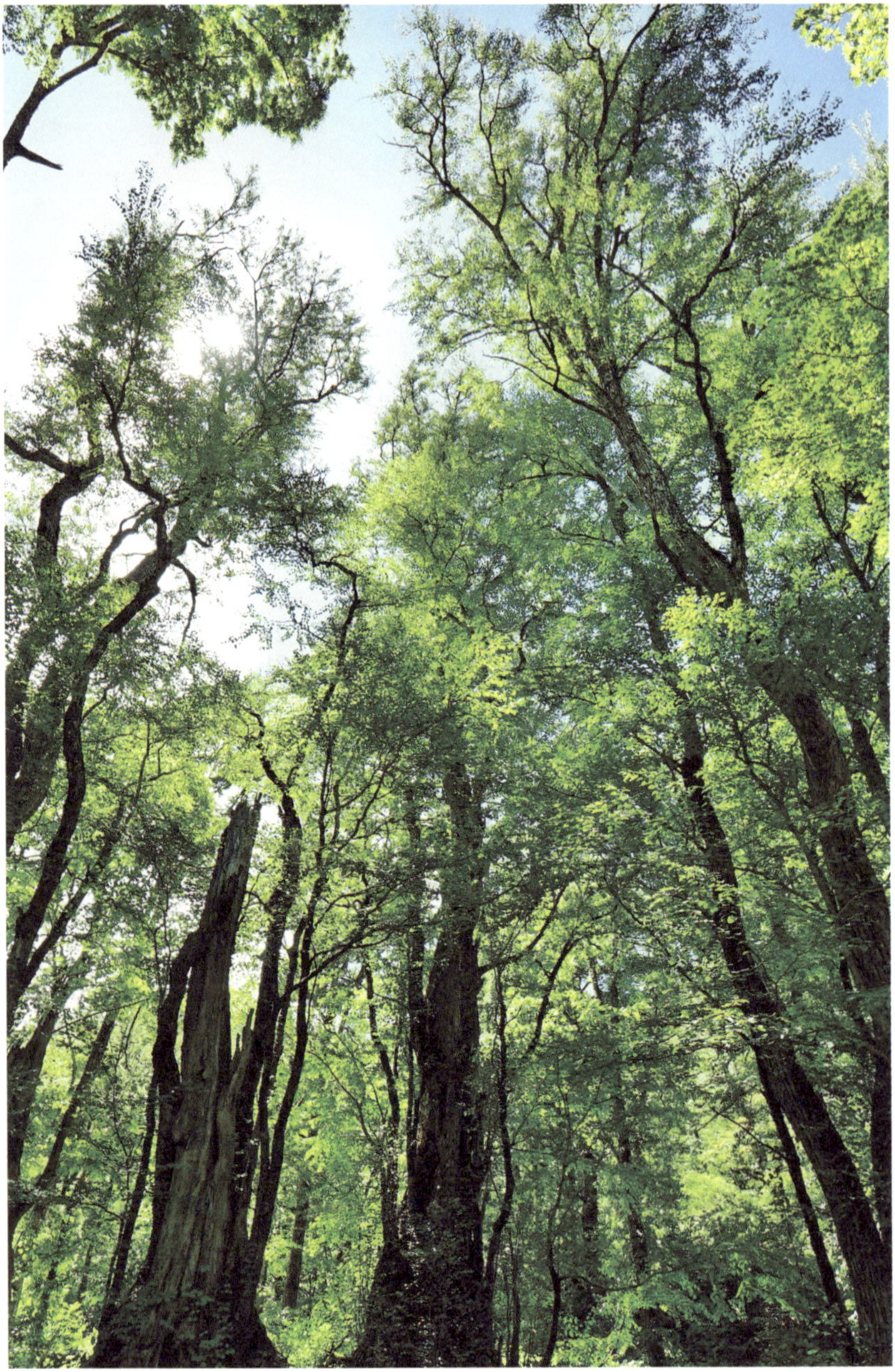

飛騨にある天生県立自然公園には、ミズバショウやニッコウキスゲが咲く湿原があり、
その奥には広葉樹のブナやカツラの大木が林立する。

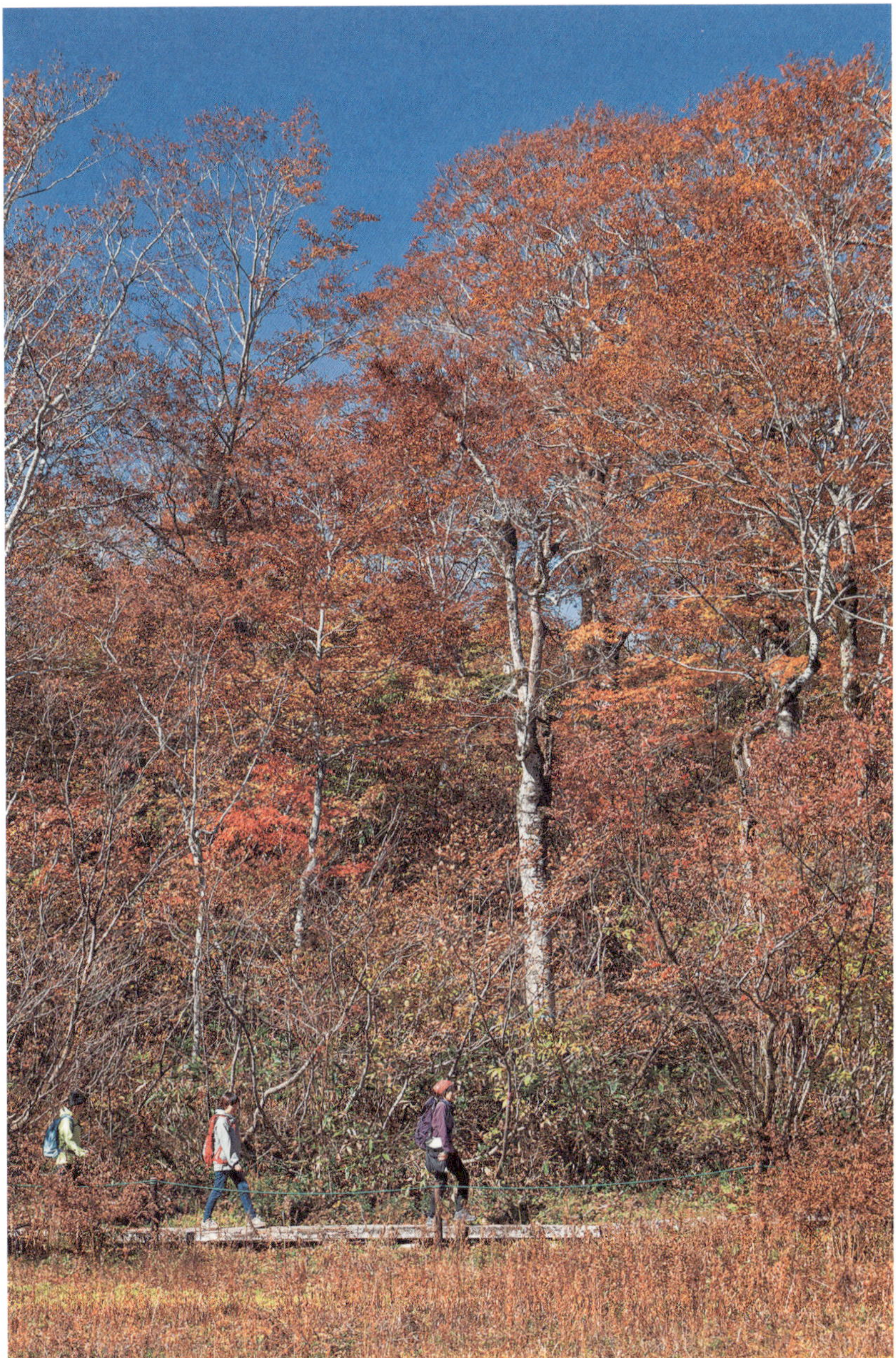

秋には木々が色づき、落葉し、それが肥料となってふかふかの
ミネラルたっぷりの土壌となる。飛騨の豊かな自然を生み出す源だ。

もう一つのまちづくり

広葉樹を新たな資源に

「そんなにこのまちの土壌はミネラル豊富なのか……」

調査データを見て、飛騨市長の都竹淳也は驚いたという。大学に頼んで市内の土壌と川の成分を調べてもらったところ、土壌にはミネラルを吸着しやすい「黒ボク土」が多く、川の成分をみるとミネラルがほとんど検出されなかった。広葉樹の森はふかふかの腐葉土のなかに雨水をしみ込ませてミネラルの流出を防ぎ、土中に蓄えていたのだ。

飛騨市は93％を森林におおわれ、うち7割近くを広葉樹が占める。木々の多くが落葉し、地面に落ちた葉は微生物に分解されて豊かな土壌になり、ミネラルたっぷりの養分が樹木や草花の根から吸収される。この絶え間ない自然の循環が豊かな薬草を生み出している。

飛騨市にとって薬草とは切っても切り離すことのできない「広葉樹」を生かそうと、もう一つのまちづくりが始まっている。

飛騨市の山に入ると、ブナ、ナラ、クリ、サクラ、ホオノキなど数々の広葉樹と出会う。東京ドーム8千個分、3万8千ヘクタールが天然林で、伐採しても1千年かかるというボリュームだ。ただ、広大な広葉樹を生かそうにも、巨木でない限り「雑木」として扱われてきた。戦後、「拡大造林」という国策のもと、成長が早く用途の広い針葉樹のヒノキやスギの植林が進む一方、広葉樹は曲がりが多く、太さも足らないため、薪や紙の原料になるチップにするしかなかったのだ。

２０１６年に市が広葉樹を調査したところ、樹齢60~85年が多く、原生林と呼べるような樹齢を重ねた原木は乏しかった。これは、戦中・戦後に一度伐採が行われた後、自然の手に委ねたからだろう。北アルプスの雪深いまちの宿命でもあった。

ところが、飛騨市はこれを逆手に取ろうと考えた。世界的なウッドショックが起きて輸入木材が高騰し、国産材が見直されつつあるからだった。

ここ飛騨市には、手つかずの広葉樹がふんだんにある。これを使わない手はないじゃないか――こうして、チップにとどまらない用途の開発をしようと新プロジェクトが立ち上がった。

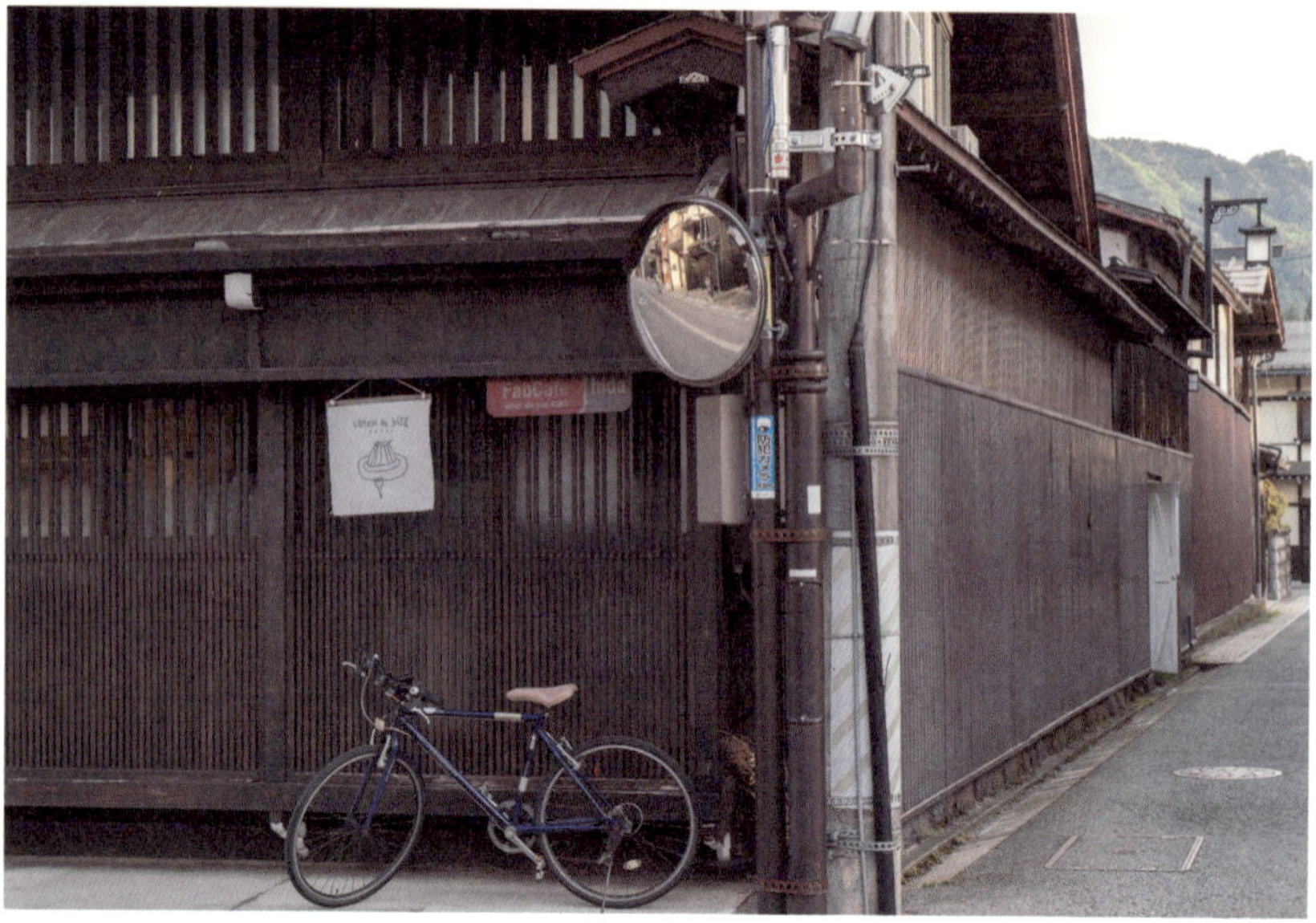

FabCafe Hidaは、100年以上の歴史を持つ古民家を改装、
デジタルものづくりカフェとして2016年に本格オープンした。

広葉樹に親しむ拠点 FabCafe Hida

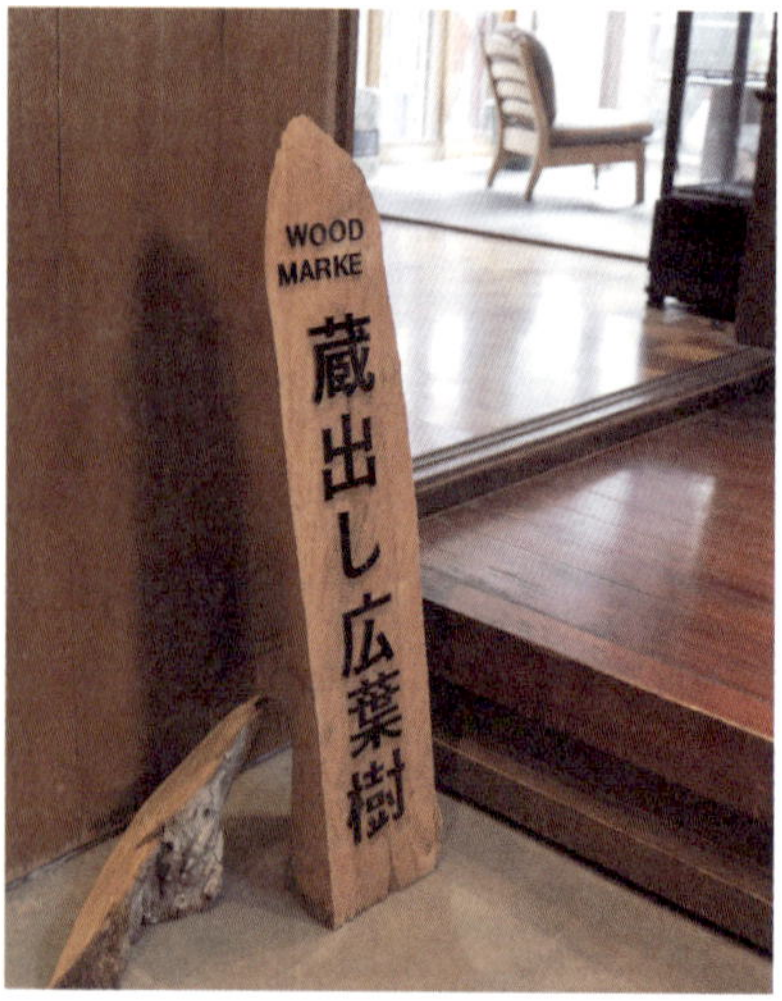

店の裏には、広葉樹の工房があり、
ものづくり体験をしたり
木を買うことができる。

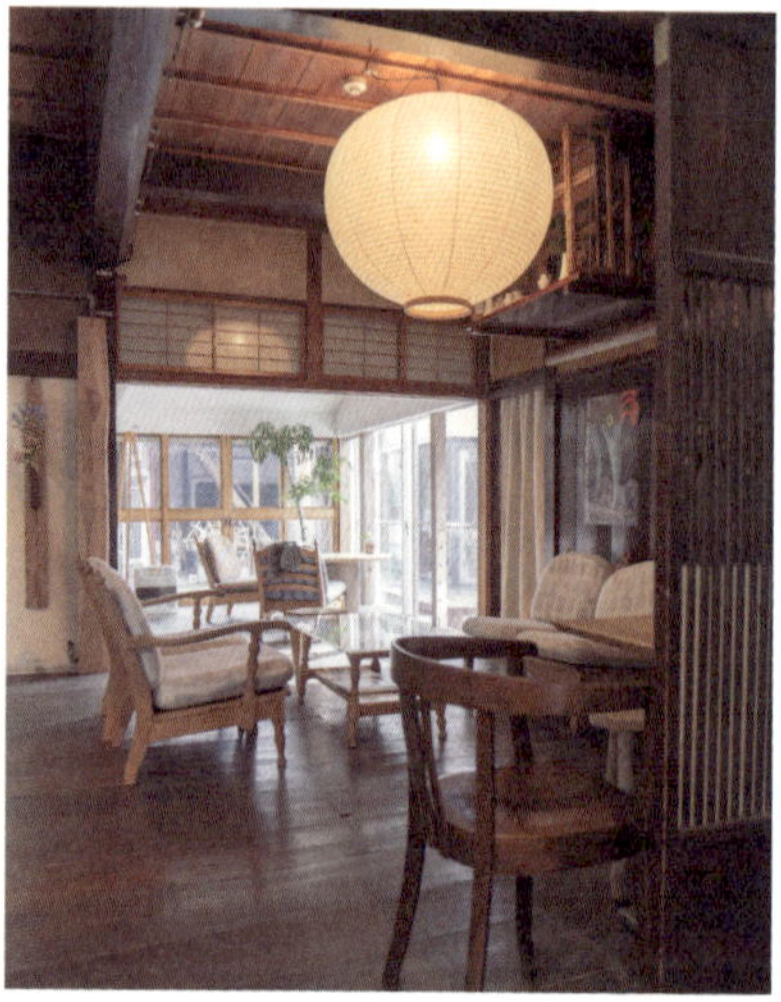

古民家の柱や梁を生かした店内では、
クロモジティーやクロモジコーヒーなどが
楽しめる。

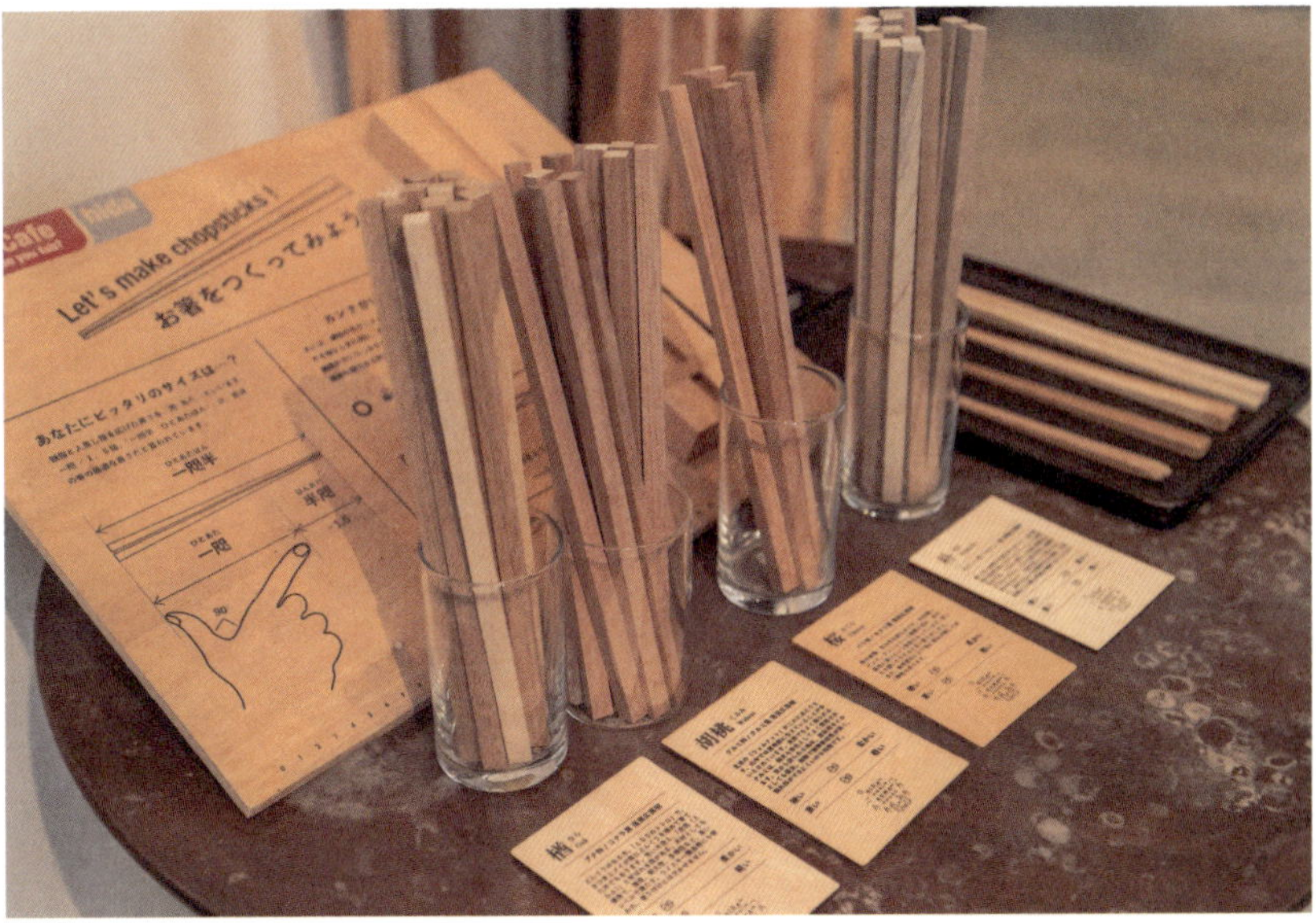
Let's make chopsticks!
お箸をつくってみよう
あなたにピッタリのサイズは…?
一咫半
一咫
楢
胡桃
桜

飛騨の山で育ったナラ、クルミ、サクラ、ホオの木材でお箸作り体験ができる。

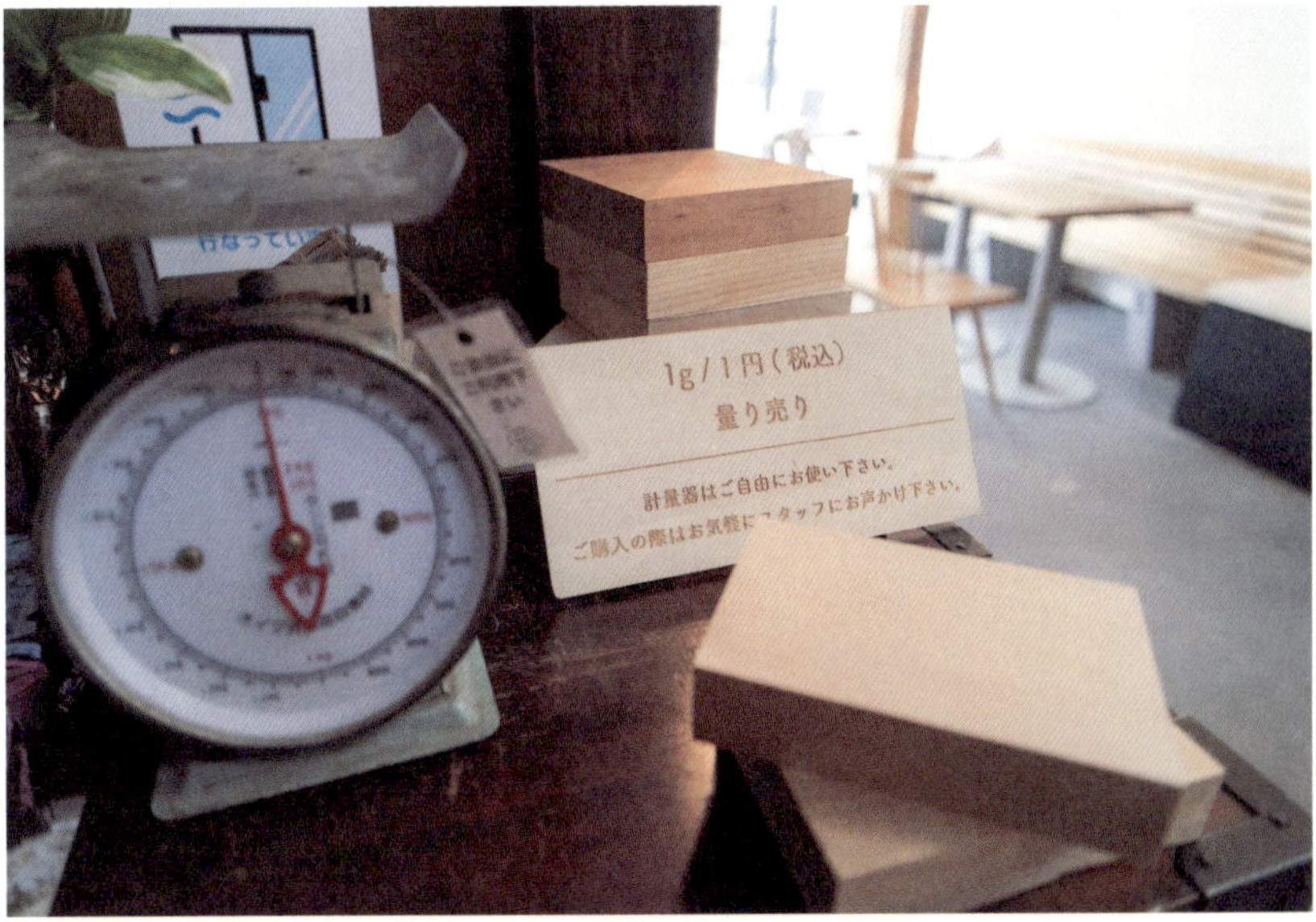
1g/1円(税込)
量り売り
計量器はご自由にお使い下さい。

店内にははかりが置かれ、広葉樹の木材を１グラムあたり１円で購入できる。

2015年、飛騨市は一風変わった社名の会社「飛騨の森でクマは踊る」(ヒダクマ)を立ち上げた。東京に本社を置く「トビムシ」「ロフトワーク」との第三セクターだ。トビムシは各地で林業を再活性化させる組織づくりを手掛け、ロフトワークは国内外のクリエイター人脈を持つ。最新のテクノロジーとデザイン力を駆使し、幹が細く、曲がりや節のせいでチップにしかならなかった広葉樹の用途拡大にチャレンジしている。ヒダクマで働くメンバーは15人。うち2人は地元出身者で、ほかは移住者や週末になると東京へ帰る二拠点生活者だ。

ヒダクマでは、施主や建築家などを飛騨の森に招き、広葉樹は針葉樹に比べて種類が多く木の色も多彩なのにチップにしかならない現状を伝え、広葉樹を生かす取り組みに共感してもらえる仲間づくりを進めている。

実際の商品開発は、家具や日用品のような身近な木製品から建築・内装に至るまで多岐にわたり、クリエイターのアイデアをふんだんに取り入れた。「小径の広葉樹でもさまざまなものに使えるという価値観の転換をしたかった」と市林業振興課長だった竹田慎二は言う。商品の製作や建築物の施工は地元の作り手や業者に委託する。地域に新たな雇用が生まれ、2022年期決算で売上1億円を突破した。

飛騨市は2千万円を出資し、さらに市有の山林20ヘクタールを提供した。ヒダクマはここで森の空間を利用したアクティビティを行ったり、林産物の採取場所として活用している。

このヒダクマが薬草の普及に貢献している。同社が経営する「FabCafe Hida」だ。開発したクロモジコーヒーは大人気となった。最初、サクラの枝を焙煎したもののうまくいかず、試行錯誤の末に「クロモジ1対コーヒー9」の割合でブレンドしたところ、絶妙な香りと味わいに仕上がった。クロモジの枝のカット作業は、飛騨市障がい者自立支援施設「憩いの家」に委託し、地域雇用の創出も担う。

クロモジコーヒーは加工法によって3種類あり、木材の乾燥のように1年をかけて天然乾燥させて含水率を下げた「ナチュラル」が人気だそうだ。手間暇がかかり、在庫管理が大変なのが課題だという。

カフェの店舗は、ひだ森のめぐみをはじめ薬草の関連店舗が並ぶ古風な街並みの一角にある。築百年以上の古民家を改修し、16年にオープンした。店内を見回すと、3Dプリンターやレーザーカッターなどが置かれ、店の奥には木材加工の工房もある。ここでは、森や町の文化を学ぶイベントやワークショップを定期的に開催。母屋にはゲストハウスがあり、宿泊・滞在しながらプロジェクトに取り組むことができる。

広葉樹の葉っぱコレクション

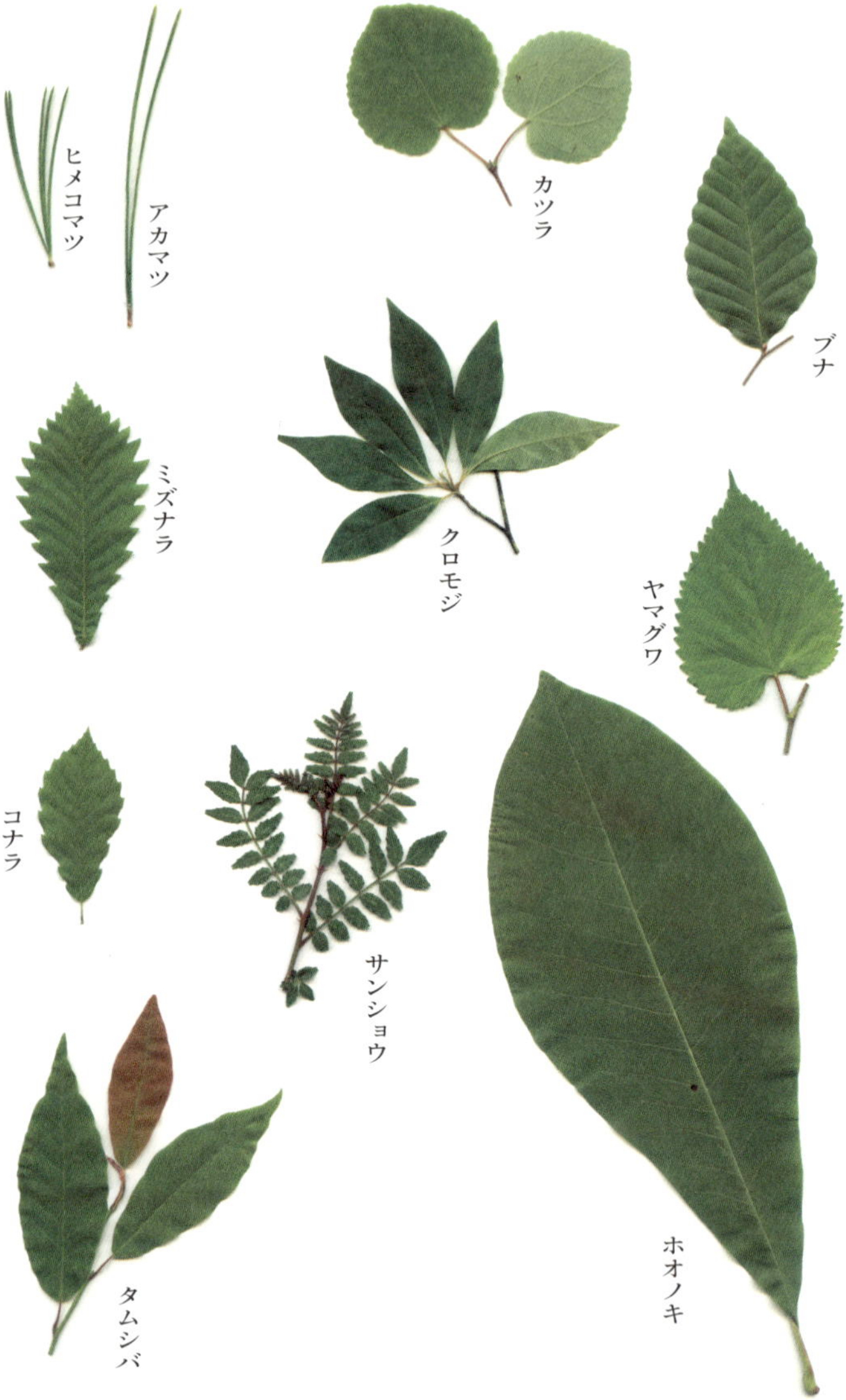

薬草担当の今村彰伸はかつて、広葉樹のポテンシャルを調べる事業に携わり、森林の資源量を調べたことがある。上空から撮影した航空写真で解析を行うが、足りないところは何十カ所も実地調査した。山奥の道なき道に入り、体力勝負だったという。

樹木の種類を調べるため、葉っぱを持ち帰り、図鑑と照合する作業が連日深夜まで続いた。このとき愛用したのが図鑑『樹木の葉』(山と渓谷社)だった。実際の葉をスキャンした鮮明な画像が載せてあり、見分けやすかった。この図鑑に魅了され、飛騨市の山で採取した葉を自らスキャンして記録するようになる。これが〝今村コレクション〟で、150種類ほどになった。今村は市の薬草プロジェクトチームに入り、勉強会を重ねていたとき、「薬草の新聞みたいなものがあるといいですね」と提案した。すると、同席していた市長の都竹が「印刷代、なんとかなるぞ」と請け負った。そうして薬草のニュースレター「ひだ森通信」が生まれ、誌面で紹介するようになった

お気に入りは、飛騨市の木「ブナ」。ナラに次ぐ資源量を誇る広葉樹で、家具などに使われる。葉の縁が滑らかに波打ち、丸っこい葉形が特徴的。秋につく実のドングリは、クマの好物。ブナの豊凶は動物と人間の生命に関わる。だから貴重な樹木なのだ。

いつか、飛騨版の葉っぱ図鑑を作りたい――これが今村の密かに抱く夢だ。

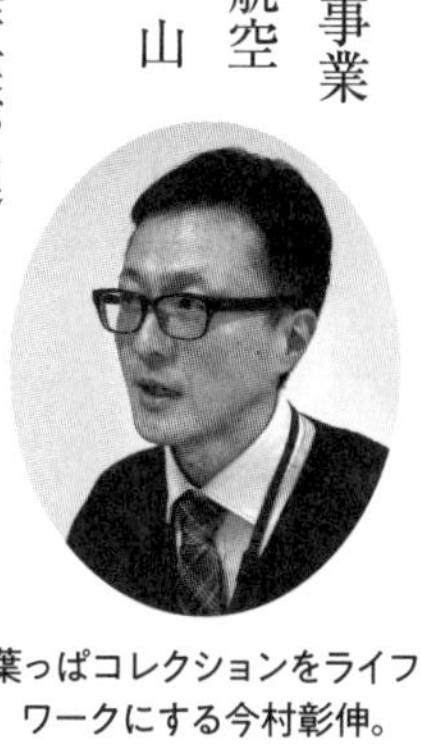
葉っぱコレクションをライフワークにする今村彰伸。

持続可能な広葉樹コンソーシアム

広大な天然林がありながら、使いづらくチップ材にしかなっていないこの広葉樹を、もっと丁寧にマッチングさせてメーカーまでつなげたら、用途が広がるんじゃないか——。

こんな問題関心から、飛騨市は2017年、広葉樹の幅広い活用を検討する「飛騨市広葉樹のまちづくり円卓会議」を設立した。これは、林業全体の川上に当たる林業事業者と、川中にいる製材所、そして川下に位置する家具メーカーや木工房の三者の間を行政がつなぎ、ビジネスマッチングさせようという試み。有識者も招いて「広葉樹のまちづくりセミナー」をたびたび開き、交流を深めていった。

これを発展解消する形で、20年、市と16の会社・団体でつくる「飛騨市広葉樹活用推進コンソーシアム」が立ち上がっている。「飛騨市の広葉樹」のブランド化と流通を促進させるため、市独自のサプライチェーン（供給網）をつくるのが狙いだ。

特徴は、結びつきの担い手として「広葉樹活用コンシェルジュ」を配置したこと。また、原木の可視化を狙い、林業全体の川中にいる市内の製材所に、従来の規格よりも幹の細い小径の広葉樹を専門に扱う流通拠点を置いた。ここがディスプレイの役割を果たしているという。こうした取り組みの結果、家具などに使える広葉樹の利用率は8%から20%に向上。幹の直径が28センチよりも細い「規格外」の広葉樹も見直され、用途の広がりのおかげで直径18センチまで規格対象を広げることに成功している。

こうして実績を積み重ねてきた飛騨市では、22年に全国でも珍しい「飛騨市広葉樹基本方針」を公表した。国が明確にしていない広葉樹の育成と伐採について方向性を示したガイドラインだ。

これに従い、国などの補助対象にならない広葉樹の伐採関連事業に独自の補助金を出すことにした。この補助金を使い、伐採予定のエリアについて十分に環境が保全されるかどうかの事前評価や、伐採後の「天然更新」の評価調査もしている。「天然更新」とは、伐採したところに植樹を行わず、切り株やその周辺に落下した種子から広葉樹が生え始める様子をいい、評価調査を定期的に行い、更新状況をウェブサイトで公開。天然木の見本林を作ろうという試みである。

評価調査にはコストがかかる。そこで行政が手厚く支援し、広葉樹の林業育成を進めていこうという切実なメッセージが「基本方針」に込められている。

飛騨市広葉樹活用推進コンソーシアムの仕組み

（飛騨地域の関連事業者と飛騨市の取り組み）

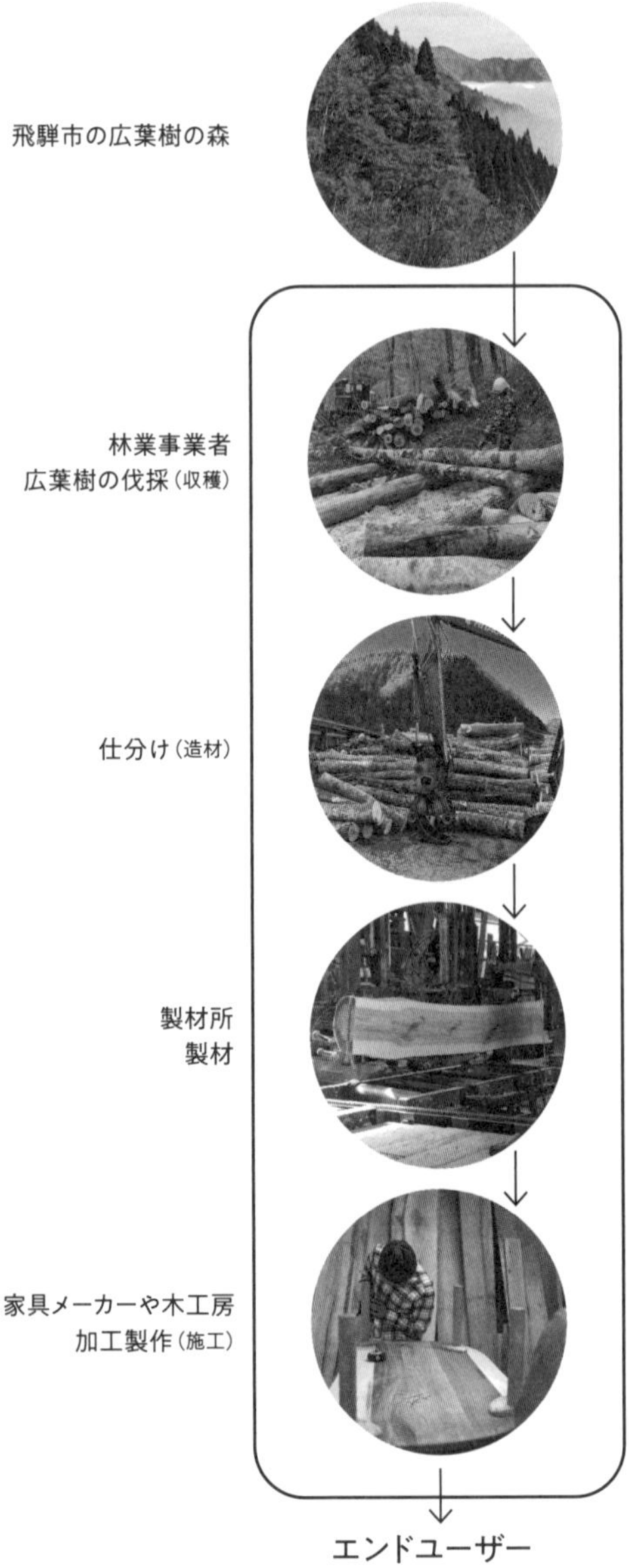

第8章

安全・安心を担保する

地域経済を支えるアルプス薬品工業

飛騨市にはかつて、住民が摘み取った薬草を製薬会社に買い取ってもらう慣習があった。古川町に住む70代の「絵手紙ボランティア フレンズ」の谷村信子は振り返る。

「小学生の夏休みといえば、ゲンノショウコやオオバコなどを山道に入って採りに行き、製薬会社に売りに行くのが子供会の行事でした。ゲンノショウコの葉はピンクの花よりも白い花のほうが効能があると聞いて探しましたが、なかなか白い花は見つかりませんでした」

同グループの中切純子もはっきりと覚えていた。

「子どものころ、オオバコを摘んで洗って乾かして、製薬の工場に売りに行ったものです。いまはほとんど道端でオオバコを見ることはありませんが、子どものころ、横丁の道、田んぼや学校に行く道のどこにでも生えていました。根が強くて、抜くのが大変でした」

子どもたちが摘み取った薬草を買い取ってもらう仕組みは、ちょっとしたお小遣い稼ぎになり、薬草がごく身近な地域経済を回す資源になっていることを幼いながらに印象付けた。その製薬会社が、飛騨市のアルプス薬品工業だ。

同社は、戦後間もない1947年に創業した。創業者が飛騨出身の兄弟で、兄が社長、弟が製薬会社の薬剤師だったという。

「くすりのまち」富山市に隣接する立地のよさも手伝い、地元に自生する薬草のエキスを抽出するところから会社がスタートした。天然物から有効成分を取り出す単離の技術や化学合成の技術も確立した。

これまでに収集した生薬の標本は5千以上。全国薬草シンポジウムでお披露目され、一部はひだ森のめぐみに貸し出し、展示されている。

取り扱う生薬は180種類を超える。このうち、トウガラシから抽出するカプサイシンは世界トップシェア。胃を活発にしたり筋肉痛を和らげたりする効果がある。

主に中国から原料を調達しているが、飛騨市内にも生産者の組合をつくって栽培に取り組んでいる。農家の収入アップにつながり、かつて薬草を買い取って地域経済を支えた仕組みが現代によみがえりつつある。

薬草商品の品質保証

「薬草は天然物です。長年培われた知見によって体に摂取する必要があります。安心・安全が第一。間違ったことが起きるといけないので、成分分析を通じて飛騨市の取り組みをサポートしています」

アルプス薬品工業の社長・牛丸理は、薬草のまちづくりを支えようと、製薬会社の立場から支援を惜しまない。

かわい野草茶をはじめ、飛騨市の薬草商品が「無農薬」「無添加」をうたう以上、品質保証が欠かせない。アルプス薬品工業では支援策の一つとして、同社の持つＩＣＰ（高周波誘導結合プラズマ）分析をはじめ各種検査方法を駆使し、ミネラルの成分分析と重金属のような有害物質を含んでいないことを確かめ、品質管理を担っている。

飛騨の特産になっている「えごま油」もその一例。エゴマは生のまま搾るため、酸素を透過しない包装資材を使い、さらに低温倉庫で保存している。保存環境が悪いと、成

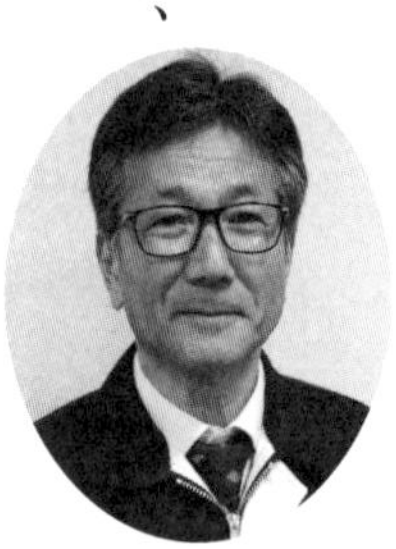

技術、管理、営業の経験を経て社長に。

分が酸化し、品質が低下する。3年にわたって安全性の裏付けになるデータも取り、自社の保存ノウハウを提供している。

牛丸は直言家としても知られる。薬草博士の村上光太郎の関係者と会ったとき、薬草が深刻な病に効くと聞かされ、「そんなことを公然と言ってはいけない」とたしなめたこともあるという。

「サイエンスの人と直感の人の違い」と牛丸は言うが、そこは製薬会社の矜持だろう。品質を保証する立場から、薬草のまちづくりに安全・安心の担保を与えているのだ。

薬機法を教える「部活動」

「薬のような効能や用法・用量を表示してあると医薬品とみなされます。薬草を食品として売るなら、医薬品専用の材料が含まれておらず、医薬品のような表示や形状でもないことが前提です」

アルプス薬品工業2018年入社組の三井崇史（研究開発部）は、ひだ森のめぐみで開かれた夜の勉強会に講師役として臨んでいた。テーマは、医薬品の製造や販売ルールを定めた薬機法（医薬品医療機器法、旧薬事法）について。医薬品のように薬の効能をうたって薬草商品を扱うと、この法律に触れる恐れがある。医薬品メーカーの立場だからこそできる支援の一つだ。

勉強会には市職員とアルプス薬品工業の社員が参加し、市長の都竹淳也も顔を出した。

「ゲンノショウコの地上部は医薬品。個人で使う分にはいいのですが、人に売れば薬機法違反です」

三井の説明を聞いて、市の職員たちは熱心にメモを取っていく。

実は、三井のこの活動は社員の勤務外活動。これは「部活動」と呼ばれ、市民と交わる活動として奨励されている。

同席した営業本部の白川靖之は、社内でも有名な薬草愛好家だ。自宅で70種類もの薬草を畑や鉢植えで育てた経験があり、薬草は何でもこの目で見て、育てないと気が済まない実践派。薬草のNPO法人のメンバーとしても活躍し、最近では、市民農園での薬草栽培指導にも当たっている。

飛騨えごまの里推進プロジェクト

種子に似たエゴマの果実は、飛騨地方で〝あぶらえ〟と呼ばれ、風味のよい黒褐色系のエゴマが受け継がれてきた。標高の高い地域で栽培されたものほどαリノレン酸を豊富に含み、抗アレルギーや抗炎症作用があるルテオリンが多く含まれているという。

農家の女性グループ「えごまレディース」の活動が功を奏し、特産品として年々増産。そこでブランド化しようと話が持ち上がり、岐阜県中山間農業研究所とアルプス薬品工業は、農水省の委託事業を受け、共同研究の末、国内初のエゴマ品種「飛系アルプス1号」を生み出し、同社と県、飛騨市の三者でこれを品種登録した。

エゴマ油の抽出には溶媒を一切使用せず、伝統的な圧搾抽出法を採用。「飛騨えごま油」と「飛騨えごま油ソフトカプセル」の商品化に成功した。

このプロジェクトでは、「飛騨えごまの里」のロゴで「えごま」商品を統一ブランドとして推進し、市内外にエゴマの魅力を発信し続けている。

トウガラシ買い取り事業

「トウガラシを栽培してみませんか？」

アルプス薬品工業がこんなチラシを配って市民に呼びかけ、薬草であるトウガラシの地元栽培を始めたのは２０１４年。最低栽培株数は１００株。苗は無償支給だ。収穫物を持参してもらうと、１００株当たり約2万２０００円～3万６０００円で買い取る仕組みで、業務委託契約を結んだ農家は80軒に上った。

トウガラシの辛み成分であるカプサイシンは温湿布に使われ、血の巡りを改善して痛みを抑える。同社では主に輸入品を使用してきたが、国内産地の確保と地域の発展に寄与することを目指し、地元で委託栽培を始めた。「薬用トウガラシ出荷組合」を立ち上げ、栽培・収穫に関する研修会等も実施中だ。

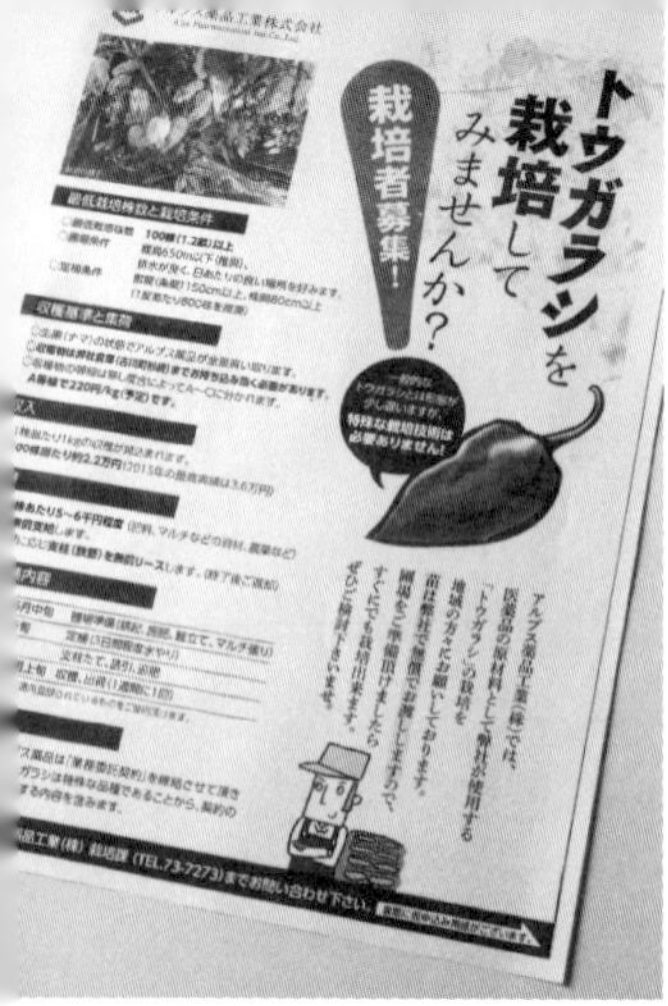
トウガラシを栽培してみませんか？
栽培者募集！
特殊な栽培技術は必要ありません！
市民にチラシを配布し、トウガラシ栽培者を広く募ったことで、現在約80軒の農家が参加。

薬草イベントを多彩に支援

アルプス薬品工業は、2023年9月に同時開催した全国薬草シンポジウムと飛騨市薬草フェスティバルを実行委員会メンバーとして支えた。だが、それだけではなかった。社員たちが自発的な「部活動」を通じてワークショップを開催したのだ。テーマは、フローラルウォーター作り。芳香成分を含む水溶液で、化粧水や炎症を起こした肌によいという。ワークショップは社員たちのお家芸で、その前年のフェスティバルではトウガラシを活用したリース作りで市民を楽しませてくれた。

フローラルウォーターの作り方は簡単。ラベンダーやシナモン、サクラなど6種類の素材から一つ選んでもらい、手鍋を用いて蒸すだけ。フローラルウォーターは、水に溶けないアロマオイルと違い、水溶性なのでマイルドで、気軽に使用することができる。

ワークショップの会場には、社員たちが今朝採ったばかりという草花やサクラを枝ごと持ち込み、まるで山の中にいるような自然の香りが漂い、来場者を喜ばせた。ワークショップを主催した女性社員は「自然の薬草や薬木が好きだから、いまの会社に入りました」とにこやかに話し、趣味と実益を兼ねた「部活動」が肌に合っている様子がにじみ出ていた。

シンポジウム会場の別のコーナーでは、課外活動に熱心な男性社員が「ビオトープ展」を開いていた。飛騨市との夜の勉強会で講師役を務めた三井だ。

「最近、地域おこし協力隊の方と組んで農業の有志団体を立ち上げて、稲作をしています。水田にはアマガエルやコガムシの幼虫といった多様な生物がすみつくようになり、野生生物が生息するビオトープとして観察会を開いています。この取り組みには、飛騨市の関係人口プロジェクト『ヒダスケ！』の参加メンバーが市内外から作業に加わっていて、環境保全と農業と人の交流がワンセットになっています」

長野県出身の三井は、進学先の京都大学から2018年にアルプス薬品工業に就職した移住組の一人だが、飛騨市の自然環境にすっかりほれ込み、野趣豊かな河合町にある住宅を買い取って、さまざまな実験拠点にしているらしい。

アルプス薬品工業の社員たちの次なる「部活動」に目が離せない。

第9章

市民の健康と福祉を守る

高血圧ワースト1位

市民の健康を守るため、西洋医学の知見に基づいて健康管理に当たっているのが飛騨市保健センターだ。薬草の取り組みとは一線を画し、予防医学の観点から生活習慣病への対策を講じている。健康のまちを目指す飛騨市のもう一つの取り組みを紹介する。

2018年度の国民健康保険特定健診の結果が、すべての始まりだった。

飛騨市では、「高血圧Ⅱ度」（収縮期血圧160㎜Hg／拡張期血圧100㎜Hg）以上の割合が9・2％となり、県内ワースト1位という最悪の結果が出た。

「これはいかん」

保健センター長の小洞尚子は結果に驚き、対策に乗り出すことにした。原因はおおよそ見当がついていた。飛騨市は、冬になると雪におおわれて作物は育たず、野菜自体が手に入りにくい。そこで、野菜を塩で漬物にして保存する食文化が根付いていた。

また、海から遠い内陸部のため、腐敗しやすいイカやブリのような海産物は塩をまぶしたり、塩水に漬けたりして運ばれてきた。

塩分の多いものを食べる機会が多いことから、食事の味付けも自ずと塩辛くなりやすかった。塩分を摂りすぎる生活を続ければ、高血圧になりやすく、最終的に脳・心血管疾患につながる恐れがある。こうなったら、家庭の食生活そのものを変えないといけない――。

減塩チャレンジプロジェクト

保健センターは独自に、若い世代の尿中塩分を調べてみた。すると、目標値よりも高い値を示したのは、3歳児で69％、保育園児で72％。中学3年でも女子68％、男子45％が目標値を超え、過度な塩分摂取が高止まりしている深刻な実態に保健センターは驚いた。このとき、家庭に介入する必要を感じたという。

始めたのは、日本高血圧学会が公表している減塩食品リストの活用。1歳6カ月以降の健診や相談会の折に、味噌汁の塩分測定の指導や減塩醤油の配布を行った。

対策の効果はてきめんだった。2023年度の結果をみると、3歳児が9ポイントダウンの60%、保育園児は15ポイントダウンの57%、中学3年女子も15ポイントダウンの53%まで抑え込むことができた。小洞たちは2021年度から、それまでなかった学生対象の尿中塩分検査を導入し、追跡調査を続けている。

このほか、飛騨市の職員を対象に、「置き換えで『ゆるーく減塩』減塩モニタープロジェクト!」を始めたのも保健センターだ。

モニターの参加者には、2週間にわたって家庭の醤油を減塩醤油に置き換えてもらい、その前後で尿中塩分検査をして減塩効果を調べた。すると、参加者6人のうち5人が減塩に成功し、減塩食品による置き換えだけで効果が大きく変わることが分かったという。

大幅に減らしたのは農林部の職員。毎朝食べる豆腐に減塩醤油をかけ、さらに、味噌汁も具だくさんにして、飲みこむ汁の量を相対的に減らしてみた。すると1日あたり3・7グラムもの減塩効果が出て、目標値の7・5グラムに近づいた。

議会・監査事務局の職員は、減塩醤油と普段の醤油を1対1にしただけで0・8グラム減になった。

保健センターが打ち出したのは「おいしく減塩」「こっそり減塩」。無理のない減塩対策が功を奏したのだ。

減塩食のあくなき追求

市内にある小売店のなかで、保健センターが推薦する所定の減塩食品を取り扱う店舗に、認定を出す制度もつくった。認定を受けると、認定証やタペストリー、ステッカーを掲示してもらう。毎月17日を「減塩の日」と定め、店先にのぼりを立てる。登録店は10カ所余り。主にスーパーや酒店で、日帰り温泉のコーナーにも設置してもらっている。

２０２３年11月には、市内の飲食店が減塩メニューを提供する「飛騨市健康まるごと食堂」を１カ月間にわたって実施した。これも保健センターの仕掛けだ。参加した8店舗では、既存のメニューを減塩化したり、減塩食品を使った新たなメニューを考案したりした。

例えば、古川町の料亭旅館「八ツ三館」のミニ懐石膳「健康食ランチ飛騨」。お造りは河合町の政木農園のキクラゲを使用。飛騨地方の伝統野菜「宿儺《すくな》カボチャ」や薬草のエゴマも使われている。ボリュームのあるお膳だが、塩分量はわずか2・2グラムに抑えた。味噌やチーズ、海苔を使って旨みやコクを出した。

河合町の入浴保養施設「ゆぅわ〜くはうす」で提供した「まぐろ朴葉焼」は、味噌に減塩食品を使い、味噌汁も具だくさん。塩分量を抑え、1日に必要な野菜の3分の2が摂れるという。

そして保健センターは24年春、飛騨市神岡町の老舗製麺所「老田屋」とコラボして、ついに減塩食品を開発した。塩分控えめでもおいしく食べられる「老田屋 中華そば 減塩」だ。

中華そばのスープに減塩醤油を使い、従来の製品よりも塩分を30％減らした。その分、だしを多く取って旨みが出るよう工夫したという。

老田屋にはかねてから「塩分摂取を制限されているから中華そばが食べられない」といった声が寄せられ、保健センターと共同開発を思い付いた。

日本高血圧学会減塩アドバイザーの厳しい指導と審査を受けながら改良を加え、半年以上かけて取り組んだ。そのかいあって、同学会の減塩食品リストに晴れて追加掲載された。同年4月時点で掲載商品は26社108製品だ。

同年3月の試食会には仕掛け人の当事者、保健センター長の小洞も姿を現した。飛騨市のオリジナル減塩食品の誕生。それは満を持しての自信作だった。報道陣の取材にこう語った。

「高血圧を防ぐために食べないよう規制するのではなく、地元の人がよく食べている中華そばの減塩ができないかと考えました。安心して食べてほしい」

保健センターのあくなき減塩対策は、こうして確かな手ごたえを感じながら、続いていく。

薬草と福祉をつなぐ「草《くさ》福《ふく》連携」

「下請けの仕事が不安定なので、自分たちで作る自主生産品をさらに手掛けたいと探していたら、ありがたいことに、飛騨市さんからお話をいただいたんです」

障がい者自立支援施設「憩いの家」のサービス管理責任者・谷口博亮は、ヨモギの栽培から入浴パックの商品開発に至ったきっかけをこう語る。飛騨市が進める薬草の新規開拓の動きとちょうどマッチして、薬草と福祉をつなぐ「草福連携」が実現したのだ。

飛騨市はこの事業化に当たり、かなり綿密な計画を立てていた。

事業目的に「薬草を使った入浴剤を開発し、継続的に販売する」と狙いを定め、いわば「食べていける福祉」を目指すことを明確に打ち出した。

方針として、販売目的の入浴剤は法的に効果・効能を表示できないため、雑貨として販売し、香りや肌触りなどを前面に出すことにした。飛騨市内で簡単に調達できる素材を用い、作業工程も極力シンプルにすることにした。この素材が、ヨモギだった。

心強いのは、協力者たちの存在だ。市では役割分担をこう決めた。

「憩いの家」試作、実施体制構築、製造・販売
「岐阜県中山間農業研究所」栽培協力
「アルプス薬品工業」技術的支援
「飛騨市」資材や作業支援、ＰＲ協力

こうして事業は始まり、２０２２年９月の飛騨市薬草フェスティバルを迎えた。憩いの家の利用者たちが自ら栽培したヨモギを使い、各方面のアドバイスをもらって試験販売にこぎつけたのは、「よもぎ入浴パック」の高麗人参入りとクロモジ入りの２種類。あっという間に完売状態になり、確かな手ごたえを感じたという。

憩いの家は、就労継続支援Ｂ型事業所で、毎日15人程度が通っている。身体障がい者が１割。あとは知的障がい者と精神障がい者がほぼ半々。障がいの内容は多岐にわたるため、施設全体として取り組める自主生産品は極めて限られたという。

ところが、ヨモギの作業をみると、薬草の収穫から洗浄・仕分け・加工・袋詰めと多

くの工程に分かれている。根気のいる仕事が得意な人、体を動かす力仕事ができる人など障がいの内容に合わせて作業を選べるため、施設にぴったりだと谷口は喜んだ。

一連の作業の入り口となるヨモギの栽培は、市内外の協力者を巻き込んだまれに見る連携プレーに発展している。入浴パックの試作品の売れ行きが好調だったため、翌23年5月、憩いの家はヨモギの増産に乗り出したからだ。

憩いの家の利用者と職員、そして市職員などが参加し、200平方メートルの畑を整備。畝を整えてマルチシートを張った後、30センチ間隔に穴を開け、憩いの家で栽培したヨモギの苗を植え付けていく。

このとき、飛騨市の困りごとを支援してくれるプログラム「ヒダスケ！」から市外の女性3人も手伝いに駆けつけてくれた。参加した女性は「植物を育てるのが好きで、楽しそうだと思って参加しました。体を動かすのは気持ちいい。うまくヨモギが育ってくれるとうれしい」と晴れ晴れとした表情だった。

飛騨市によると、ヨモギの栽培用に耕作放棄地を活用しており、福祉と薬草の事業に加えて農業振興もできるとあって、〝一石三鳥〟の活躍に関係者は目を見張る。

ただ、効能をうたうには薬機法の制約があるため、入浴剤を専門に作っている岐阜県各務原市の日本温浴研究所の協力を仰いで商品化を目指している。谷口は言う。

「施設の利用者さんには生かせる力がたくさんある。人手不足と言われますが、こうした潜在能力を引き出して活躍できるような仕組みをつくっていけば、解消できると思う」

ヨモギ事業を通じて障がい者の自活への道に、谷口は大いなる期待を寄せている。

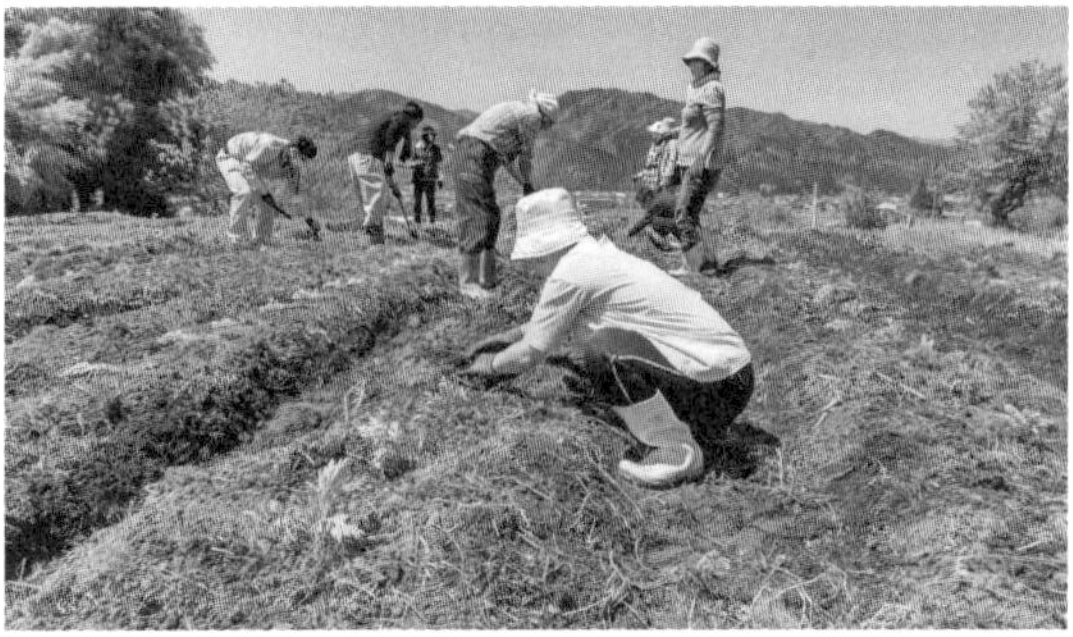

ヨモギ栽培が障がい者の自立支援になり、
福祉のまちづくりにもつながっている。

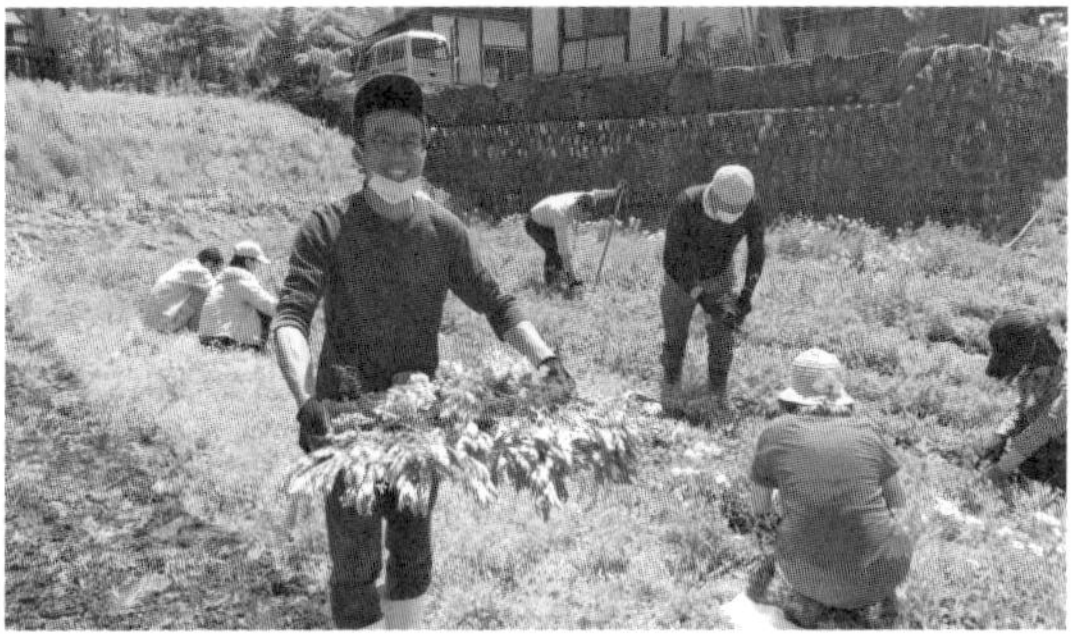

耕作放棄地で栽培したヨモギを収穫する
「憩いの家」の谷口博亮。

コラム●

薬草を使った民間療法

飛騨市には、薬草を使った民間療法が古くから存在し、世代を超えて受け継がれてきた。

例えば、飛騨市宮川町では、合併する前の宮川村が編纂した村史などに薬草の利用について多くの記述が遺されている。

『宮川村誌』（1981年刊行）には「民間療法」として一章が割かれている。それによると、医療の乏しかった宮川村では、民間療法、呪術、禁忌が伝承され、科学的なエビデンスを伴わないものも含まれるものの、先祖以来長らく経験を繰り返し習得したものもあるという。

民間療法の事例をみてみると、切り傷のときには「ヨモギの葉を石の上などでたたいて汁を出し、これをつける」。虫に刺されたら「ユキノシタの葉を温めてはる」「ワラビを焼いて粉にしてつける」。腫れものには「ドクダミの葉を火にあぶり、その汁を和紙にのばしてはる」。鼻づまりには「オオバコの葉を陰干しにし、これを煎じて飲むとよい」。咳には「大根とにんにくをおろし、あめで練ってなめると咳が止まる」とか「黒豆・ナンテンの実を煎じたものを飲む」。発熱には「里芋をすり、それにうどん粉を入れて練り混ぜ、足の裏にはると熱が引く。乾いたら何度も取り替える」とあり、現在の使い道にも通じる薬草の用例が載っている。

もちろん根拠の怪しい伝承も散見される。蜂に刺されたら「『痛い』と言わぬ先に石を転がすと腫れない」とか、やけどをしたら「火傷部周囲三点を、その都度『アブラウンケンソワカ』と称えて軽く指圧し、次いで『清五郎頼む』と同様三回称えて指圧する」というあたりは、おまじないの類いと思えばご愛敬かもしれない。

薬草に関する宮川村の探求心は並々ならぬものがあり、1994年に刊行された「みやがわ叢書」第5集『豊かな山野の恵みを活《い》かして』は、村人からアンケートを取って村に伝わる薬草の民間療法をまとめている。

それによると、交通の便が悪く医師のいなかった時代、古くから伝わる民間療法に頼った過去があり、「霊薬」といわれた牛の胆のうから採った「牛黄《ごおう》」や「犀角《さいかく》」「朝鮮人参」とは別に、地域に自生する草、根、木の皮を採って病魔と闘ったという。植物のなかには有毒なものがあり、注意を要した。昔の人びとは薬草の種別、用法をよく知っていて、健康の保持と傷病治療に活用したものの、医療の進歩に伴い、人びとの記憶は次第に薄れてきたという。

宮川村では、老人会員の協力を得てアンケートを実施しており、回答者は約60人だった。
本書でもなじみの薬草を中心に、その一例をそのままご紹介する。

イカリソウ
強壮剤「乾燥した茎葉を煎じて飲む」

ウメ
かぜ「梅の実とショウガ漬けを熱湯で飲む」

オオバコ
頭痛・心臓病・喘息・咳止め「乾燥した全草を1日15グラムほど煎じて飲む」

カリン
咳止め「実も皮も3ミリの厚さに切り焼酎と氷砂糖で瓶詰にして発作時に飲む」

カキ
高血圧「土用に採った葉を陰干しにしておき煎じて飲む・乾燥した皮を煎じて飲む」

カキドオシ
胆石「乾燥した茎葉を煎じて飲む」

キンカン
咳止め「黒砂糖に漬けた実を10個ほど刻み、水400ccで煎じて飲む」

ゲンノショウコ
下痢止め「青葉を石の上でたたき、出た汁を盃に2杯ほど飲む」

タンポポ

強壮剤「開花時に全草を採り、日干ししておき煎じて飲む」

トウキ

貧血「根を百グラム、甘草百グラム、ハチミツ一合を焼酎一升に浸して飲む」

ドクダミ

蓄膿症「乾燥した葉を煎じ1日2~3回飲む」

鼻づまり「生葉を鼻に詰める」

ナツメ

滋養強壮「皮ごと刻み煎じて飲む」

ノビル

十二指腸虫くだし「味噌をつけ生で食べる」

マツ

喘息「赤松の葉を焼酎につけておき発作時に飲む」

ユキノシタ

ひきつけ・かんの虫「生葉をもみ汁を盃1杯ほど飲む」

ヨモギ

消化不良・胃痛「乾燥した茎葉を煎じて飲む。また生葉をもみ汁を飲む」

入浴剤（リウマチ）「茎葉を乾燥して風呂に入れるとよく温まる」

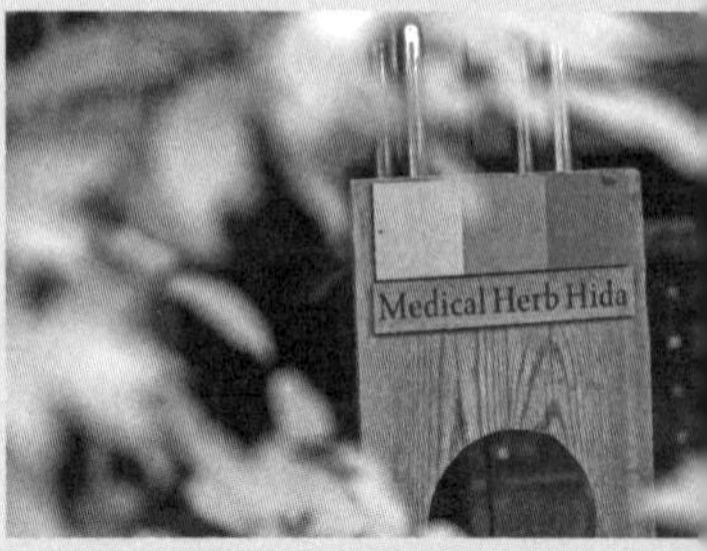

本書での薬草の取り扱いについて

高野昭人（昭和薬科大学 教授・同大学薬用植物園 園長）

本書に登場する「薬草」とは、厳密には、食用として利用できる「食べられる薬草の部位」を指しており、同じ薬草でも「医薬品の原料に使われる部位」とは区別される。

「医薬品の原料に使われる部位」（医薬品と判断される薬草および薬草の部位）については、「食薬区分における成分本質（原材料）の取扱いの例示」（2020年3月31日、薬生監麻発0331第9号）に添付されている、別添1「専ら医薬品として使用される成分本質（原材料）リスト：名称（生薬名、植物名等）＋部位」および別添2「医薬品的効能効果を標ぼうしない限り医薬品と判断しない成分本質（原材料）リスト：非医リスト（植物名等＋部位）」に規定されている。

これらのリストは、私たちが経口的に服用するものが「医薬品医療機器等法」（薬機法）に規定する「医薬品」に該当するか否かを判断するための基準として定められている。つまり、別添1に収載されているものが入っている商品はただちに「医薬品」とみなされ、薬機法の規制を受ける。別添2に収載されているものは、医薬品的効能効果を標ぼうしない限り医薬品と判断されない。クズを例にとると、「根」は別添1に収載されており、生薬「カッコン（葛根）」の原料として医薬品として規制されるが、クズの種子・葉・花・クズ澱粉《でんぷん》・蔓《つる》は別添2に収載されており、医薬品的効能効果を標ぼうしない限り医薬品とは判断されない。

本書で扱った薬草は、別添1に収載されているものではなく、別添2に掲載されているものや、別添1および別添2に収載されていない植物である。

なお、「『医薬品的効能効果を標ぼうしない限り医薬品と判断しない成分本質（原材料）』の食品衛生法上の取扱いについて」（健生食基発 0328 第1号、24年3月28日）にあるように、「医薬品的効能効果を標ぼうしない限り医薬品と判断しない」とは、医薬品的効能効果を標ぼうしない限り薬機法の規制を受けないという趣旨であり、リストに収載されているものを「食品又は食品添加物として使用する」場合には、当然に「食品衛生法」（1947年法律第233号）の規制の対象となるものである。

飛騨市で利用されている主な薬草20

飛騨市には、専門家による調査で認められたものだけで２４５種類もの薬草が自生している。そのなかで、薬用植物は１９１種、食用にできるのは１４５種、入浴剤になるのは56種、酒に加工して利用できるのは63種、お茶に使えるのは39種、染色用は８種、香（辛）料になるのは７種、化粧料として利用できるのは４種とされている。

数ある薬草のなかでも、ここでは飛騨市民に利用されている主な薬草20種類についてご紹介しよう。

20種類を選ぶにあたっては、飛騨市薬草ビレッジ構想プロジェクトが発行する「ひだ森通信」や、この本のために独自に市民や市職員に回答してもらったアンケートを参考にした。これらには、日々の暮らしのなかで実践している使い方や食べ方、薬草料理レシピのほか、幼いころの実体験や、進学で飛騨市を離れた学生時代の思い出などが書かれてあった。そこで、ひだ森通信やアンケート結果を踏まえ、利用されていることが明らかになった薬草20種類を中心に取り上げることにした。

「市民レシピ」の項目では、これらの資料に書かれた内容をほぼそのままご覧いただく。たとえば、「エゴマの果実を炒ってすり鉢ですり、おはぎのころもにする」といったもので、飛騨の特産エゴマらしい使い方だ。「おばあちゃんがゲンノショウコ（の葉）を毎朝煎じて飲ませてくれた。家族は元気で風邪をひくことも少なかった」という回答例をみると、薬草が古くから、このまちで予防医学的に役立ってきたことが分かるだろう。

なお、植物としての基本的な解説や使用部位、効果は、村上光太郎がレポートした「古川町の薬用植物調査」をはじめ、さまざまな参考資料からまとめた。

ヨモギやドクダミなど、日本各地、どこでも普通に目にする薬草もあれば、メナモミのように知る人ぞ知る薬草もある。薬草と暮らす飛騨の人びとの知恵は、きっと日本全国で役に立つことだろう。

アカマツ

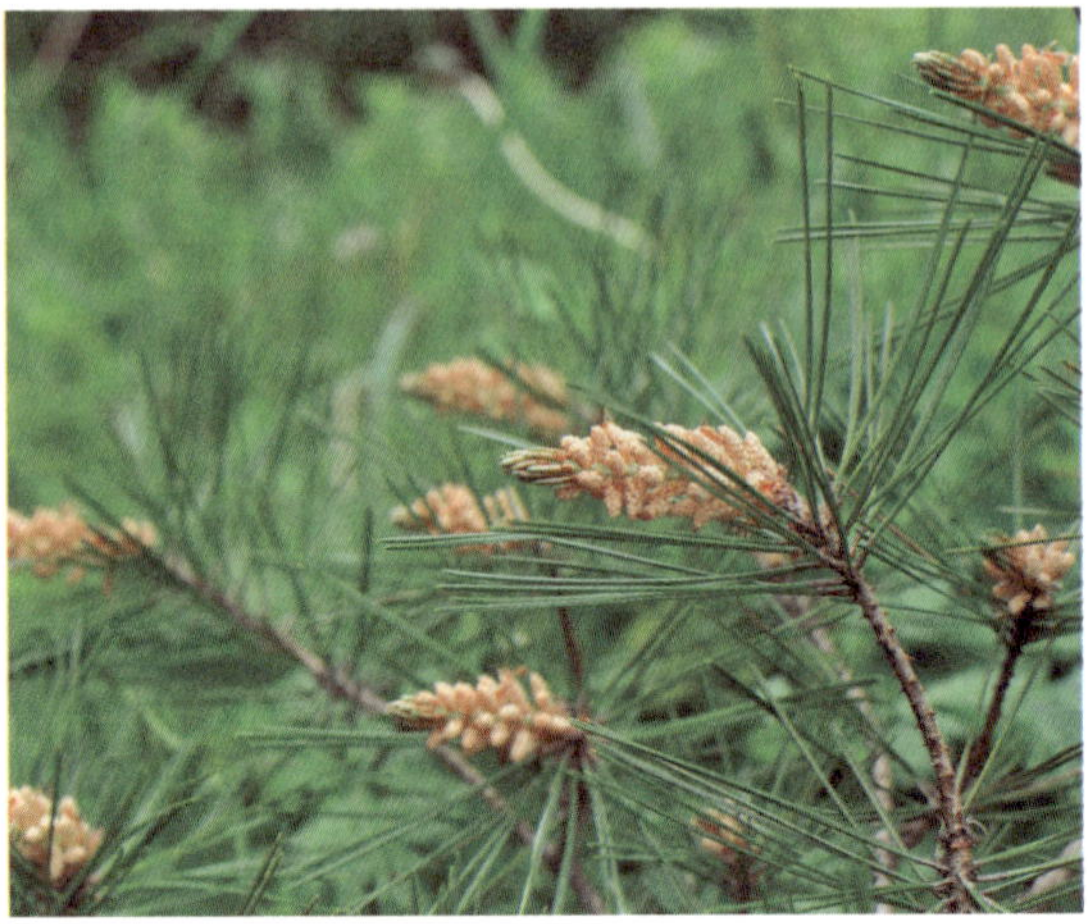

常緑の針葉樹で、幹は赤茶色。葉は針のように細長く、茶色い根元で2本が1組になっている。春になると枝の先から新芽が伸びる。

（→196ページ）

アズキ

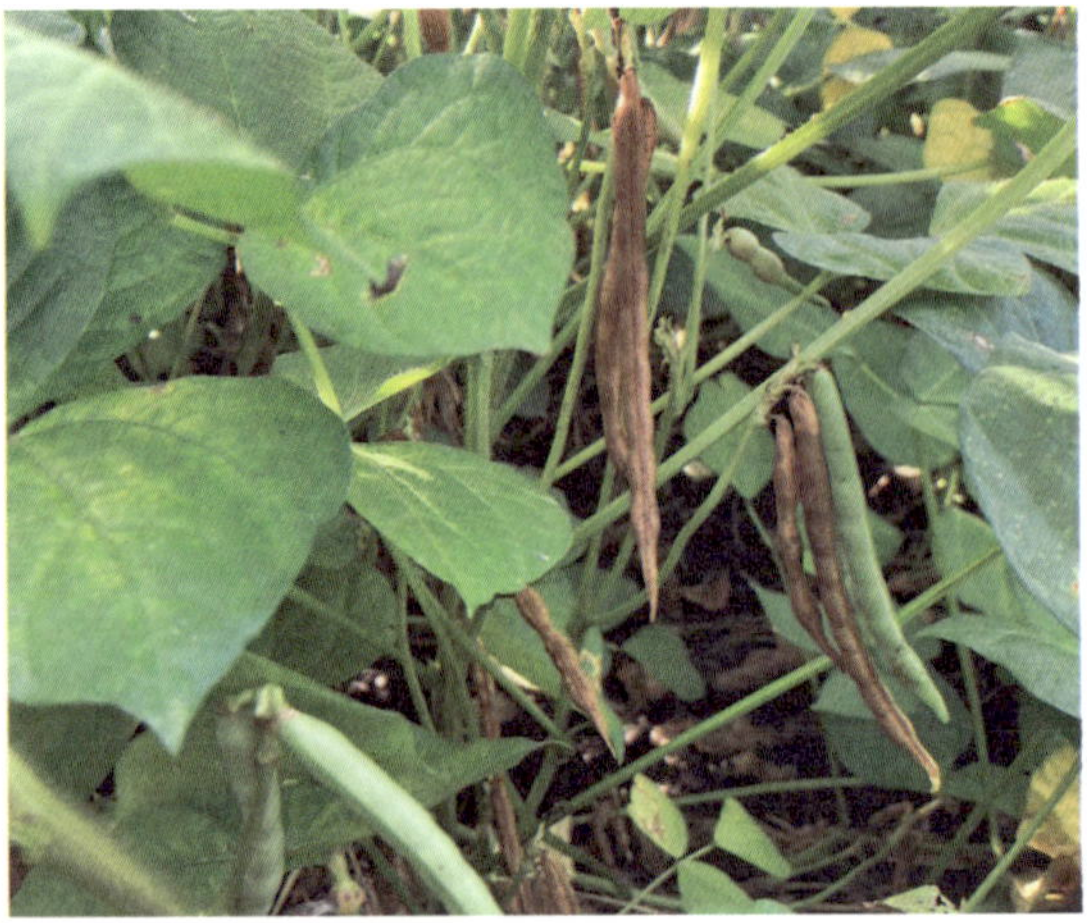

一年草で、私たちが普段食べるのは種子。さや状の豆果の中にある。さやが硬く乾いたら収穫、さらに乾燥させて脱穀し取り出す。

（→196ページ）

イノコヅチ

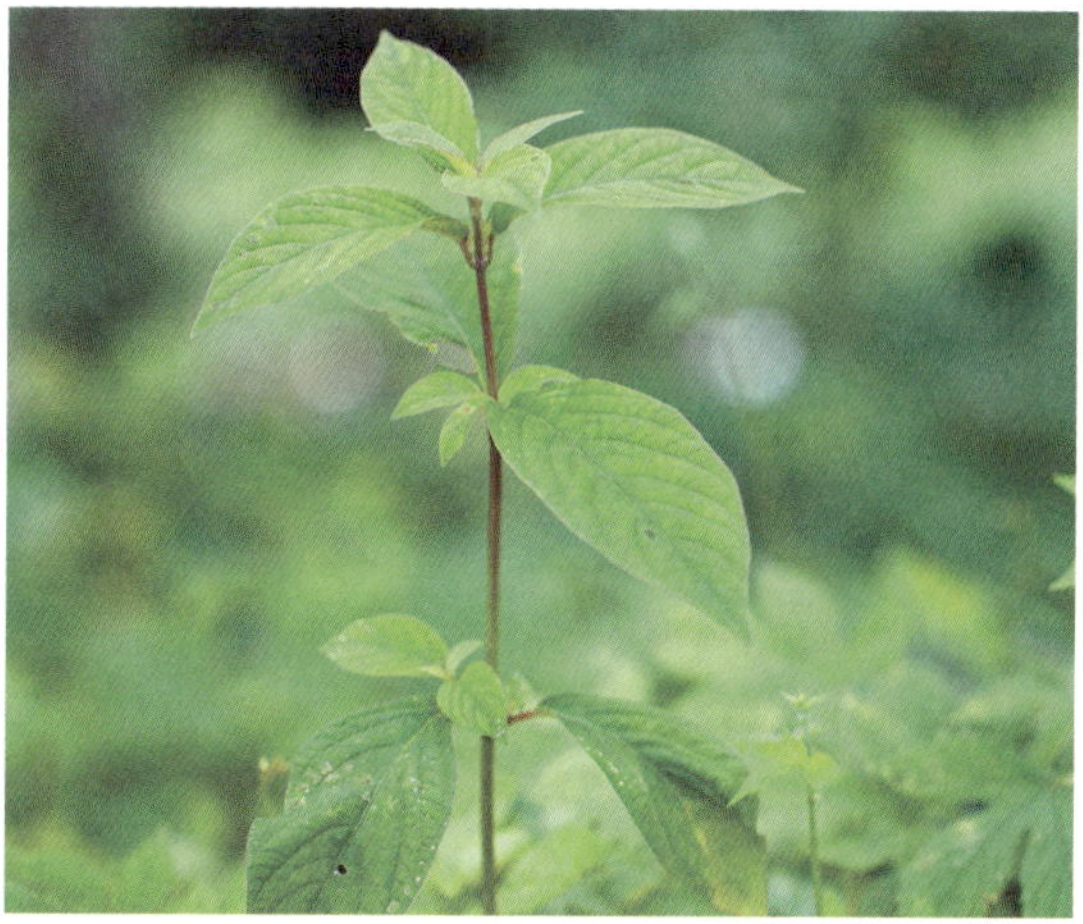

本州から九州に生育する多年草で、低地の森林や竹林などの日陰に生育。茎は高さ50センチほど、花は8月から9月に咲き、10〜20センチの穂状となり、毛が生えている。(→197ページ)

ウド

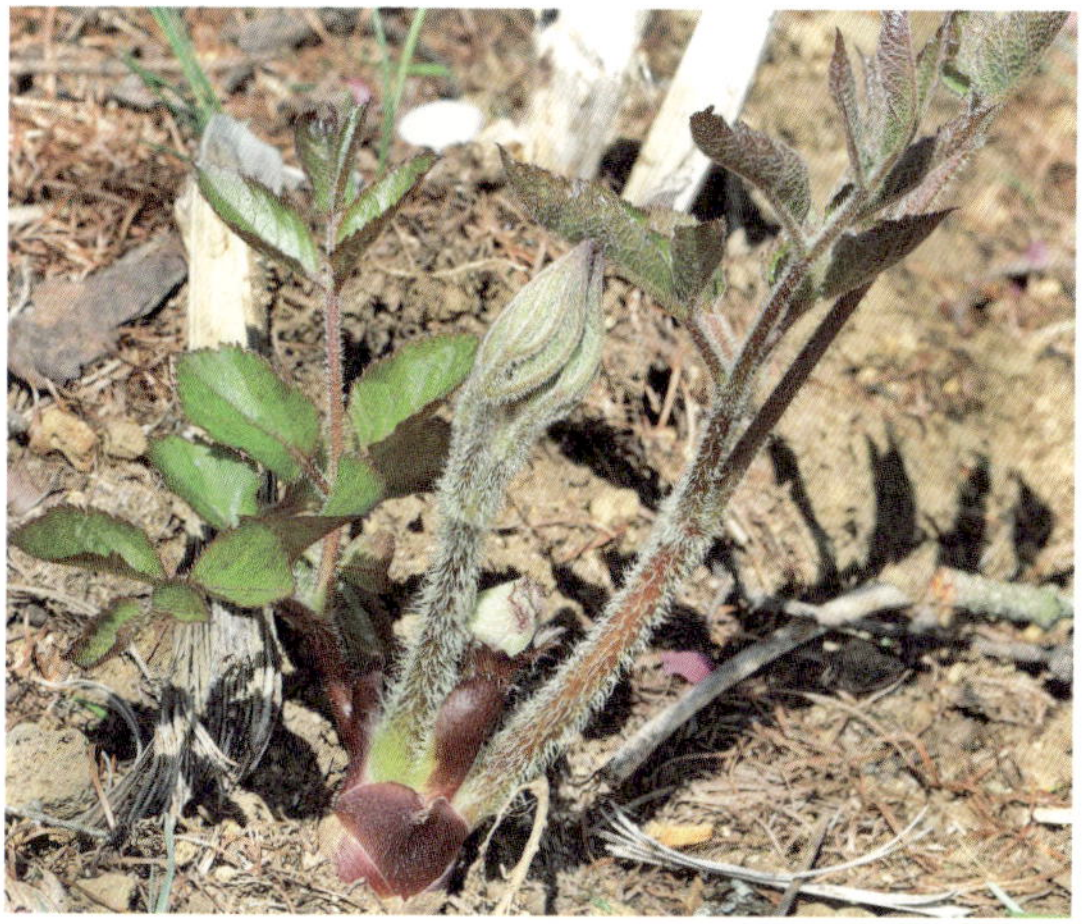

山野や野原などの日当たりのよい場所に群生。食用には葉が開き始めた若芽を採る。地中に埋まっている部分は白く、全体にザラザラした毛が生え、特有のよい香りがある。(→197ページ)

アカマツ

部位
葉

活用法
食用、薬酒、入浴剤

効果
動脈硬化の予防、脳の血流改善。

市民レシピ
松葉サイダー
アカマツの酵母菌が砂糖を分解、発酵し、炭酸ガスが出てサイダーのようになる。

材料と作り方●アカマツの葉を刻み、清潔な2リットル瓶の8分目まで入れる。砂糖100グラムと、水を瓶の8分目まで入れる。瓶の蓋はせず、ガーゼなどでおおい、日光に当て、泡が出てきたら冷暗所に移す。数日おき、こして飲む。レモンとハチミツを加えるとおいしい。

アズキ

部位
種子

活用法
食用、お茶

効果
煎じた液を飲んでむくみ解消、小豆粥は脚気の妙薬といわれ、二日酔いや便秘にも。

市民レシピ
アズキは煮汁に砂糖を入れると効能がなくなるといわれるので、特別な食べ方ではないが、お赤飯がいちばん！

イノコヅチ

部位

葉

活用法

食用、薬酒、お茶、入浴剤

効果

利尿作用、関節炎や腰痛、リウマチなどの改善。

市民レシピ

母が膝が痛いというので、痛みを緩和するというイノコヅチの茎と葉を乾燥させ、粉末にし、毎朝ヨーグルトに混ぜて出している。食べ始めて1週間ほどで痛みが和らいだようでびっくり。

ウド

部位

若芽、茎葉

活用法

食用、薬酒、入浴剤

効果

茎葉は入浴剤にすると肩こりの緩和に。

市民レシピ

・きんぴらにして食べるのが一番！　栽培されたものよりも、山で採ってきたものが好きで、道の駅や朝市で見かけたら絶対に買う。

・幼いころから酢味噌和えが食卓に並び、進学で実家を離れた時は冷凍で送られてきた。

エゴマ

一年草で、葉っぱはシソに似た形だが香りは異なる。飛騨では種子に似た果実を食用にしてきたが、葉を食べる習慣はない。果実から搾った油は健康づくりによいオメガ3が含まれている。（↓200ページ）

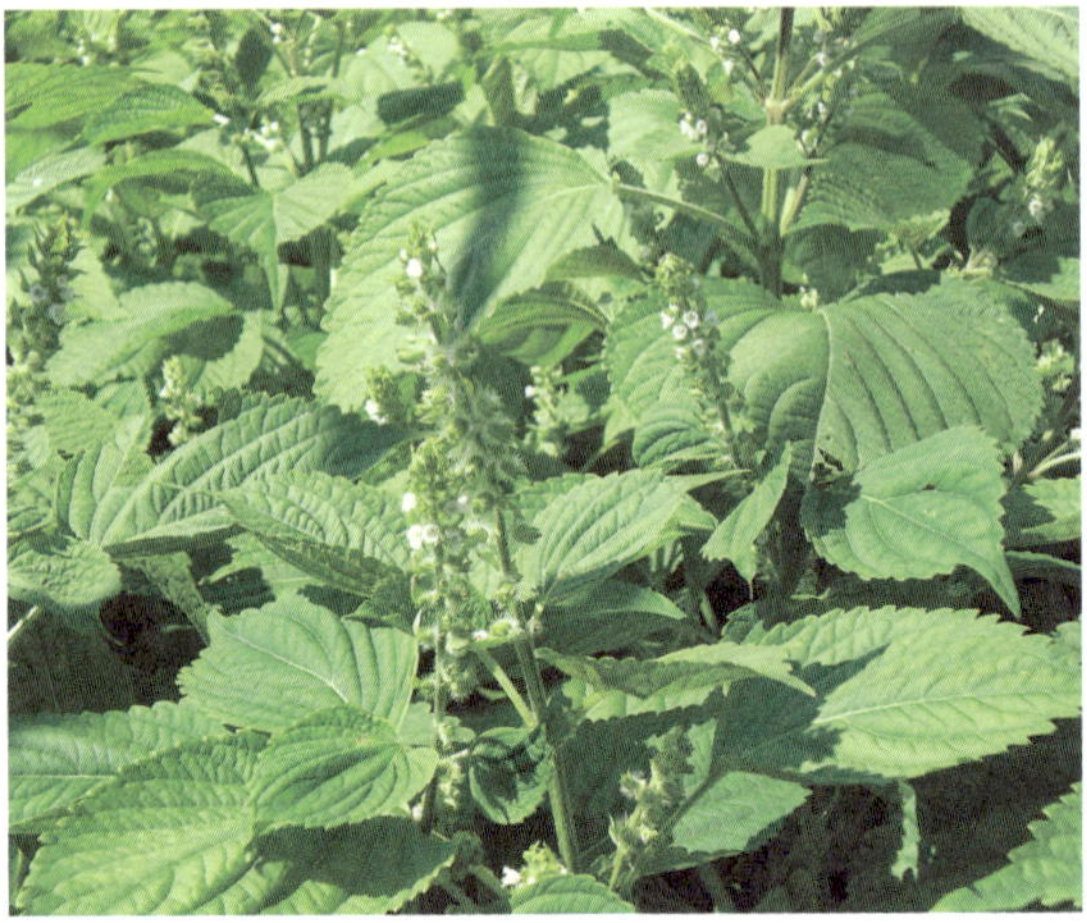

オオバコ

昔はよく道端に生えていた多年草で、地際の根から放射状に葉が伸びる。葉は丸か楕円形で、長さ4～15センチ。あまりクセがないため、他の薬草と一緒に使いやすい。（↓200ページ）

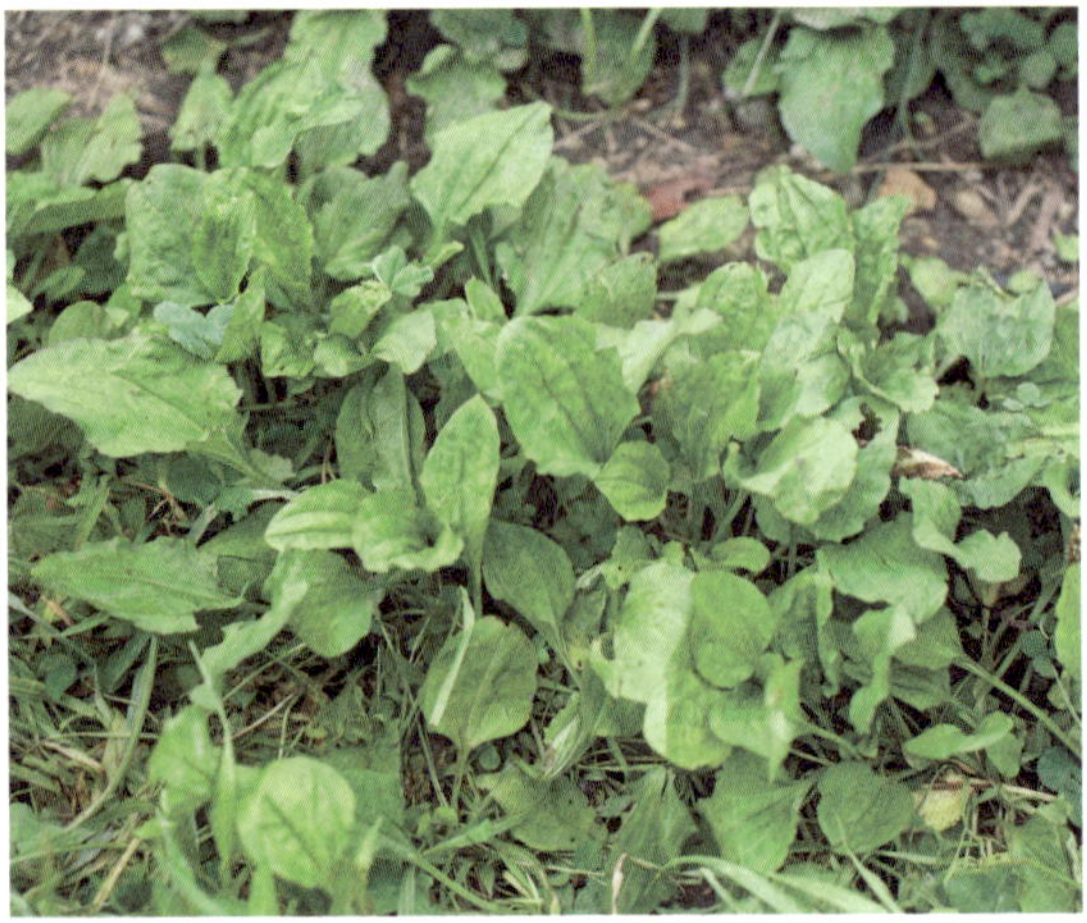

カキドオシ（レンセンソウ）

野原や道端に自生し、垣根を突き通すほど丈夫なことから「垣通し」の名で呼ばれる。茎は直立したあとにはい、長さ50センチ以上になる。四角い茎が特徴で、歯はほぼ円形、縁に浅いギザギザがある。（↓201ページ）

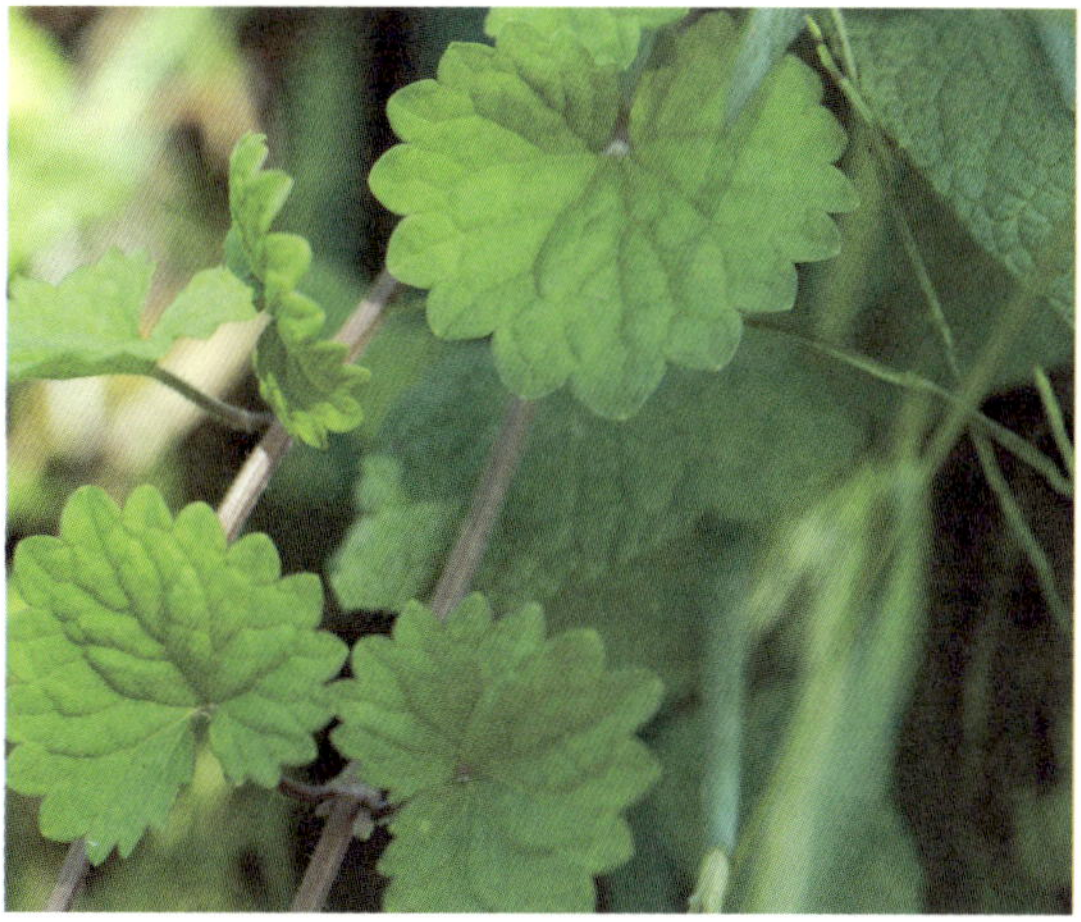

カキ

長さ7〜15センチの大きな卵形か楕円形をしていて、ツルッとして光沢がある。若葉に殺菌作用があるとされ、古くから柿の葉茶や柿の葉寿司に使われてきた。

（↓201ページ）

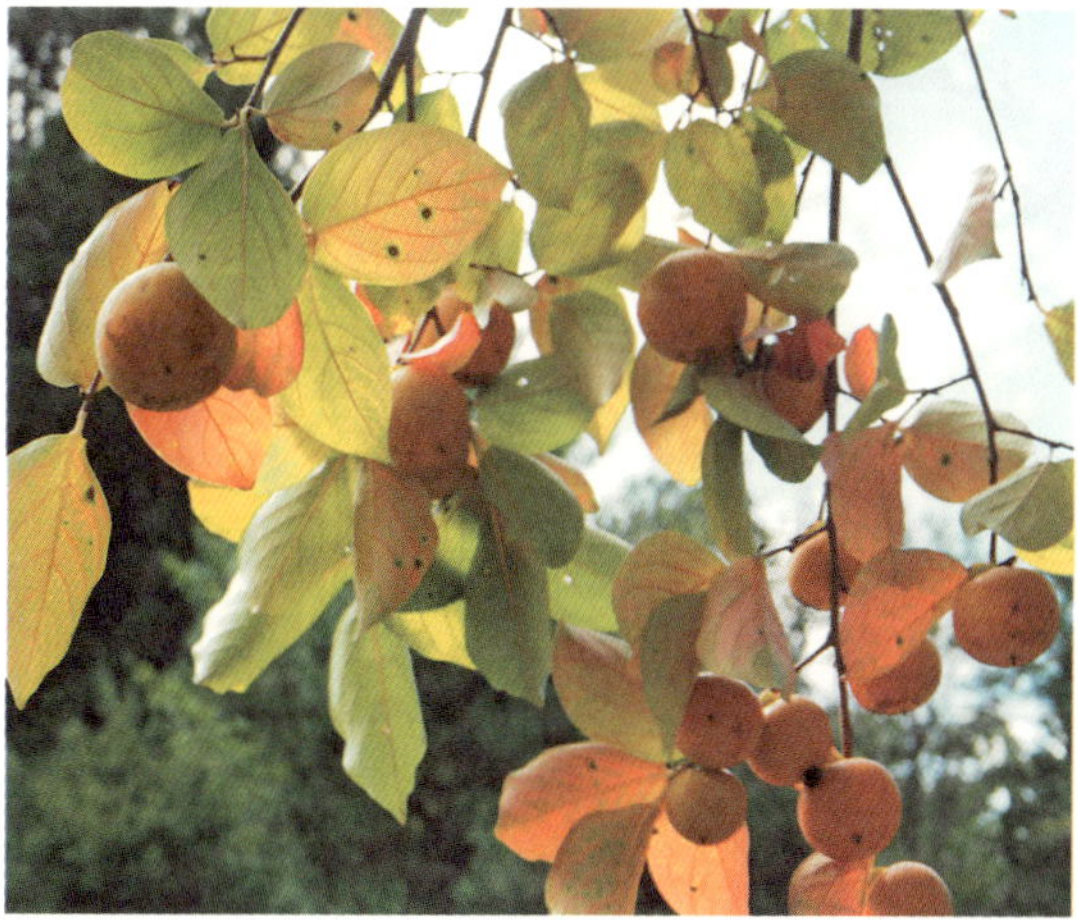

エゴマ

部位

果実。飛騨市では「あぶらえ」と呼ぶ。

活用法

食用

効果

生活習慣病の予防。

市民レシピ

・ごま和えには、ごまの代わりにあぶらえを使う。ミルで細かくして砂糖、醤油、味噌と混ぜ、ゆでたじゃがいもやほうれん草を和える。すったエゴマは釜揚げうどんのつゆにも入れる。

・おはぎのころもにする。あぶらえを炒ってすり鉢ですり、砂糖と塩で味付けし、もち米を包む。食べた後は歯につくので、歯磨き必須！

オオバコ

部位

全て

活用法

食用、お茶

効果

民間薬的に咳を鎮め、痰を取り、強壮、血圧降下にも。

市民レシピ

・種子をフライパンでから煎りし、ゴマと塩を混ぜ、ふりかけのようにして食べるとおいしい。

・乾燥した種子と、摘みたてのフレッシュな種子をブレンドしてお茶にすると、ミルキーな味わいがしておいしい。

・食べ方ではないが、小学校のころは、鉄砲にして種子をマシンガンのように飛ばした。

カキドオシ（レンセンソウ）

部位

全て

活用法

食用、お茶

効果

古くから民間薬として知られる。子どものかんの虫にもよい。

市民レシピ

・産後、カキドオシのお茶を飲んでいたところ、母乳を飲む赤ちゃんがほとんど夜泣きすることなく、朝までぐっすり寝てくれた。

・茎ごと天ぷらにして食べるとおいしい。

カキ

部位

若葉

活用法

食用、お茶

効果

ビタミンCが豊富のため、風邪予防、血圧降下。

市民レシピ

カキの葉茶

夏ごろまでに採り、30分以内に沸騰した湯にさっと通し、氷水にさらして乾燥させるのがポイント。これでビタミンが失われない。

作り方●1センチ幅に切り、フライパンで、香りが立って葉の色が変わるまで弱火で煎る。同様にしたお好みの薬草と一緒に煮出して飲む。煎らずにお茶にしても、風味が違っておいしい。

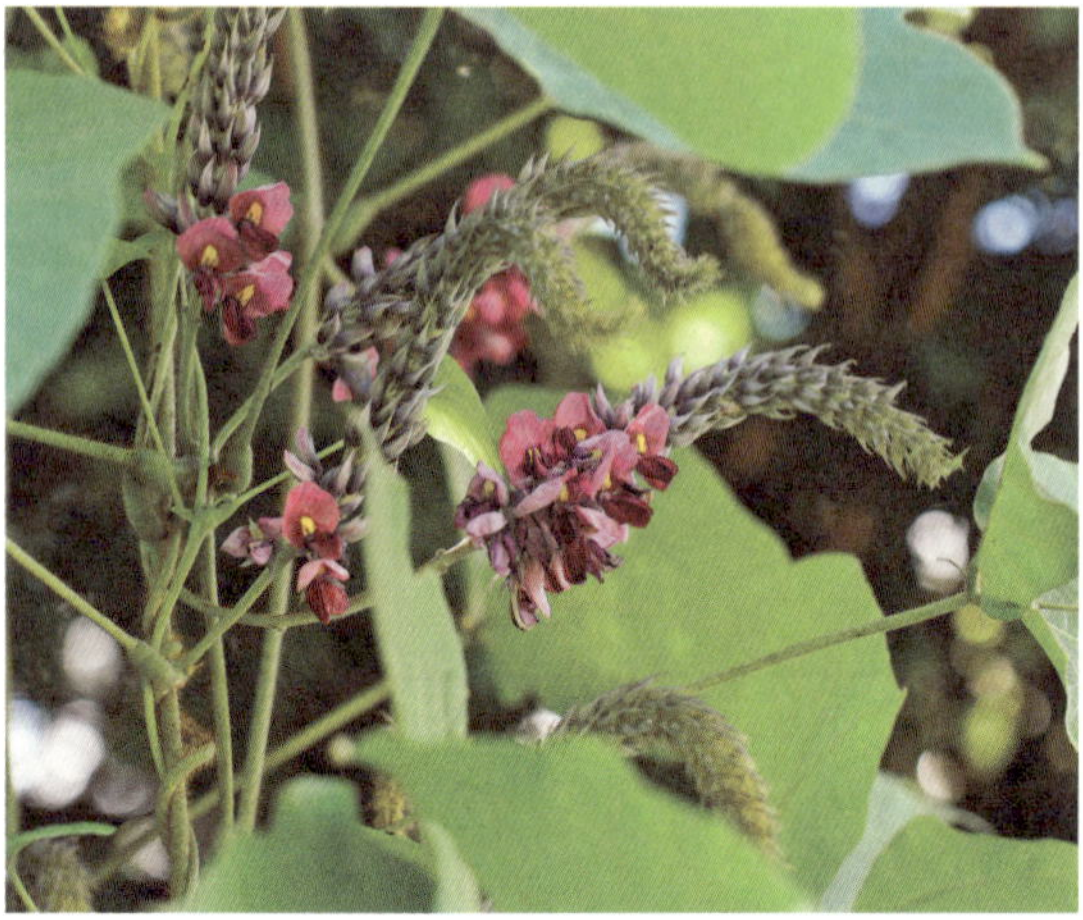

クズ

マメ科のつる草で、川沿いや堤防などに生え、茎は硬く丈夫。長さ10メートルほどになる。7月から8月にかけて赤紫色の花が咲き、主な成分はイソフラボン、サポニン。（↓204ページ）

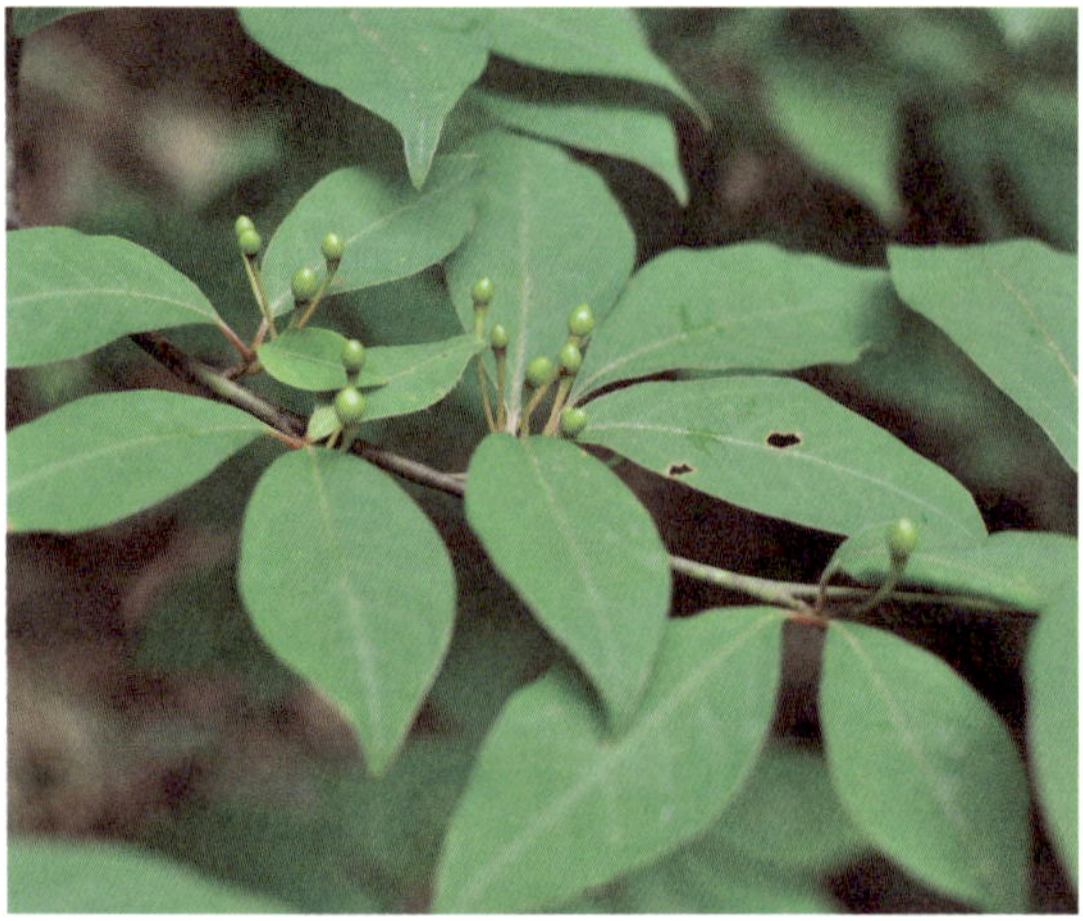

クロモジ

低山や丘陵に生える高さ2～3メートルの木。樹皮の表面にある黒色の斑点が、文字のように見えるのが名の由来。葉は細い楕円形で長さ5～9センチ。全体に爽やかでほんのり甘い香りがする。（↓204ページ）

ゲンノショウコ

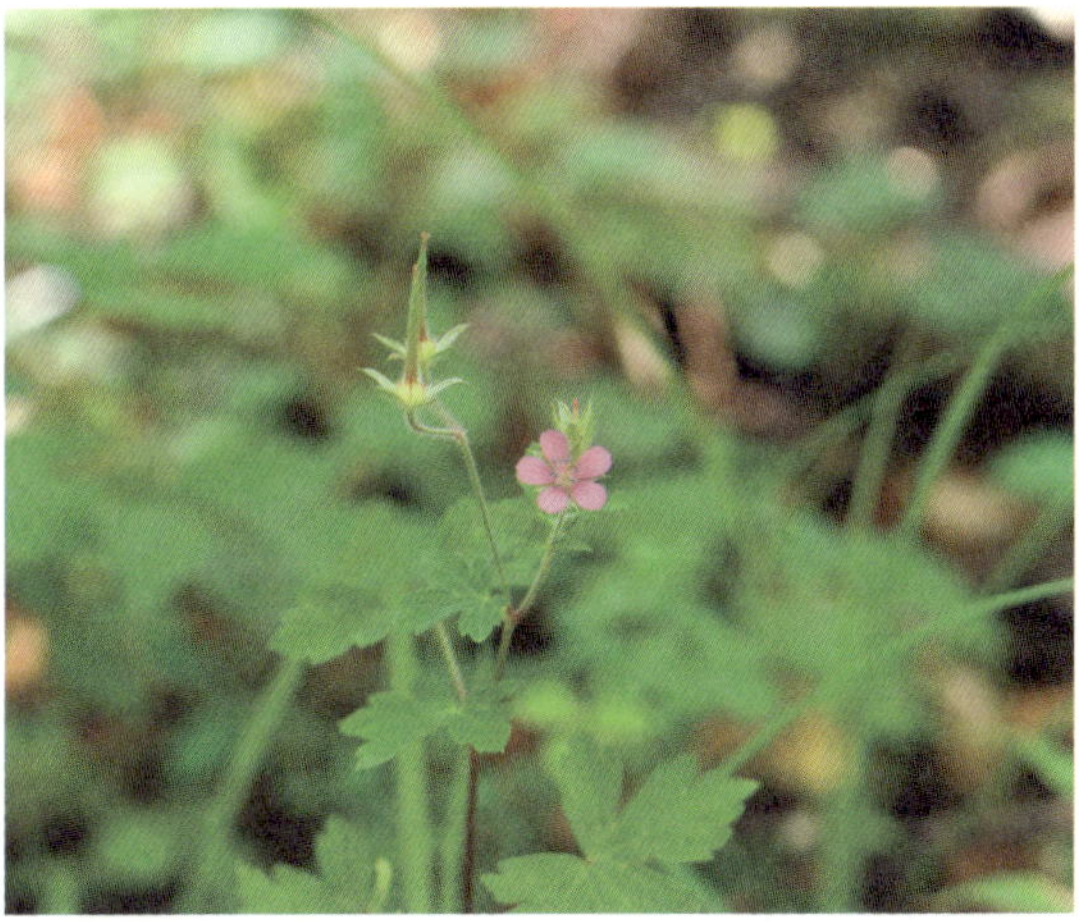

ドクダミとともによく知られた民間薬の一つ。草丈30～50センチの多年草で、葉は切り目が入り、三つから五つに分かれた形になる。タンニンやフラボノイドを含む。(↓205ページ)

スギナ

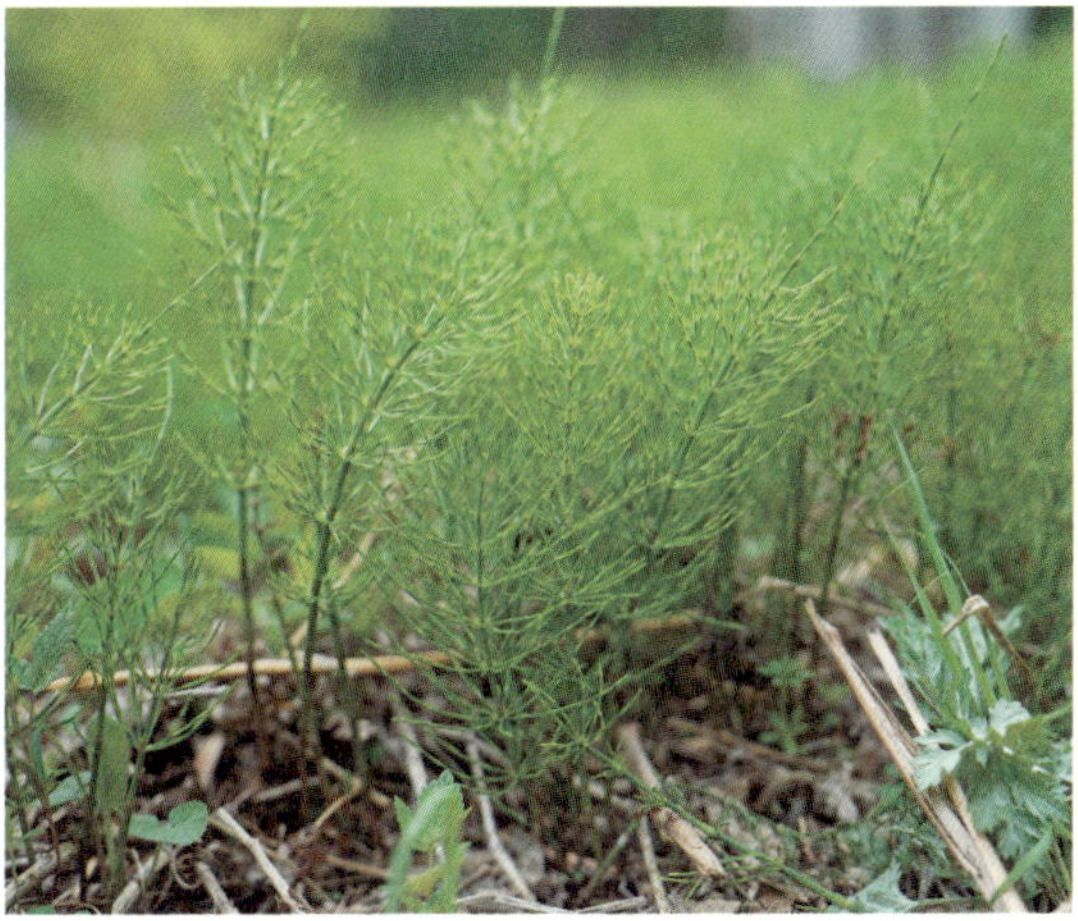

北海道から九州まで広く自生する生命力の強い植物。早春に出てくるツクシはスギナの胞子茎。ツクシが枯れたころにスギナが成長し、高さ30～40センチ前後になる。(↓205ページ)

クズ

部位

花、若葉、新芽

活用法

食用、お茶

効果

花は、古くから酔いざましや二日酔い防止の妙薬とされる。

市民レシピ

クズの花の梅酢漬け

副菜の一品として食べるだけでなく、ちらし寿司の仕上げにのせたり、デザートに添えてアクセントにしたりする使い方も。

材料と作り方●クズの花をさっと洗い、熱湯で30秒ほどゆで、水気をきり、かぶるぐらいの量の梅酢に浸ける。一時間ほどで鮮やかな紅色になる。すぐに食べられるが、一晩漬けると、より味がまとまっておいしい。

クロモジ

部位

葉、枝

活用法

食用、薬酒、入浴剤

効果

民間では煎じて胃腸炎に用いる。入浴剤にすると体が温まり、皮膚病や皮膚の炎症抑制にも。

市民レシピ

クロモジ酒

赤い色が美しく香り高いお酒に。ロックがおすすめ。

材料と作り方●クロモジの枝を細かくし、殺菌した清潔な瓶に入れる。氷砂糖、アルコール度数の高い蒸留酒（ホワイトリカーなど）を注ぎ、1年ほどおく。いずれも分量はお好みで、砂糖の量が不安な方はまず少なめに入れ、後から追加するとよい。飲むときに甘さを調整する。

ゲンノショウコ

部位

葉

活用法

食用、お茶

効果

長く煎じると下痢止め、短いと便秘解消に。煎液をしもやけや腫れものに塗って改善。

市民レシピ

・おばあちゃんがゲンノショウコを毎朝煎じて飲ませてくれた。とても苦くマズかったけど、家族は元気で風邪をひくことも少なかった。小学校5年生まで冬でも半ズボンだった!

・中学校時代、煎じた汁を飲むと胃がすっきりしていた。

スギナ

部位

葉、茎

活用法

食用、お茶、入浴剤

効果

利尿効果、皮膚のかぶれなど。

市民レシピ

スギナのごま和え

春、土の中から出て間もない柔らかい葉を使い、簡単な一品に。

材料と作り方●スギナの若葉10本をさっと洗い、適当な大きさに切る。フライパンに高さ5ミリの油を熱し、スギナを30秒素揚げし、油を切る。ボウルに和えごろも(炒りごま・すりごま各適量、白だし大さじ1、マヨネーズ大さじ2~3)を混ぜ、スギナを和える。

タンポポ

日本各地の道端でよく見かける身近な薬草で、日本の在来種とヨーロッパから入ってきたセイヨウタンポポがある。春に黄色や白の花を咲かせる。

（↓208ページ）

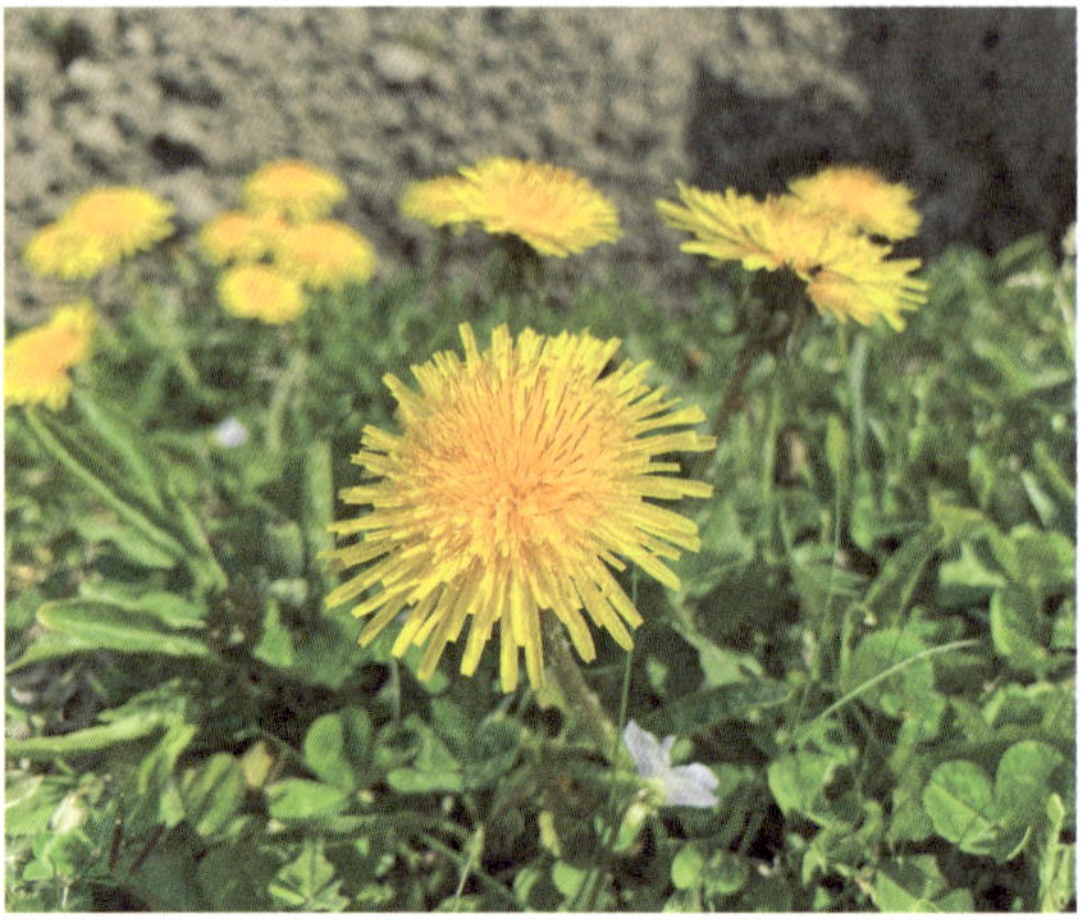

トウキ

草丈が60～90センチになる多年草。葉は赤紫色で、縁に尖ったのこぎりのようなギザギザがある。夏になると白い花が咲く。セロリやウイキョウのような香りが特徴。（↓208ページ）

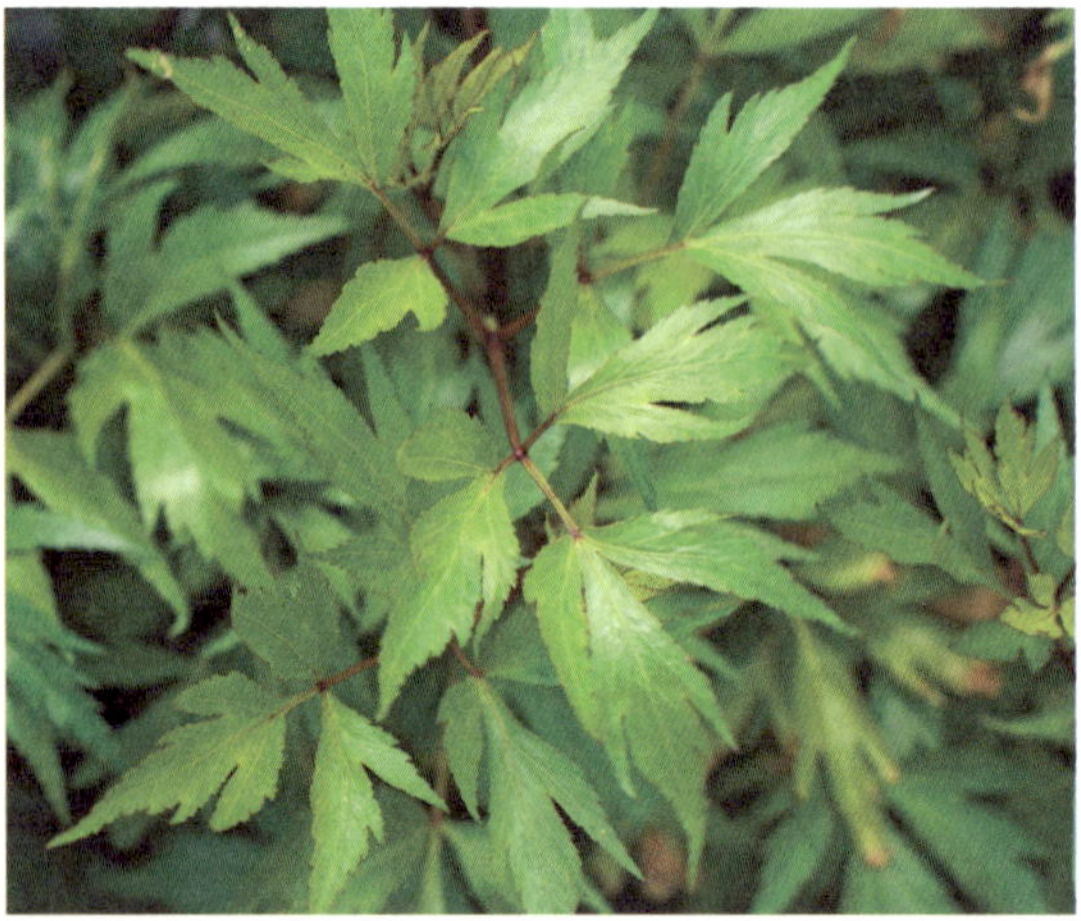

ドクダミ

やや湿った土地に群生し、草丈15～35センチ。葉はハート形で先は短く尖っている。6月下旬～7月上旬に小さな淡黄色の花が咲き、周りを白い花弁状の苞（ほう）が保護する。（→209ページ）

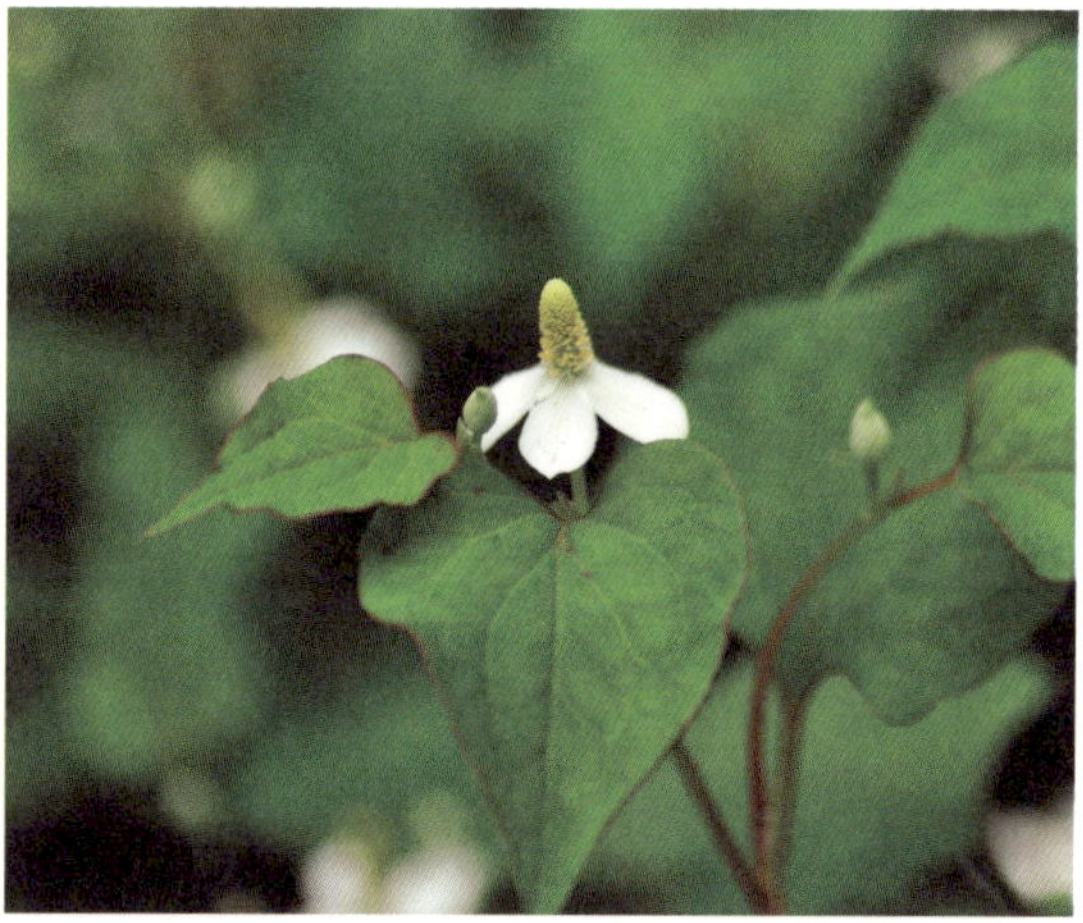

ナツメ

落葉広葉樹の小高木で、樹高は5メートルほど。果実は2～3センチの楕円形、熟すと緑から赤く色づく。干しナツメは心身の不調をととのえるとして漢方でも用いられる。（→209ページ）

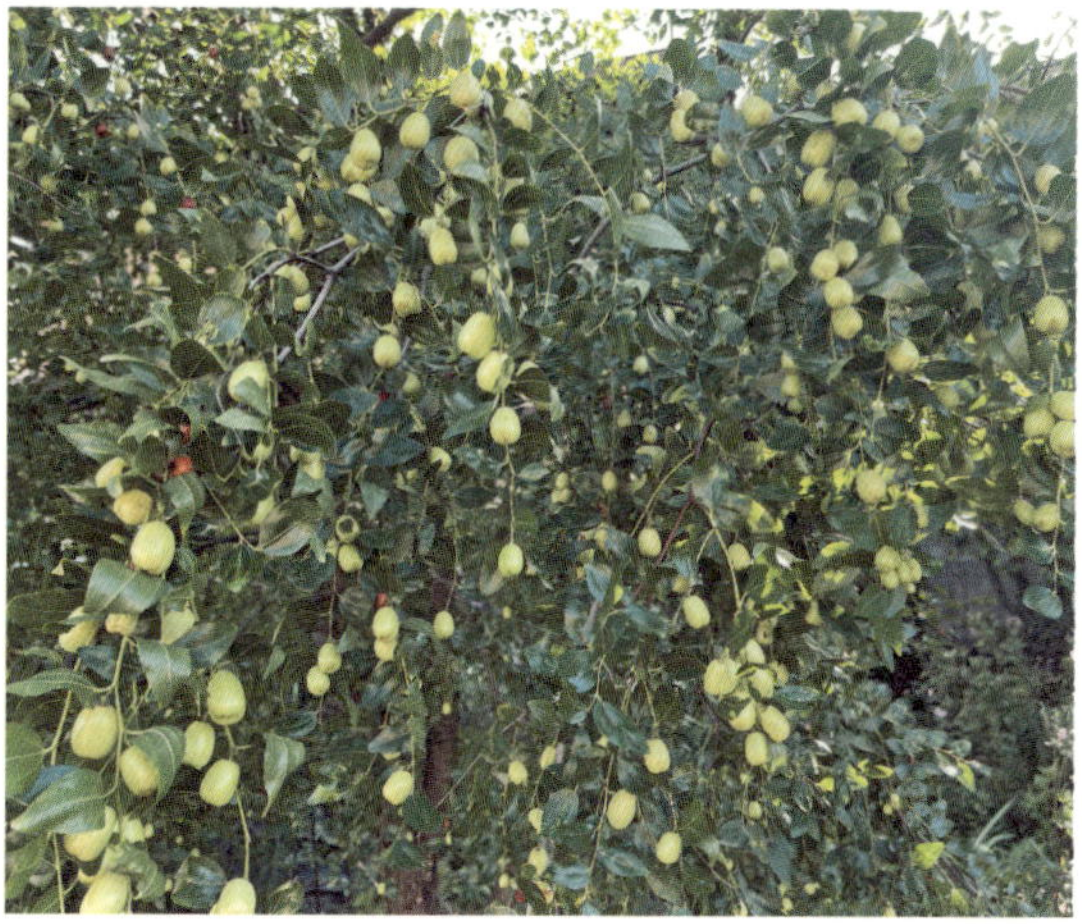

タンポポ（セイヨウタンポポ）

部位
葉、花

活用法
食用、薬酒、お茶

効果
胃を強くする。

市民レシピ
タンポポシロップ
パンに塗ったり紅茶に入れて使う。

材料と作り方●タンポポを摘み、花びらだけをむしり取る。鍋に入れ、砂糖を加えて火にかけ、吹きこぼれないようにしながら弱火でじっくり煮詰める。瓶に入れて保存。

トウキ

部位
葉

活用法
食用、お茶、入浴剤

効果
入浴剤にすると冷え性改善に。

市民レシピ
・トウキの香りの強さを生かし、柔らかめの葉を摘んで、魚を焼くときに一緒に焼いて臭みをとったり、細かく刻んでうどんの薬味にしたり。
・茎から摘んで花瓶に入れ、キッチンに置いておき、葉が出る間はいつでも使えるようにしている。
・婦人科の改善になればいいと思い、乾燥させた葉をほかの薬草と混ぜて、お茶にして飲む。

ドクダミ

部位

葉、茎、花

活用法

食用、薬酒、お茶、入浴剤

効果

生の搾り汁はニキビや腫れものに塗ると消炎に、乾燥は通便、血圧降下、利尿作用など。

市民レシピ

ドクダミの根っこきんぴら

ご飯がすすむおかずとして、やみつきに!

材料と作り方●ドクダミの根を熱湯にくぐらせ、細かく刻む。フライパンに入れて火にかけ、みりん(または砂糖と塩)、しょうゆを各少々入れ、水分がなくなるまで炒めながら煮からめる。

ナツメ

部位

果実

活用法

食用、薬酒

効果

知覚過敏をゆるめて精神安定作用、焼酎漬けは咳止めに。

市民レシピ

・飛騨地方では、昔から甘露煮にして、おやつや、ご飯のおかずとして食べる。お弁当にも。
・若い実はシャキシャキして、青りんごのような爽やかな風味がするので生のままかじる。
・酢漬けにしてピクルスにしたり、焼酎に漬けて薬酒にしたりする。

ノビル

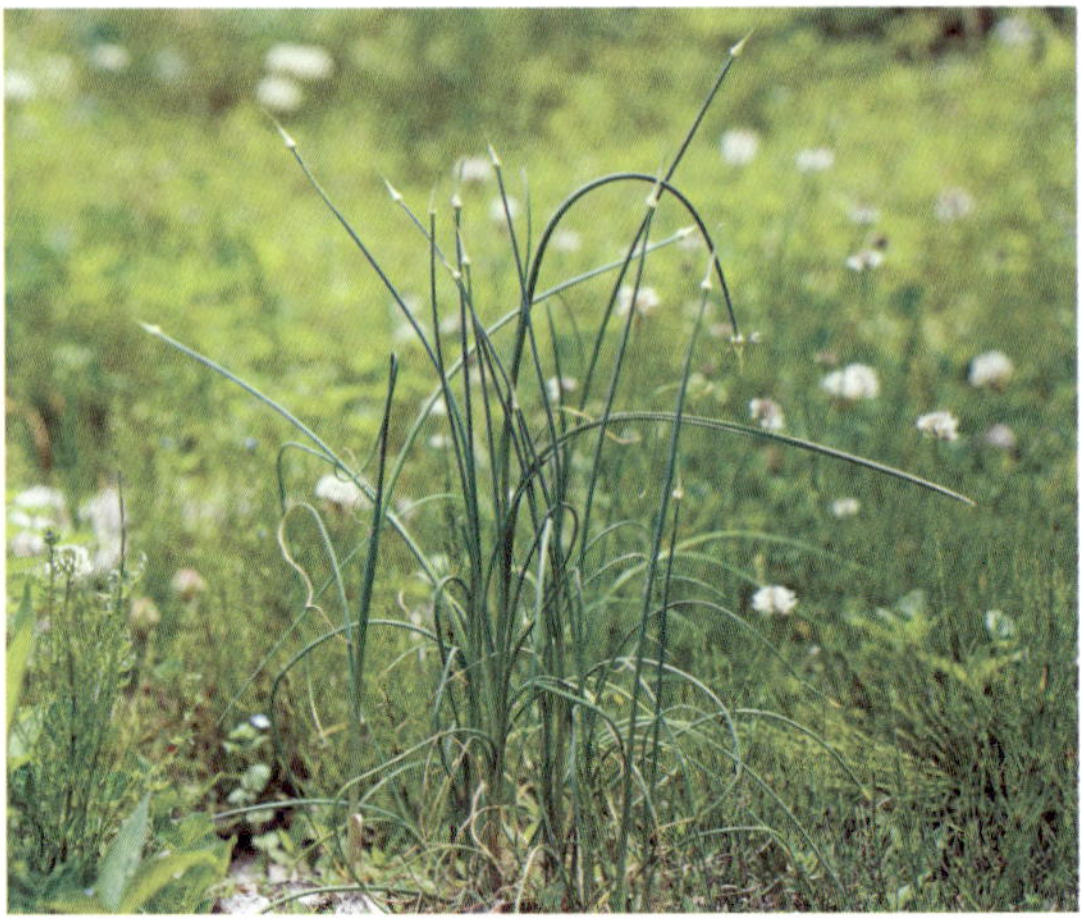

野原や土手に自生する多年草で、根元に小さなタマネギのような白くきれいな鱗茎があり、葉は細いニラのよう。春先の若い葉が柔らかい。

（↓２１２ページ）

ノブドウ

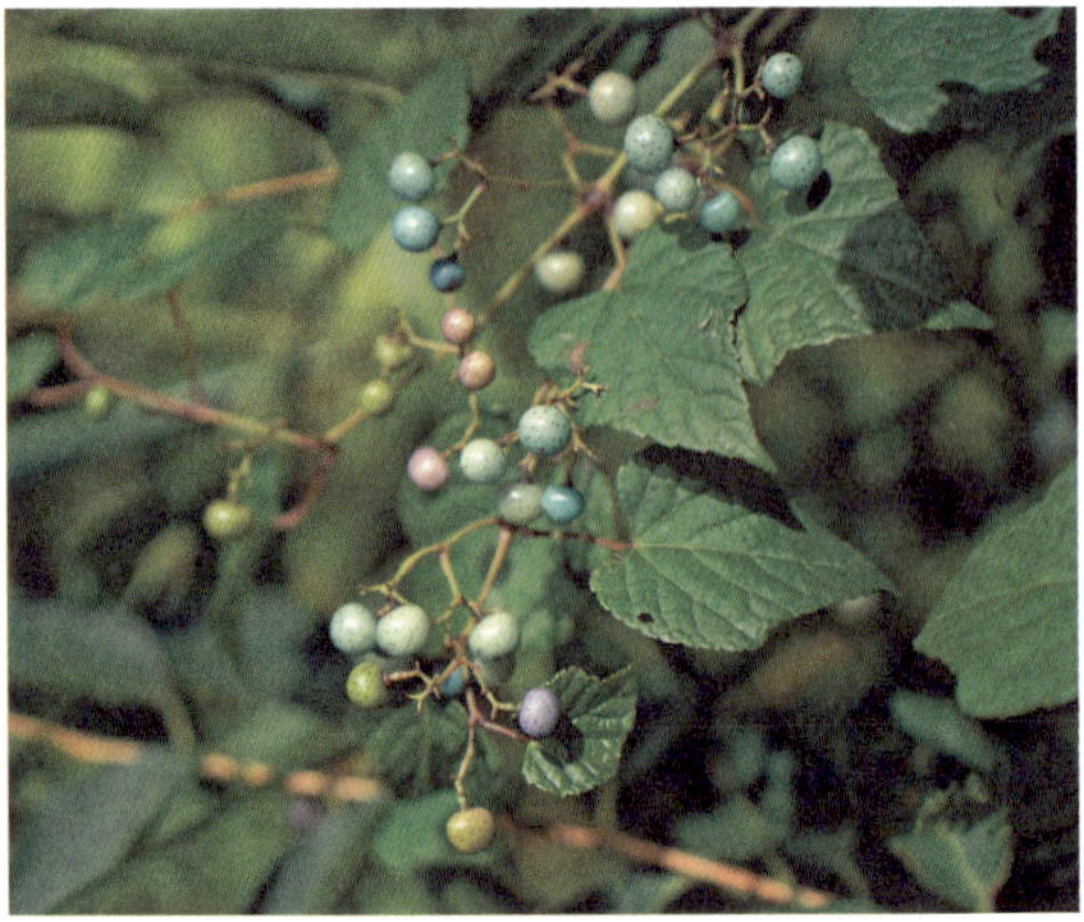

つる草で、巻きひげがあり、葉は円形で少し亀裂が入っている。秋になって実がなると虫が寄生してピンクや青、紫などの色になる。

（↓２１２ページ）

メナモミ

北海道から九州まで、林道脇などで見かける一年生草本。茎は毛深く、1メートル以上になるものも。葉はシソのようで、大きいものでは長さ、幅ともに15センチを超える。（→213ページ）

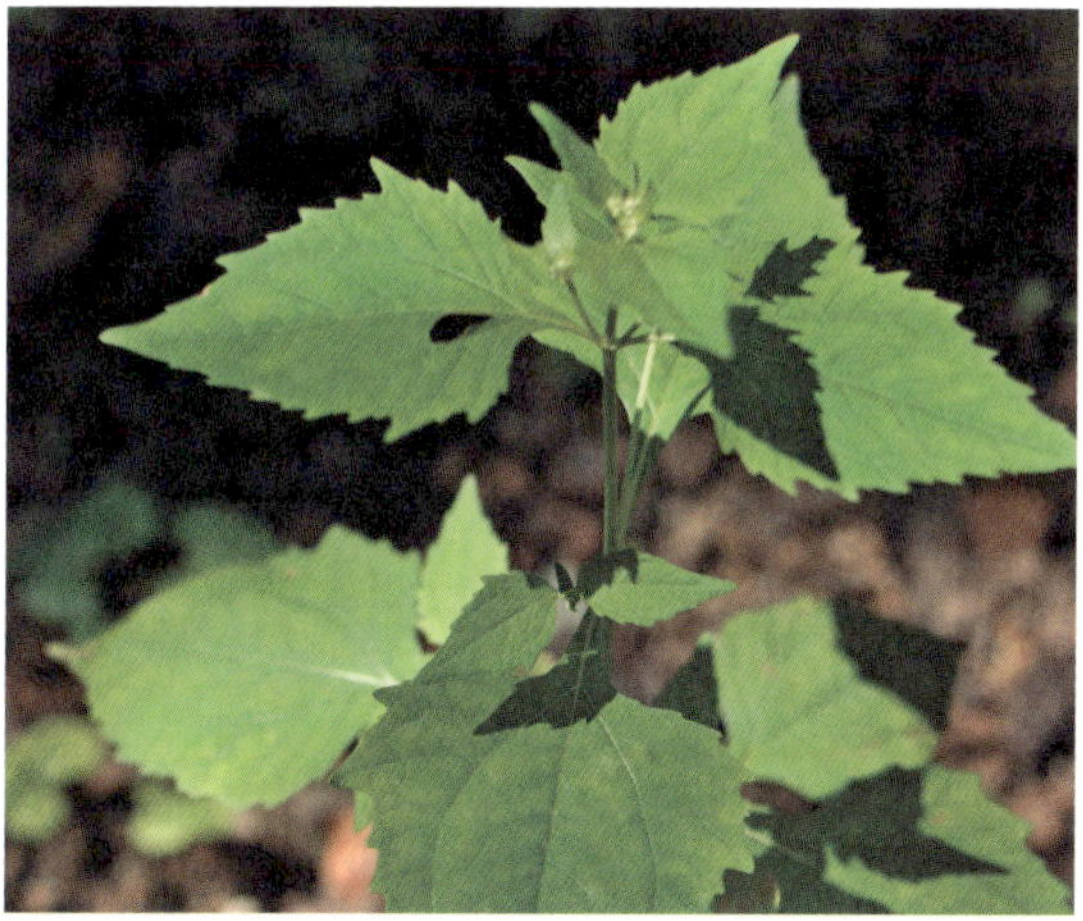

ヨモギ

日本全国で自生する草丈60～120センチの多年草。葉は亀裂が入った羽状で、長さ6～12センチ。裏は白いのが特徴。（→213ページ）

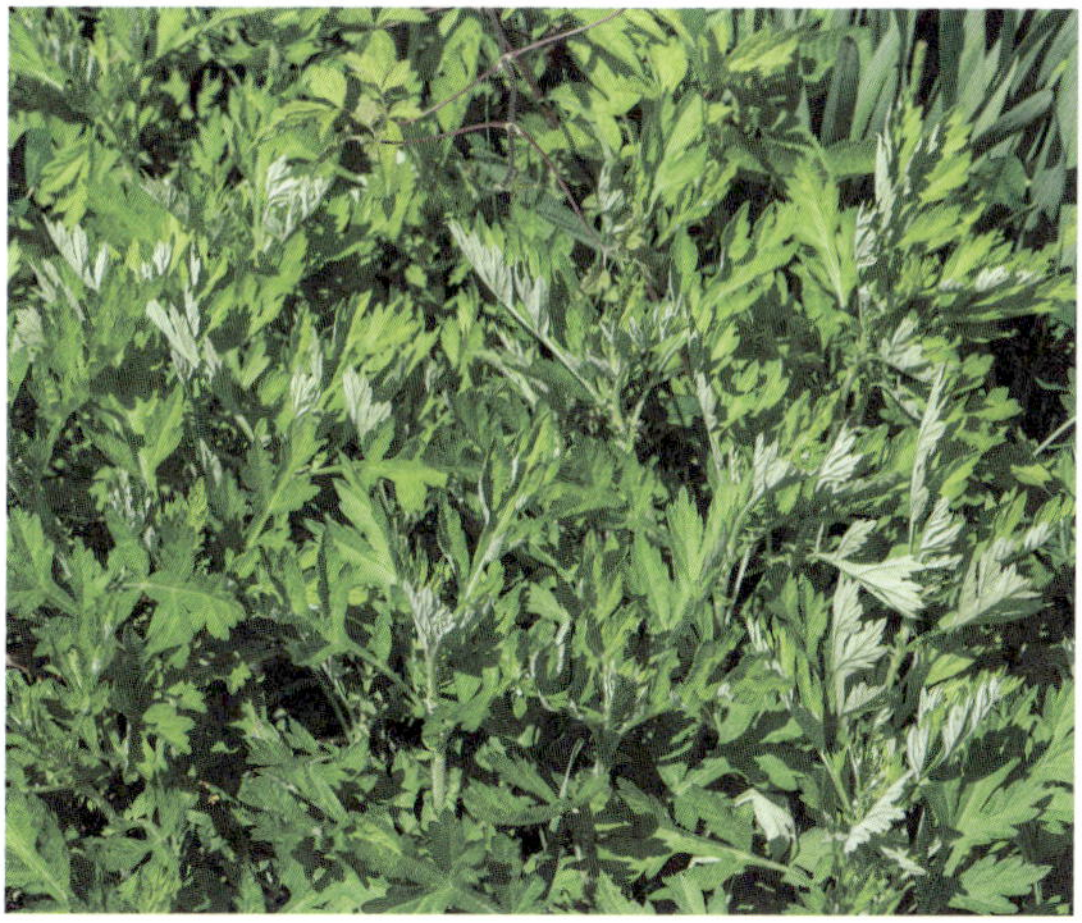

ノビル

部位

鱗茎、若葉

活用法

食用

効果

食べると健胃、整腸など。外用は鎮痛や切り傷などに。

市民レシピ

ノビルの卵とじ

手軽に作れて、おそうざいになる一品。

材料と作り方●ノビル150グラムを3～4センチに切る。鍋に煮汁(だし1カップ、しょうゆ大さじ2・5、砂糖大さじ1・5、酒・みりん各大さじ1)を入れて煮立て、ノビルを加えてさっと煮たら溶き卵を回し入れ、蓋をして火を止める。少し蒸らし、半熟にする。

ノブドウ(別名　ウマブドウ)

部位

つる、葉、実

活用法

お茶、薬酒

効果

腎機能、肝機能の改善

市民レシピ

・ノブドウの実と葉を保存瓶に入れ、漬かるほどのホワイトリカーを入れ、蓋をして1～3年おく。独特の味がするので、漬け汁を炭酸水で割って飲みやすくする。

・ノブドウの焼酎漬けをスプレー瓶に入れて常備する。肌トラブルによく効く。長年悩まされてきた夏の時期のあせもに塗ったらすぐに消えた。農家のお母さんのマストアイテム。

メナモミ

部位

葉

活用法

食用

効果

生活習慣病の予防

市民レシピ

メナモミバナナケーキ

バナナの甘みとバターのコクで、メナモミの苦みが旨みになっておいしい。

材料と作り方●粉類（薄力粉240グラム、メナモミ粉末6グラム、ベーキングパウダー9グラム）をふるう。砂糖60グラムと牛乳8グラムを混ぜ、つぶしたバナナ200グラム、粉類、溶かしバター60グラムの順に混ぜてパウンド型に入れ、160度で40分焼く（アルミケースなら約15分）。

ヨモギ

部位

葉、新芽

活用法

食用、入浴剤

効果

生葉の汁は切り傷の出血、虫刺されに。入浴剤にして冷え性、腰痛、痔の改善。

市民レシピ

ヨモギジェノベーゼ

パスタソース、ゆでポテトのソース、溶き卵に混ぜてオムレツに。

材料と作り方●ヨモギの生葉80グラムを熱湯に30秒通し、氷水に取って粗熱をとり、しっかり搾る。刻んだむきクルミ40グラムと太白ごま油20グラムをミキサーにかけ、ヨモギ、ニンニク1かけ、塩大さじ1を加え、再びかけてペーストにする。冷蔵庫に保存し、2週間以内に使う。

飛騨市の薬草商品

飛騨市では、2020年、薬草を使用した商品や料理のうち、市が定めた基準を満たすものを「飛騨市薬草商品」として登録を始め、市内外に発信する取り組みを進めている。登録店には「Medical Herb Hida　飛騨の薬草」と染め抜かれた3色のタペストリーが掲げられている。ひだ森のめぐみなどに置かれている「薬草まちめぐりマップ」にも掲載され、ぶらぶらとまちを歩きながら、薬草商品や料理に出会い、楽しむことができる。

24年4月1日現在、登録店舗は16店、55商品。蕎麦やしゅうまい、カレーなど、飲食店を訪れて味わうものから、薬草塩、味噌煎餅、パン、コーヒー、お茶といったお土産や取り寄せのできる商品まで、バリエーション豊かだ。

なお、飛騨市では薬機法に基づき、①効果効能の表示・説明 ②「薬」の文字による表現 ③材料表示への生薬名の使用 ④医薬品を連想させる表現や商品——これらはいずれも不適切として使わないよう指導し、地元の保健所に個別に相談するよう求めている。

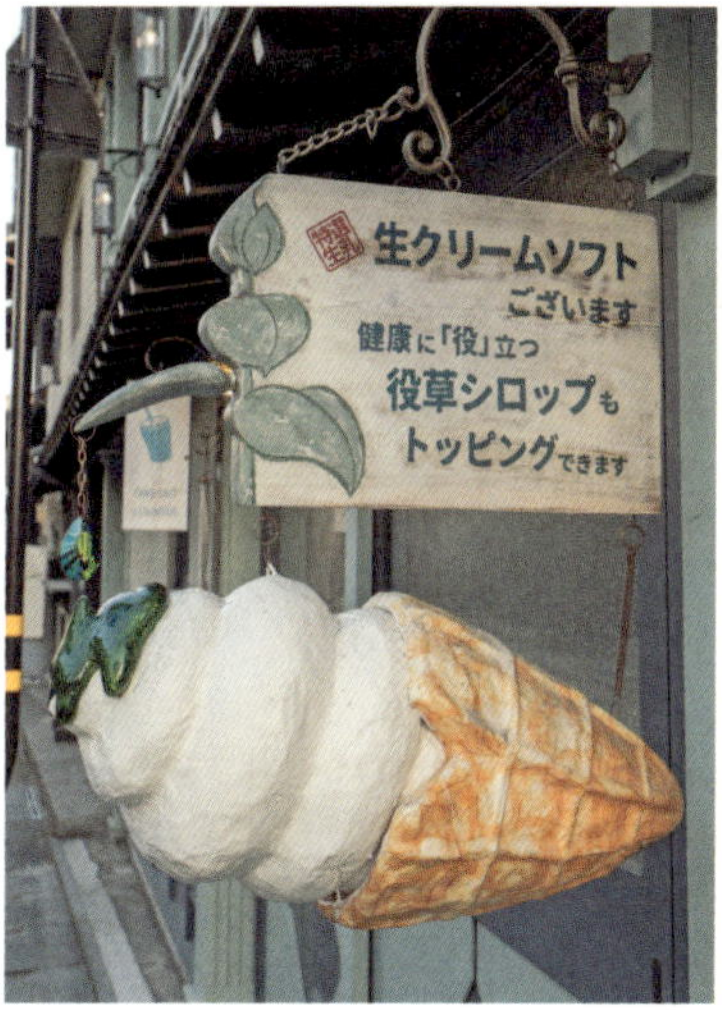

蕪水亭OHAKOには、
こんなかわいい看板が。

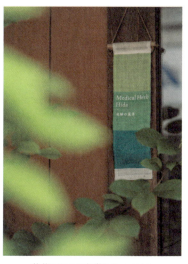

薬草のまちの象徴となっている
3色のタペストリー。

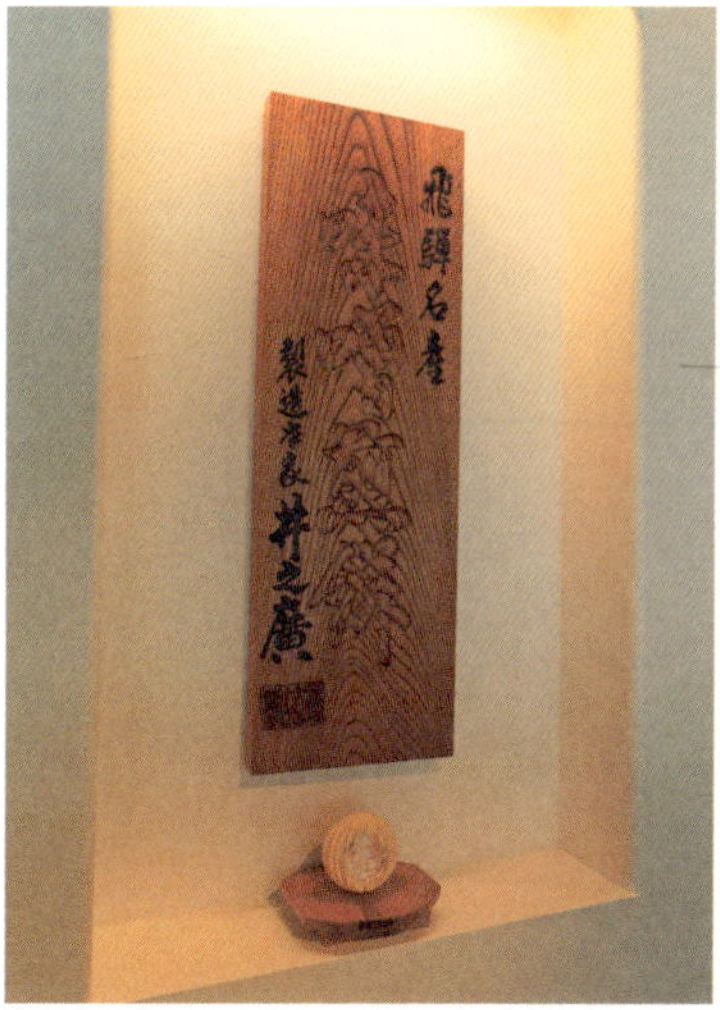

井之廣製菓舗では定番の味噌煎餅に
薬草を組み合わせた。

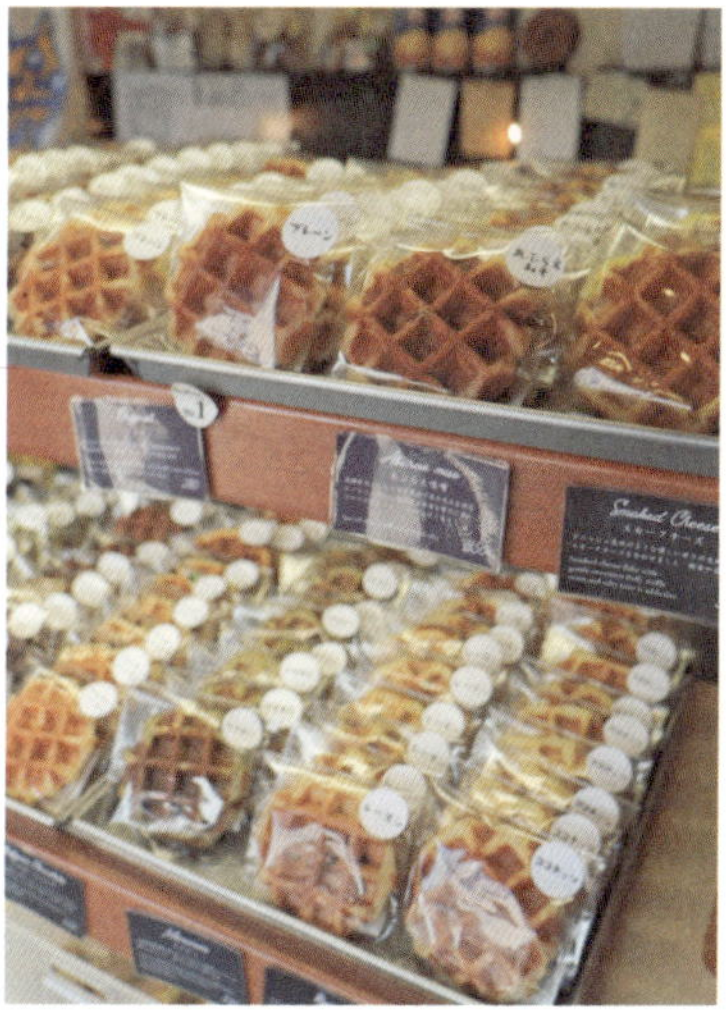
カノコヤには中村文香さんが考えた
薬草ワッフルが並ぶ。

蕎麦正なかや
薬草七味なかやスペシャル

飛騨市古川町三之町1-16
電話0577-73-2859
店内飲食でのみ味わえる。

ビストロ　シェ・ボア
メナモミサブレ

飛騨市神岡町船津1966
電話0578-82-4827
店内飲食のみ。要予約。メナモミサブレの提供は予約時に確認。

ヒダノオクブルワリー
クロモジダーク（共同申請：飛騨の森でクマは踊る）

飛騨市古川町殿町6-16

飛騨の森でクマは踊る（ヒダクマ）
クロモジコーヒー*、クロモジクラフトコーラ、クロモジハーブティ*、くろもじ茶*、くろもじミルクティ、クロモジダーク

問い合わせは「FabCafe Hida」
飛騨市古川町弐之町6-17
電話0577-57-7686

福全寺蕎麦
ヨモギとろろぶっかけ蕎麦、メナモミそば、えごまそば

飛騨市古川町壱之町10-1
電話0577-73-3340

蕪水亭
メナモミ豆腐、葛の花ゼリー、梅ジュース、紫蘇ジュース、牛肉タンポポまき焼、山帰来白身肴焼、柿の種黒焼き寄せ、トウキ餃子、メナモミハンバーグ、薬草茶*、メナモミ昆布塩*、葛の花昆布塩*、ハコベ昆布塩*、柿の種の黒焼き昆布塩*、飛騨役草 コハクトウ 小夜-sayo-*、飛騨役草 コハクトウ 山笑う-yamawarau-*

飛騨市古川町向町3丁目8-1
電話0577-73-2531
https://ohakobooth.stores.jp/

蕪水亭OHAKO
薬草カレー、飛騨牛薬草牛丼、薬草ランチプレート、メナモミパウンドケーキ、薬草蕎麦、彩り役草SALT*、役草チョコレートクランチ*、役草チョコレートクランチminimini（メナモミ、ホワイトチョコ）*、カラダ茶（リ・ラックス、リ・ビューティー、リ・セット）*

飛騨市古川町壱之町3-22
電話0577-73-0048
https://ohakobooth.stores.jp/

飛騨市薬草商品一覧（2024年4月1日時点。五十音順。＊は取り寄せ可能）

あいいろパン工房

薬草ショートブレッド

飛騨市古川町下気多48-1
薬膳コーディネーターが注文に応じて作るため、事前に要相談。

朝日館

朝日館特製 薬草しゅうまい

飛騨市古川町壱之町6-11
電話0577-73-2847
要予約。コースの一品として提供。薬草しゅうまいの提供は、予約時に確認。

井之廣製菓舗

メナモミ入り味噌煎餅*、ちょこっとメナモミ入り味噌煎餅*、野草グラノーラ入り味噌煎餅（ブラックチョコ、ホワイトチョコ）*、ちょこっとえごま入り味噌煎餅*、ちょこっと山椒入り味噌煎餅*

飛騨市古川町弐之町7-12
電話0577-73-2302
https://inohiro.com/

NPO法人 薬草で飛騨を元気にする会

薬草かるた*、メナモミ飴*

問い合わせ先は「ひだ森のめぐみ」
飛騨市古川町弐之町6-7
電話0577-73-3400

カノコヤ

メナモミホワイトチョコワッフル*、メナモミワッフル*、あぶらえワッフル*、あぶらえ味噌ワッフル*

飛騨市古川町弐之町3-1
https://www.kanokoya.online

かわい野草茶研究グループ

かわい野草茶*、かわい野草茶（葛の花・芽入り）*

「ひだ森のめぐみ」で購入可
飛騨市古川町弐之町6-7
電話0577-73-3400

喫茶きゃびん

クロモジハーブティー

飛騨市神岡町江馬町4-1
電話0578-82-0332

coya

季節の薬草を使用したベーグル

問い合わせは「MOTHER'S HOUSE」
飛騨市古川町末広町2-14
090-6924-2880
要予約

自家焙煎珈琲あすなろ

天然花酵母 飛騨メナモミ薬草パン、飛騨えごまパン

飛騨市神岡町東雲1348
電話0578-82-4008
https://www.asunaro-hanakobo.com/

主な薬草商品

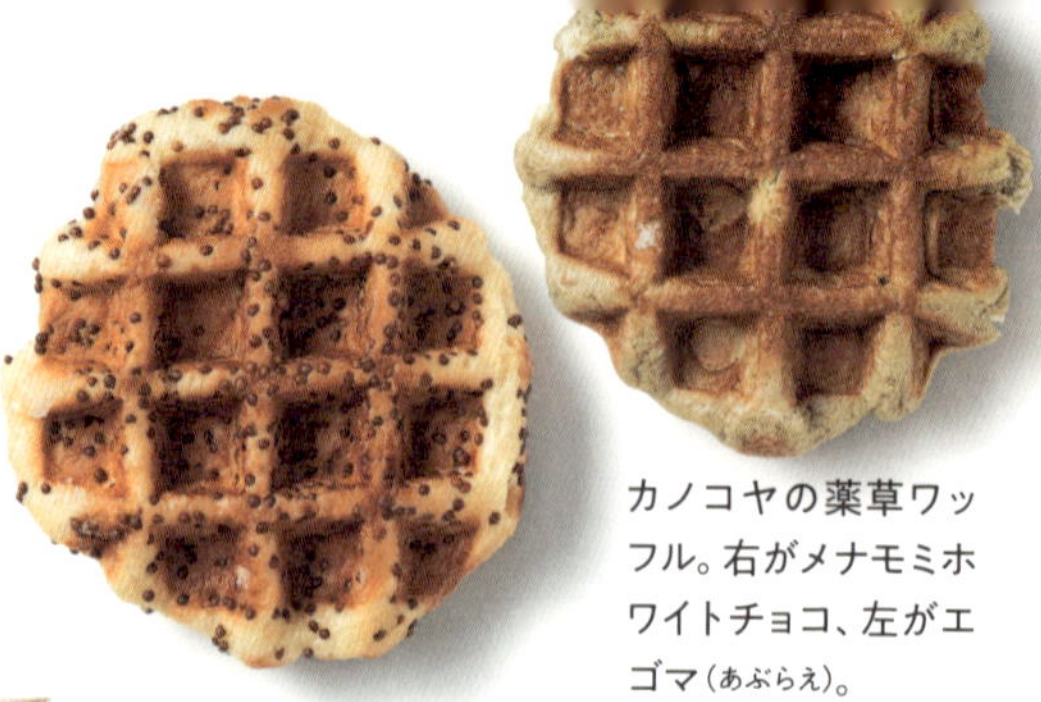

カノコヤの薬草ワッフル。右がメナモミホワイトチョコ、左がエゴマ(あぶらえ)。

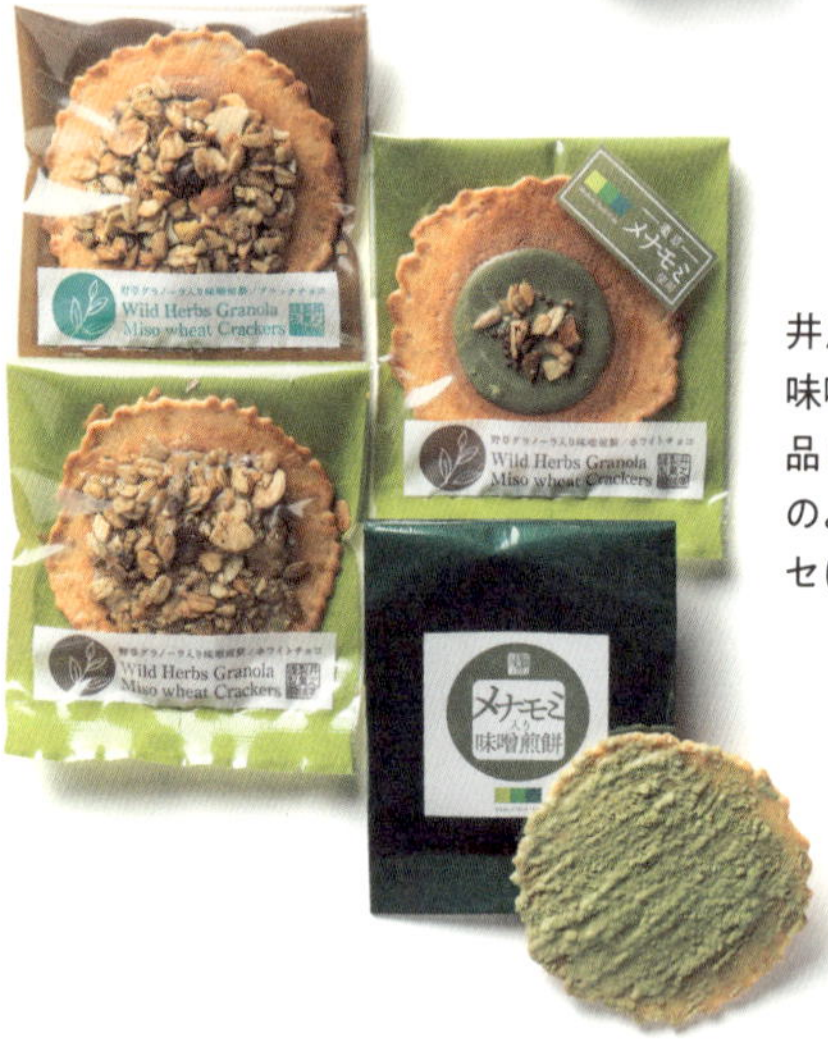

井之廣製菓舗の薬草を使った味噌煎餅。メナモミを使った商品は2つ(右)あり、いずれも草のような香りと苦みが効いたクセになる味わい。

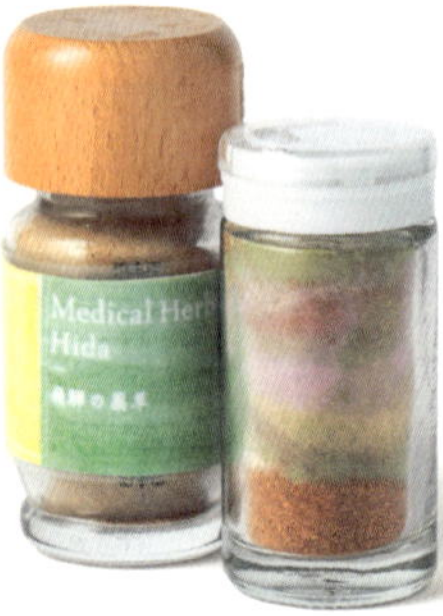

蕎麦正なかやの薬草七味なかやスペシャルは、イノコヅチ、メナモミ、トウガラシなど9種のブレンド。

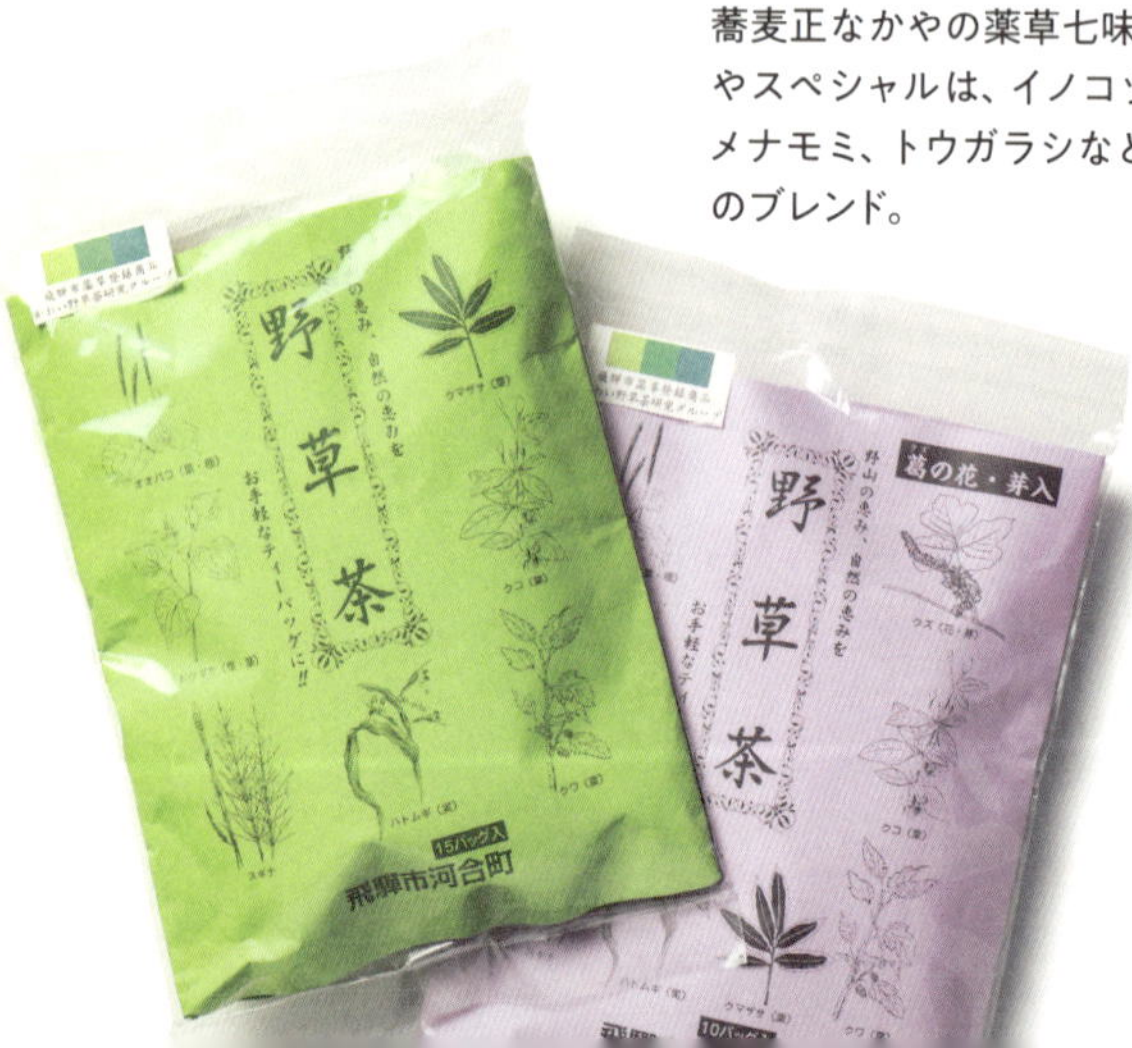

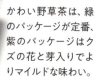

かわい野草茶は、緑のパッケージが定番、紫のパッケージはクズの花と芽入りでよりマイルドな味わい。

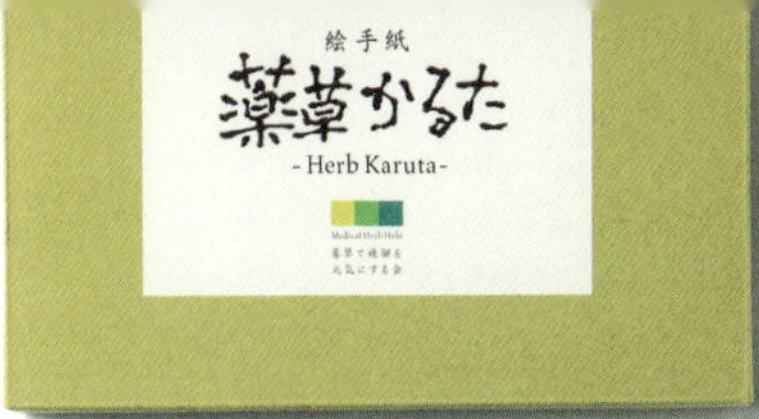

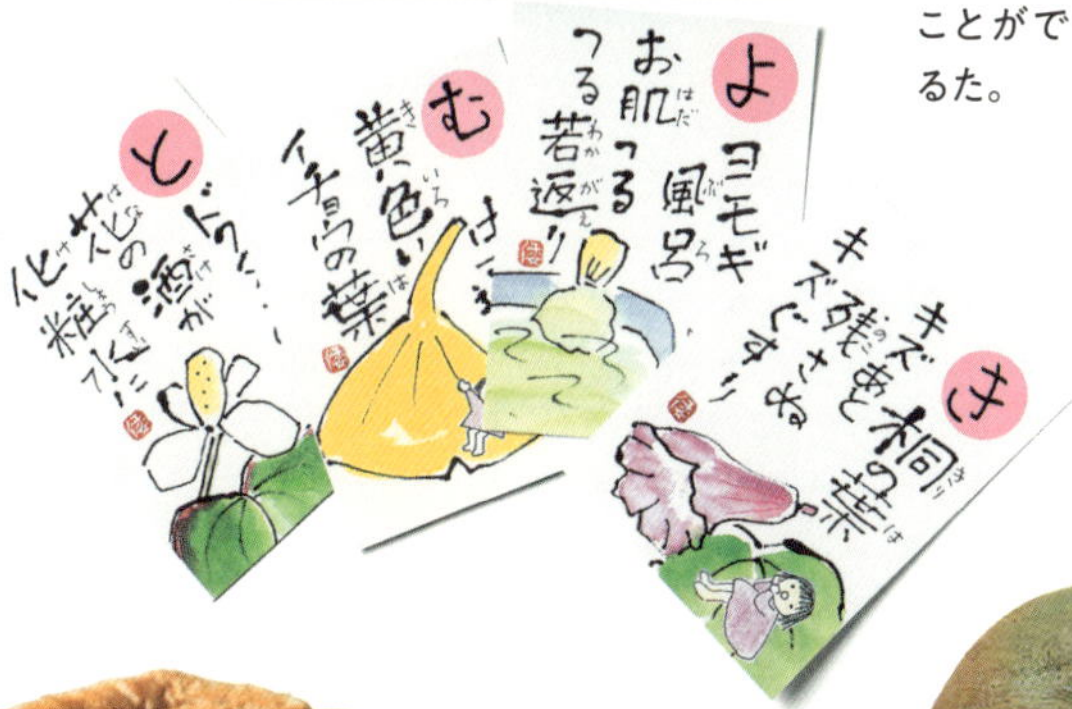

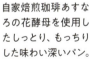

心温まる絵とともに、楽しく薬草に親しむことができる薬草かるた。

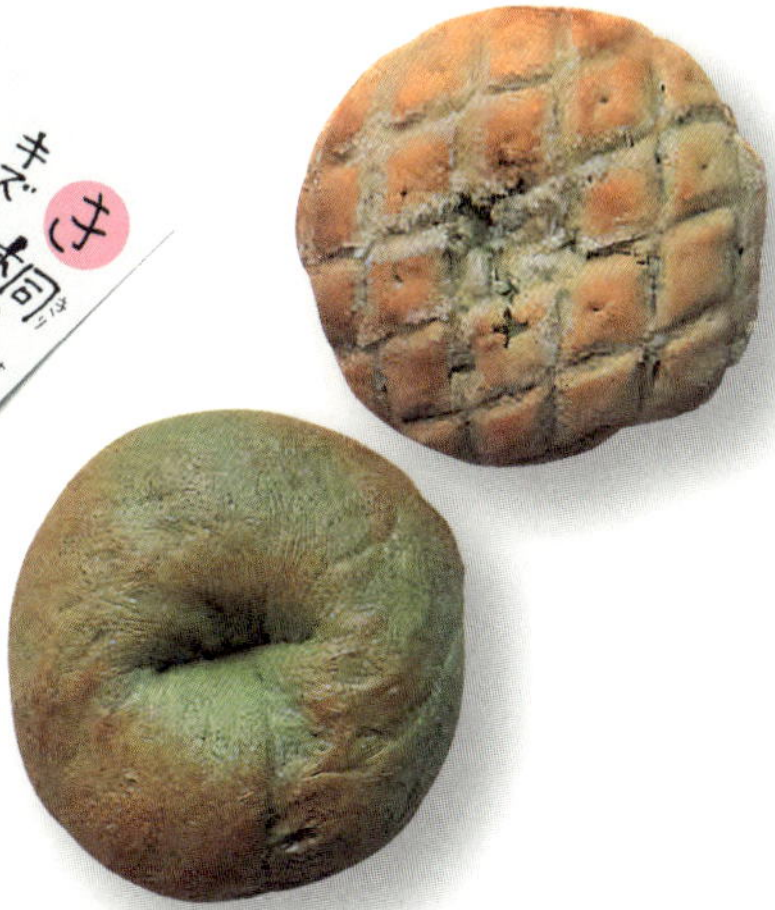

coyaの薬草ベーグルは、基本的にイベント時のみに出品され、すぐに売り切れる人気商品。

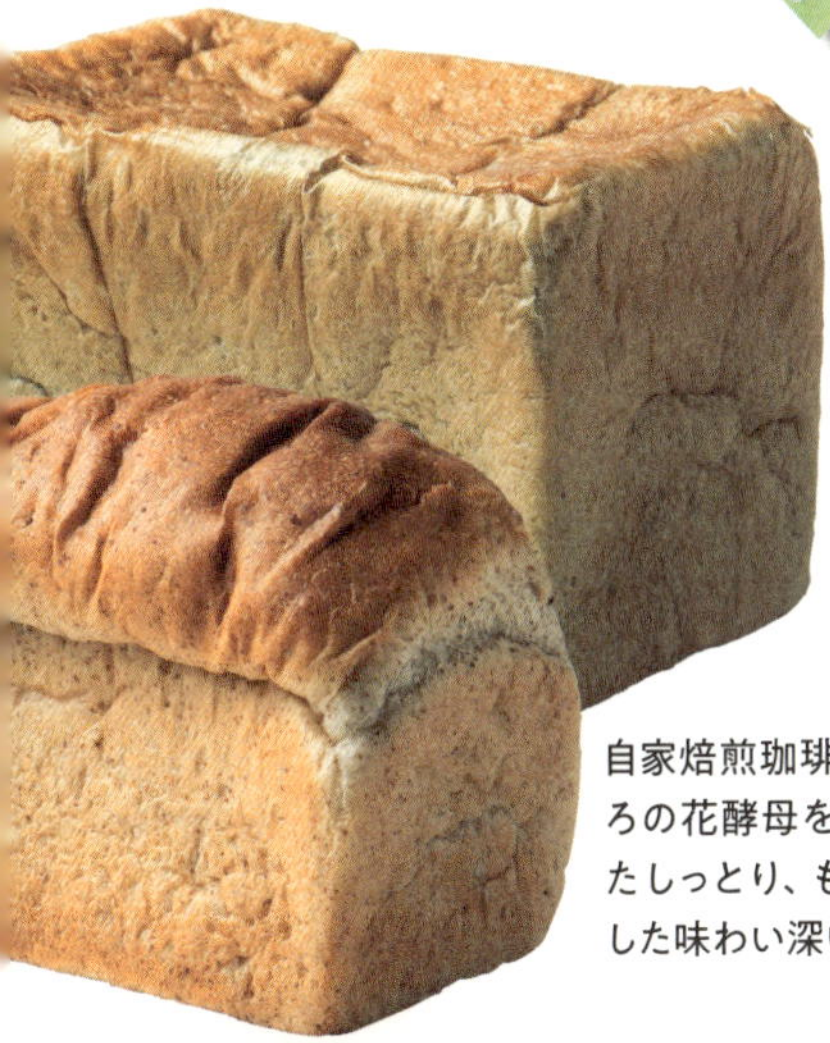

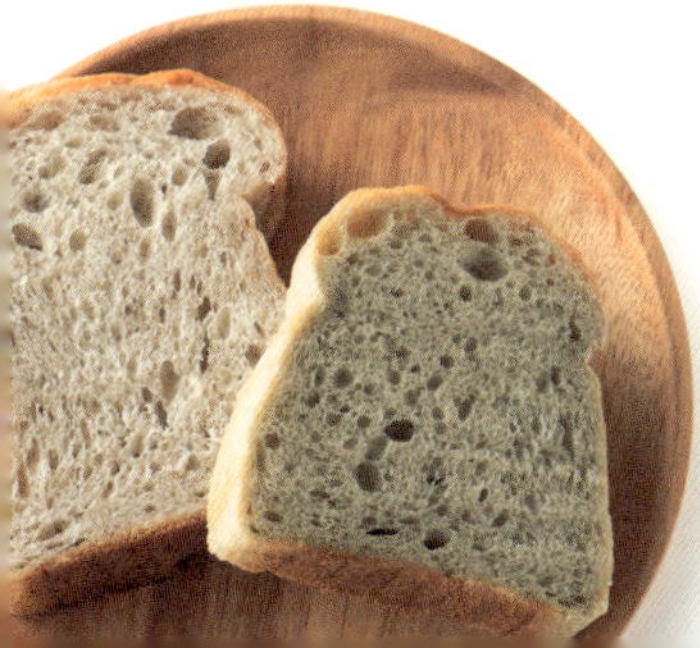

自家焙煎珈琲あすなろの花酵母を使用したしっとり、もっちりした味わい深いパン。

ヒダクマのクロモジコーヒーはペーパードリップ式で、簡単に楽しめる。クロモジの状態に応じて3種類あり、並べると〝黒文字〟になる。

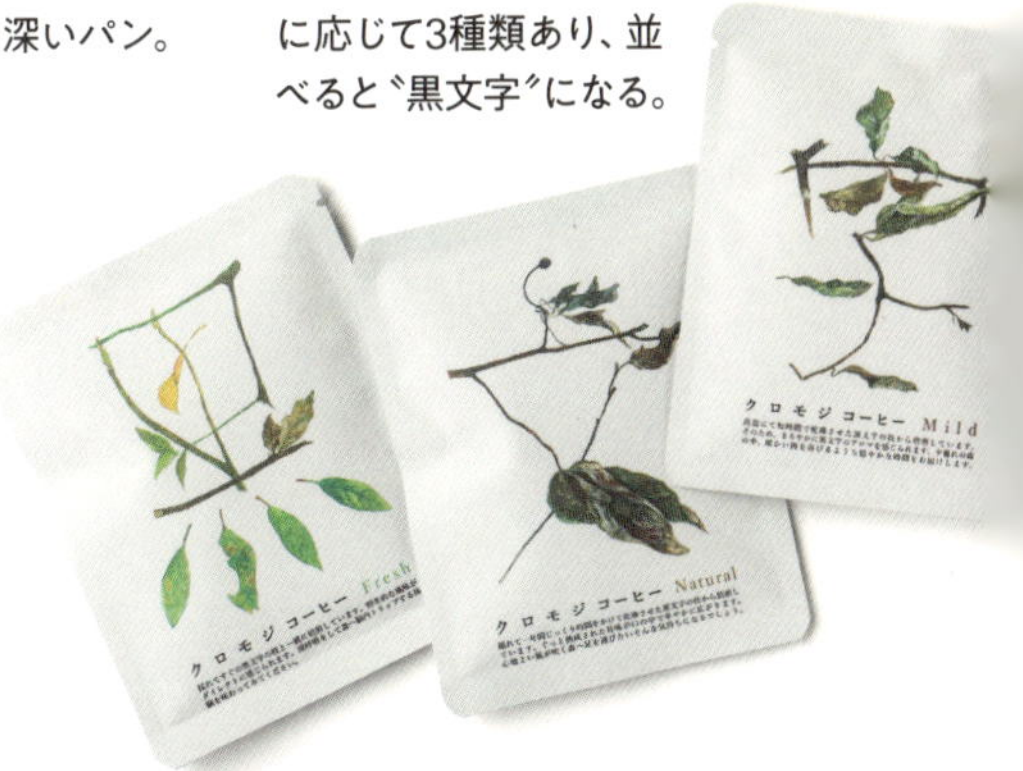

あとがき

薬草のまちづくりに取り組む飛騨市は、わたしに三つの魅力を教えてくれました。

一つは、リピーターに取り込んでしまう魅力です。

塚本夫妻の大きな古民家を開放して行われた山水女のワークショップは衝撃的でした。みずみずしい薬草をふんだんに使う薬草ピザや色鮮やかなヨモギオイル作りにはくぎ付けでした。周辺を散策しながらインストラクターに薬草を一つ一つ説明してもらうと、雑草だらけに思えた周辺一帯がにわかに効能豊かな薬草園に見えてくるから不思議です。

飛騨市の方々は薬草めぐりが上手です。蕪水亭の北平さんに裏庭を案内され、自生するヨモギの新芽を摘んで食べたときの香ばしい味わいに興奮し、クワの葉やスギナを次々と生のまま口に運びました。新鮮な体験でした。

1年間続いた6度にわたる現地取材のたびに、東京から飛騨市まで6時間の道のりを車で通いましたが、やがて苦にならなくなりました。すっかりリピーターになったのです。

まちづくりの要諦に「ファーストインプレッション」（第一印象）があります。初めて訪れた人をつかんで離さない体験をすると、リピーターとなり、やがてこのまちに参画して活動しようという「関係人口」につながる。自立支援施設のヨモギ栽培に市外の女性たちが手伝いに来てくれたのも、薬草の魅力に惹かれたからでした。絵手紙も力強いアイテムで、全国薬草シンポジウムに広島から駆け付けた絵手紙仲間の女性は、山鼻さんとまるで幼馴染みのようでした。薬草の縁が取り持つ見えないパワーをまざまざと知りました。

二つ目の魅力は、薬草を食べると、健康に注意を向けるようになることです。ミネラルたっぷりの薬草を食べると、カリウムが多く体内に入り、高血圧の原因になっているナトリウムを排出します。薬草と並行して保健センターの減塩対策を取材しました。両者が手を携えて飛騨市の食生活を変えると、とびぬけた健康のまちになるはずだと思いました。

三つ目は、薬草採りに野山をめぐる魅力です。二日酔いに効くと聞いて、市が設けたクズの花の採取ツアーに参加しました。クズの花の丸薬は酒飲みに効果てきめんでしたが、それ以上に、汗びっしょりのツアーは健康維持のためにいい刺激となりました。

本書が生まれるきっかけは、上京してわたしを訪ねてきてくれた飛騨市まちづくり観光課の中村篤志さんとの出会いでした。2年半前の2022年4月28日のことです。

わたしはここ10年近く、全国の自治体を対象にアンケート調査を繰り返し行い、現地取材を通じて地方創生事業の実像を探っていました。「地方創生は〝二番煎じ〟では成果を生まない」と確信していただけに、中村さんから話を聞いて、このまちを隅から隅まで取材してみようと思い立ちました。その狙いは見事に当たりました。

本書の第2章で触れたように、市農林部長の野村久徳さんによると、旧古川町のころ、北アルプスがもたらす水の循環環境を考える「朝霧プロジェクト」の一つとして薬草のまちづくりが構想されました。北アルプスの恵みはあまりにも偉大で、その一つが自生する薬草であり、もう一つが天然の広葉樹でした。飛騨市は大きな枠組みとして、自然環境と人間が互いに支え合う持続可能な循環型社会を求め続けており、このまちがはらんでいるまちづくりの可能性は無限大といえるのかもしれません。

本書の制作に当たり、都竹淳也市長をはじめ、まちづくり観光課の竹田慎二課長や中村さん、次代を担う今村彰伸さんに惜しみない支援をいただきました。また、本書に登場した飛騨市のすべての皆さんにお世話になりました。そして、薬草の魅力にわたし以上に惹かれた世界文化社の原田敬子さんの尽力なくしてこの本は生まれませんでした。ありがとうございました。本書はこうした皆さんの合作だと明記して、筆を置きます。

2024年7月22日　垂見和磨

参考資料

『おいしく食べる山菜・野草』(世界文化社、2013年)
『身近な薬草活用手帖』(誠文堂新光社、2014年)
『薬草療法ハンドブック』(村上光太郎、2000年)
『食べる薬草事典』(村上光太郎、農文協、2010年)
『薬草を食べる』(村上光太郎、2016年)
『古川町の薬用植物調査』(2003年)
『絵手紙 薬草かるた』(NPO法人薬草で飛騨を元気にする会)
『宮川村誌　通史編』(宮川村誌編集委員会、1981年)
『みやがわ叢書　第5集』(宮川村自分史をつづる会、1994年)
『ひだ森通信』(飛騨市薬草ビレッジ構想推進プロジェクト、2020年~)
『飛騨市健康増進計画 健康飛騨市21(第二次)』(飛騨市)
『駒草』VoL24(名古屋市立大学生物研究部、1977年)
『現代農業』2016年5月号
全国薬草シンポジウム・飛騨市薬草フェスティバル関連資料(飛騨市提供)
薬機法に関する厚生労働省ウェブサイト

垂見和磨 たるみ・かずま

1965年、岐阜県生まれ。一橋大学社会学部卒業。90年に共同通信社に入社。岐阜支局、名古屋支社を経て97年に本社社会部で検察取材と調査報道を担当。2008年に千葉支局デスク、10年に本社ニュースセンター、特別報道室、経済・地域報道部、47行政ジャーナルを経て現在、調査部部長職。著書に『北の酒蔵よ よみがえれ！』（世界文化社）。共著に『東京地検特捜部』（講談社）、『崩壊連鎖 長銀・日債銀粉飾決算事件』（共同通信社）。このほか、月刊誌『文藝春秋』に「建設、介護『人手不足』絶望列島」「『介護難民』を生まないまちづくり」を寄稿、『宇宙飛行士 野口聡一の全仕事術』（世界文化社）の編集協力も務めた。

監修
高野昭人（昭和薬科大学 教授・同大学薬用植物園 園長）

協力
早川芳弘（富山大学和漢医薬学総合研究所 教授）

撮影
天方晴子、今村彰伸（カバー）、伏見早織（世界文化ＨＤ）

写真提供
飛騨市、磯田 進

デザイン
三木俊一＋高見朋子（文京図案室）

校正
株式会社円水社

DTP製作
株式会社明昌堂

編集
原田敬子

情報募集

究極のまち編集部では、「究極のまちをつくる」シリーズで取り上げる自治体や企業の情報を募集しています。
メール
machi@sekaibunka.co.jp
まで情報をお寄せください。

究極のまちをつくる2
薬草を食べる人びと
北アルプスが生んだ薬箱のまち 飛騨

発行日
2024年10月10日 初版第1刷発行

著者
垂見和磨

発行者
岸 達朗

発行
株式会社世界文化社
〒102-8187
東京都千代田区九段北4-2-29
電話 03-3262-6632（編集部）
03-3262-5115（販売部）

印刷・製本
中央精版印刷株式会社

 ISBN 978-4-418-24602-1